HEYNE <

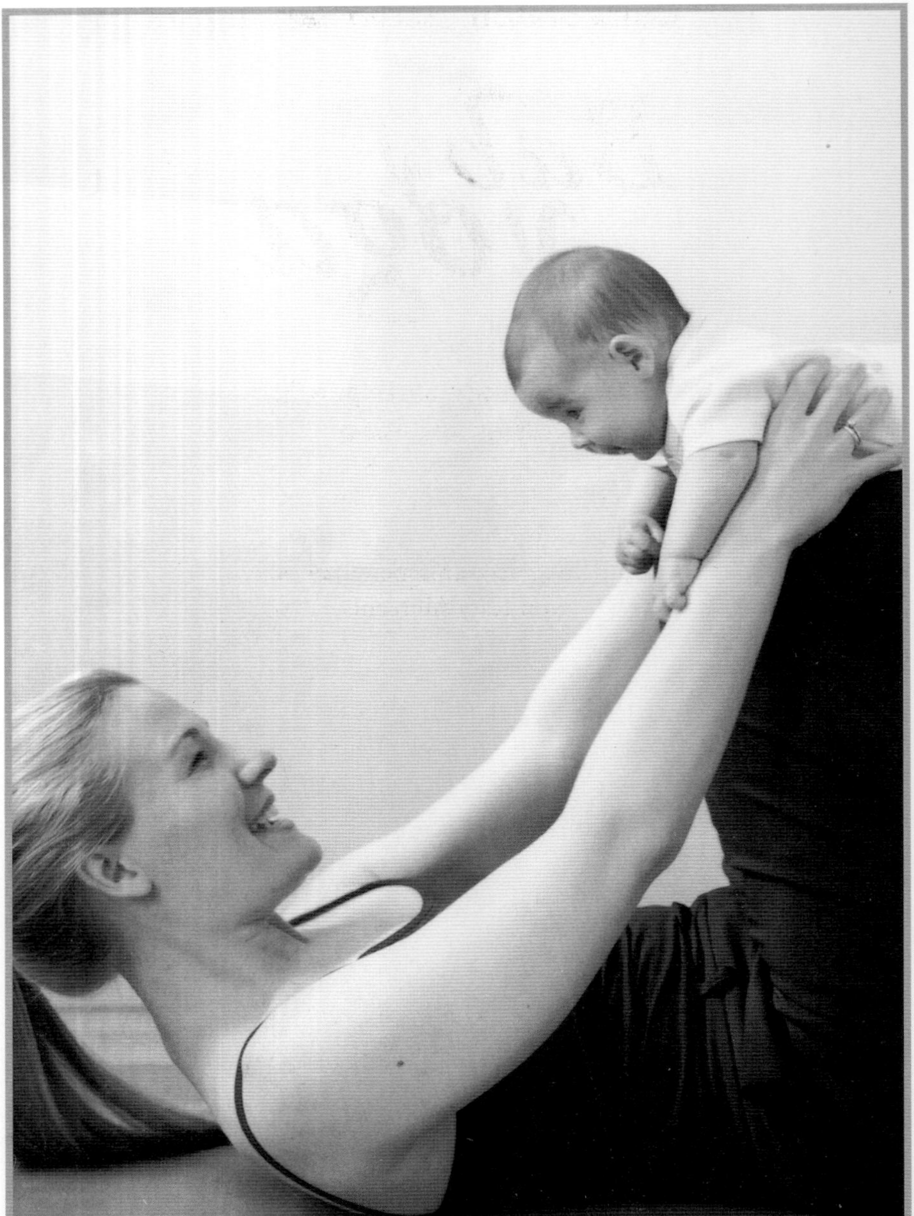

Laura Staton · Sarah Perron

Baby yoga

Entspannende Übungen für
Mutter und Kind

Aus dem Amerikanischen übersetzt
von Katy Albrecht

WILHELM HEYNE VERLAG
MÜNCHEN

Titel der Originalausgabe:

BABY OM – YOGA FOR MOTHERS AND BABIES

Erschienen 2002 bei Henry Holt and Company, New York

Umwelthinweis:
Dieses Buch wurde auf
chlor- und säurefreiem Papier gedruckt.

Deutsche Erstausgabe 10/2004

www.heyne.de

Printed in Germany 2004
Redaktion: Theresa Stöhr
Fachredaktion der Kapitel 10 und 11:
Dr. med. Anne Hirsch, Regensburg
Umschlaggestaltung: Eisele Grafik-Design, München,
unter Verwendung eines Fotos von Josh Titus
Innenfotos: Josh Titus
Satz: Schaber Datentechnik, Wels
Druck und Bindung: RMO, München

ISBN 3-453-86232-5

In Liebe
für
Rosey und Dylan.

Mit euch hat alles angefangen.

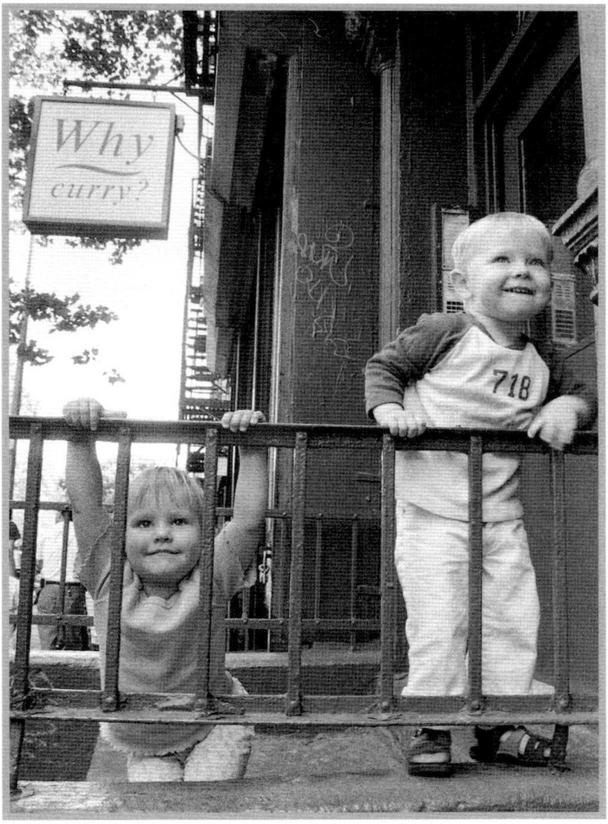

Inhalt

Vorwort

In den ersten Tagen, Wochen und Monaten nach der Geburt eines Babys bauen Mutter und Kind eine Beziehung zueinander auf und gewöhnen sich so langsam aneinander. Dies ist schon eine Art Yoga: Aus einer sind zwei geworden, und diese beiden bilden nun automatisch eine Einheit, die noch ein wenig wunderbarer ist als zuvor. Hier wird der Grundstein für die künftige Individualität des Kindes gelegt – »Es ist meine Hand, die nun dein Gesicht berührt« – und es beginnt das Erleben, eine eigene Persönlichkeit zu sein. Aus diesem gegenseitigen Aufeinander-Einwirken erwächst die Beziehung von Mutter und Kind.

Zu diesem prekären Entwicklungszeitpunkt muss eine Mutter immer für die Bedürfnisse des Babys da sein und diese erkennen. Allerdings ist das auch eine Zeit, in der eine Mutter sich oft erschöpft und gestresst fühlt. Das zeigt sich allenthalben: Den Bewegungen fehlt oftmals die Geschmeidigkeit, und viele junge Mütter sehen so aus, als steckten sie nicht in ihrem eigenen Körper. Wie aber soll eine Mutter den Bedürfnissen ihres Babys die volle Aufmerksamkeit schenken, wenn sie mit sich selbst nicht im Reinen ist? Wie soll sie sich um jemanden kümmern, wenn sie sich so überwältigt fühlt?

Mit großem Einfühlungsvermögen für die Bedingungen, die für eine gesunde Beziehung notwendig sind, haben Sarah Perron und Laura Staton eine Reihe von sorgfältig ausgewählten Yogaübungen zusammengestellt, die Frauen helfen, sich ihres Körpers bewusst zu werden, sich zu öffnen und in der Gegenwart anzukommen. Durch diese vorsichtigen, aber entscheidenden körperlichen Veränderungen gewinnt die junge Mama langsam an Selbstvertrauen. Indem sie sich um sich selbst kümmert, erfährt sie immer mehr über ihre eigenen Bedürfnisse, was sie wiederum in die Lage versetzt, empfänglicher für die Bedürfnisse ihres Babys zu sein. Da diese eifrige Teilnehmer der Baby-Yogakurse sind, werden die Berührungspunkte der beiden auf einzigartige Weise vermehrt.

Auch wenn die Mütter hier zunehmend an Kraft und Vitalität gewinnen, ist der Kurs nicht allein für sie konzipiert. Selbst wenn es so aussieht, als hätten die Babys vor allem Spaß, ist der Kurs nicht allein dafür gedacht. Jede Übungsstunde soll vielmehr die Beziehung der beiden vertiefen. Ob das Baby nun als Teil der Held-Übung an Mamas Hüfte gehalten wird, ob es bäuchlings auf der Matte liegt, damit es die Kobra nachempfinden kann, oder ob es an eine Reihe von Baby-Haltungen herangeführt wird, vor allem wird für jeden der beiden Partner das Gefühl gefördert, mit dem anderen zu verschmelzen und sich dann wieder voneinander zu trennen. Durch die Vielzahl dieser Yogaübungen wächst die Mutter-Kind-Beziehung und die Beweglichkeit und Empfänglichkeit füreinander – und das sind die Wurzeln einer guten Gesundheit!

Und außerdem macht es riesigen Spaß!

DR. RUELLA FRANK

Psychologin, Erzieherin für Kleinkinder und Yogapraktizierende

Einleitung: Die Geschichte des Baby-Yoga[*]

Wenn uns die Leute fragen, warum wir – knapp zwei Monate, nachdem wir unsere Kinder zur Welt gebracht hatten – angefangen haben, Baby-Yogakurse auf die Beine zu stellen, müssen wir ganz ehrlich antworten: Wir haben sie selbst gebraucht. Als ganz junge Mütter haben wir uns nicht gerade wie aufstrebende Unternehmerinnen gefühlt. Wir waren glücklich und erschöpft, vor allem aber war es uns ein dringendes Bedürfnis, uns mit unseren Kindern zu beschäftigen. Andererseits wollten wir als Frauen sowie als Tänzerinnen und Yogalehrerinnen auch wieder in Form kommen. Zu lernen, wie wir unsere Yogaübungen gemeinsam mit den Babys machen konnten, war der einzige Weg, beides zu vereinbaren: Die Bindungen zu unseren Kindern zu verstärken und gleichzeitig uns selbst nach der Geburt körperlich und geistig etwas Gutes zu tun. Indem wir dann aus dem, was wir selbst gelernt hatten, Kurse für andere entwickelten (aus diesen Kursen wurde dann *Baby-Yoga*), konnten wir einer ganzen Reihe von

* Anmerkung des Verlags: *Baby Om*, das Yoga-Programm für Mütter und ihre Kinder, wurde 1999 von der Tanzlehrerin und Fitnesstrainerin Laura Staton und der Tänzerin, Fitnesstrainerin und Yogalehrerin Sarah Ferron – beide haben selbst Kinder – in New York begründet. Inzwischen bieten sie in ihrem *Baby Om*-Zentrum in Brooklyn verschiedene Kurse für Mütter und Babys an (siehe auch www.babyom.com). *Baby Om* ist in diesem Buch durchgängig mit *Baby-Yoga* übersetzt.

Müttern und Freundinnen helfen, das Gleiche zu erfahren. Deshalb haben wir dieses Buch in der Hoffnung geschrieben, dass es Ihnen ebenso gut tut.

Warum spricht ausgerechnet Yoga die Bedürfnisse von jungen Müttern besser an als jede andere Form von Sport oder gymnastischen Übungen? Wir werden dieser Frage später noch mehr Aufmerksamkeit widmen, aber hier schon mal eine knappe Antwort: Beim Yoga geht es um Beweglichkeit – im Sinne des sich verändernden Lebens ebenso wie hinsichtlich Ihrer steifen Knochen! Yoga dehnt und kräftigt Sie. Es hilft Ihnen, Ihre Körperkraft langsam zurückzugewinnen, und bietet gleichzeitig anstrengende, sportliche Übungen. Er fördert das Improvisieren und das Spielerische. Er bietet den Babys eine behagliche Atmosphäre, in der sie erste Erfahrungen machen, wie ihr Körper mit der Umwelt kommuniziert. Yoga erfüllt die Bedürfnisse der jungen Mutter, auf sanfte, aber wirkungsvolle Weise, den Körper wieder herzustellen und zu kräftigen, und gleichzeitig die Zeit mit dem Baby zu genießen. Während der Schwangerschaft haben wir beide schon eine Ahnung davon bekommen. Wir waren schließlich Yogalehrerinnen und hatten immer das Gefühl, dass Yoga auch ein Bestandteil unserer frühen Mutterschaft sein würde. Wir hatten aber keine Vorstellung davon, wie sehr es uns helfen würde – oder dass ein neues Unternehmen und ein ganz neues Leben für uns beide daraus erwachsen würde.

Unsere Freundschaft basiert auf gemeinsamen Leidenschaften. Wir haben parallele Karrieren durchlaufen, die beim Modern Dance begannen und schließlich auch das Leiten von Yogakursen beinhalteten, was der nur geringfügig weniger auslaugende Beruf war. Als wir erfuhren, dass wir schwanger waren, waren wir in Hochstimmung, aber auch unsicher, was unsere Zukunft anging. Wie sollten wir es künftig schaffen, uns für unseren Beruf körperlich fit zu halten und uns gleichzeitig um unsere Kinder zu kümmern, ohne dass irgendetwas zu kurz käme? Sarah, die mit Michail Baryshnikov auf Tournee gewesen und nun mit Rosey schwanger war, war noch immer in der Truppe, mit der sie seit mehr als zehn

Jahren aufgetreten war, als Tänzerin und Regisseurin aktiv. Laura, die nach Abschluss der Juilliard School in New York choreografiert und getanzt hatte, war mit Dylan schwanger und hatte den Kalender voller Tanztermine. Das Schlimmste aber: Wir waren beide für eine Show eingeplant, die zwei Monate nach den Geburtsterminen stattfinden würde. Was hatten wir uns dabei eigentlich gedacht?

Während wir beide bis in den neunten Schwangerschaftsmonat hinein tanzten und Yogastunden gaben, waren unsere Geburtserlebnisse grundverschieden. Laura hatte eine schwere Geburt, die mit einem Kaiserschnitt endete, während Sarah ganz normal ohne jeglichen Eingriff Rosey zur Welt bringen konnte. Beide aber waren wir glücklich und erschöpft wie jede andere Mutter auch. Nach einer zwei Monate langen verschwommenen Zeit aus Windelwechseln, Tantenbesuchen, mitternächtlichem Stillen und spuckenden Babys stand plötzlich die gefürchtete Show bevor. Unsere nervösen Männer bändigten im Publikum die zappelnden Babys, während wir durch die Show stolperten und tricksten. Zwischen zwei Auftritten und spontanen Stillmahlzeiten versuchten wir hinter der Bühne wieder ruhig zu werden und Atem zu schöpfen, aber Tatsache war: Unser Leben hatte sich geändert und wir auch. Es war an der Zeit, wieder in Form zu kommen.

In der folgenden Woche begannen wir die Suche nach einem Yogakurs, zu dem wir die Babys mitnehmen konnten. Das Ergebnis war nicht eben vielversprechend. Unser erster Impuls war, in unseren alten Kurs zurückzukehren, der tägliche Routine gewesen war, bevor unsere Babys zur Welt kamen. Da aber solche Kurse alles andere als babyfreundlich sind, hatten wir nur die Wahl, unser Neugeborenes entweder bei einer Freundin oder einem Familienmitglied zu lassen oder einen Babysitter zu engagieren. Es gab zwar auch Rückbildungskurse, in die man sein Baby mitbringen konnte, aber das waren Kurse, die entweder nur für das Baby konzipiert waren (beispielsweise Babymassage) oder aber solche, die auf die meditative Seite des Yoga, auf den Atem und die Entspannung, zielten. Wir wollten zwar unsere Babys mitnehmen, suchten aber nach sportlicher Betätigung, die unseren geburtsgeschwächten Körpern entsprach und kräftigend, harmonisierend und erdend wirkte. Diese Kombination gab es nicht.

Eines Tages, als wir in Lauras Wohnung saßen und Weingummi kauten, dämmerte uns: Falls wir den Kurs nicht fanden, den wir suchten, würden wir ihn selbst halten müssen. Wir könnten die Umgebung genau so gestalten, wie sie uns als jungen Müttern geeignet erschien und anderen vielleicht ebenso: Es sollte ein Kurs werden, der Mütter wie Babys gleichermaßen ansprach und für jeden – vom Yogi bis zum blutigen Anfänger – zugänglich war. Wir beschlossen, einfach anzufangen. Wir mieteten einen Studioraum, nahmen unsere Babys und unsere Yogamatten und fingen an, ein paar Mal in der Woche auszuprobieren, was unseren Körpern, unseren Seelen und unseren Babys gefiel.

Es war eine unglaubliche Freude, eine herausfordernde sportliche Betätigung zu finden, die wir mit unseren kleinen, zarten Babys teilen konnten. Konzentration und Energie kehrten zurück. Wir fanden eine vollkommen neue Art, mit Rosey und Dylan zu spielen: Wir konnten sie auf unseren Knien fliegen lassen und dabei die Bauchmuskulatur trainieren, konnten uns durch den Sonnengruß atmen und sie dabei kitzeln, ihre Beinchen und Ärmchen trainieren und uns an ihrem Lächeln erfreuen. Unsere Mutter-Kind-Bindung wurde stärker. Die Babys lernten sich kennen und wurden gute Freunde, die alles, vom Schnuller bis zum angekauten Bagel, miteinander teilten. Jedes Mal wenn wir das Studio verließen, fühlten wir uns besser, egal wie viel Yoga wir tatsächlich geübt hatten. Diese Stunden waren der Höhepunkt des Frühjahrs und Sommers 1999.

Im September begannen wir mit Herzklopfen einen Baby-Yogakurs, den eine einzige Mutter besuchte. Seitdem ist die Resonanz unserer Kursteilnehmer überwältigend. Zu unserer eigenen Überraschung haben wir mittlerweile auch die Aushängeschilder eines »echten« Unternehmens, unter anderem ein großes Logo, das unsere Freundin Victoria Lewis designt hat und auch die obligatorische Website (www.babyom.com). Wir haben auch mit zwei Varianten des eigentlichen Baby-Yoga experimentiert: Krabbel-Yoga, was ein kompletter Reinfall war, und Schwangerschafts-Yoga, ein großer Erfolg. Die größte Freude bereiten uns aber die einzelnen Erfolgsgeschichten, an denen wir teilhaben durften.

Andrea, eine unserer derzeitigen Kursteilnehmerinnen, ist ein großartiges Beispiel. Sie hatte eine schwierige Geburt und fand, dass Yoga die einzige Form von Sport sei, die sie und ihr Baby Katie bewältigen konnten. »Katie hat es vom ersten Tag an geliebt. Sie war ganz entspannt, und so konnte ich mich auf das konzentrieren, was ich für mich tun musste.« Heute übt sie jeden Tag und ist sicher, dass Yoga ihr Selbstbewusstsein und ihre Geduld aufbaut.

Judy erinnert sich, dass sie vor dem Baby-Yoga Angst hatte, sich oder ihr Kind zu stark zu bewegen. Yoga hat ihr Sicherheit sowohl in ihren eigenen Bewegungen als auch im Umgang mit ihrer Tochter gegeben.

Am schönsten aber ist, dass die meisten Kursteilnehmer kaum glauben können, wie wohl sie sich nach der Stunde fühlen. Ob man nun vor der Geburt gut in Form war oder nicht, Yoga hilft einem zu dem alten Selbst zurückzufinden. Mütter, die eine Geburt gerade hinter sich haben, sind begeistert, dass sie nach einem guten halben Jahr wieder ihre eigenen Zehen berühren können. Andere Eltern, die wegen ihres offenbar untröstlich schreienden Babys verzweifeln, sind ein paar Wochen später aus dem Häuschen, weil ihr Baby sich beruhigt hat und vor Freude juchzt und quietscht. Wenn sie sich einmal an die Stunden gewöhnt haben, rollen und krabbeln die Babys, fangen an zu kommunizieren, streiten sich um Spielzeug und brabbeln, während die Großen tönen.

Seit der Eröffnung haben wir hier hunderte von Babys kennen gelernt. Als deren Begleiter haben wir, obwohl der überwiegende Teil Erst-Mütter sind, auch viele andere Menschen unterrichtet: Väter, homosexuelle Paare, sogar Großeltern. Eine junge Mutter brachte regelmäßig ihre eigene Mutter mit in die Stunde. Es war eine Freude, gleich drei Generationen gleichzeitig Yoga üben zu sehen. Wir denken, dass gerade nicht leibliche Eltern diese interaktive Zeit, die sie mit dem Baby verbringen, weit höher schätzen als die Yogaübungen selbst; für sie trägt Baby-Yoga zur körperlichen Bindung der Beziehung zum Kind bei. Die Stunden bieten den Teilnehmern auch die Möglichkeit, andere Eltern kennen zu lernen und Erfahrungen auszutauschen.

Wir haben nicht damit gerechnet, dass all dies passiert, wir wollten nur einen Kurs, der unseren Bedürfnissen entsprach. Auf diesem Weg haben wir eine wachsende und liebenswerte Gemeinschaft von Eltern und Kindern gefunden, die zusammenkommen, um die Freude und die aufbauende Kraft des Yoga zu teilen.

Über dieses Buch

Baby-Yoga bietet eine verständliche Anleitung, Beweglichkeit und Kraft zu erlangen und dabei Erfahrungen mit dem eigenen Körper und dem Baby zu sammeln. Denken Sie bitte nicht, dass das nur die zweitbeste Lösung ist, wenn Sie unseren Kurs nicht persönlich besuchen können. Wir sind natürlich große Befürworterinnen der Kurse, aber man muss auch klarstellen, dass eines der elementaren Ziele des Yoga das eigene, selbstständige Üben ist. Abgesehen davon ist es mit einem Neugeborenen mitunter auch vorteilhaft, Yoga zu Hause zu praktizieren. Sie können mit Ihrer eigenen Geschwindigkeit arbeiten und auf Ihre besonderen Bedürfnisse besser eingehen. Sie können den optimalen Zeitpunkt zum Üben wählen, was besonders bei unregelmäßigen Schläfern von Vorteil ist. Sie sparen wertvolle Zeit, wenn Sie nicht durch die Gegend fahren müssen. Schließlich müssen Sie ja auch nicht allein üben, Sie können es mit einer Freundin zusammen machen oder selbst eine Gruppe gründen.

Wir haben das Buch nach der körperlichen Entwicklung, die bei Ihnen und bei Ihrem Kind stattfindet, aufgebaut. Als Erstes aber sprechen wir einige grundlegende Dinge an: Kapitel 1, »Was ist das Gute am Yoga?«, erläutert die positive Wirkung der Übungen; Kapitel 2, »Grundzüge des Baby-Yoga«, gibt die notwendigen praktischen Informationen, die Sie brauchen, bevor Sie anfangen;

und Kapitel 3, »Die Baby-Übungen«, stellt dar, wie Sie mit dem Baby während der Übungen spielen und es anregen. Danach kommt das Herzstück des Buches: vier Yogakurse, von denen jeder für eine Phase in der Entwicklung Ihres Kindes und Ihrer Erholung im ersten Jahr nach der Geburt bestimmt ist.

Kurs 1 Dieser Kurs ist für jeden, auch für Anfänger, deren Kind nicht älter als drei Monate alt ist. Hier werden die Bedürfnisse der Mutter, die kurz nach der Geburt am stärksten sind, angesprochen: Wie Sie mit sich wieder ins Reine kommen, sich kräftigen und den überdehnten Beckenboden und die Bauchmuskulatur wieder herstellen können. Dieser Kurs soll Ihren Körper und Ihre Seele mit der notwendigen Ruhe verwöhnen. Die Baby-Übungen werden den Körper des Kindes, seine grundlegenden motorischen Fähigkeiten und sein Sehvermögen anregen.

Kurs 2 Dieser Kurs deckt den dritten bis sechsten Lebensmonat Ihres Kindes ab und baut auf dem vorangegangenen auf. Sein zentrales Thema sind ein paar wunderbare Übungen, die den Brustkorb öffnen. Sie werden Ihre Stimmung deutlich heben und Ihre angespannten Schultern lockern. Zu diesem Zeitpunkt sind Sie schon etwas kräftiger, deshalb werden Sie nun üben können, ohne so leicht aus der Puste zu kommen. Ihr Baby wird auch schon stärker sein und vielleicht sogar die Kobra versuchen (Bauch auf dem Boden, Kopf hoch), vielleicht wird es mit ein bisschen Hilfe auch schon sitzen können.

Kurs 3 Da dieser Kurs für den sechsten bis zwölften Monat nach der Geburt vorgesehen ist, können Sie nun schon etwas härter üben. Zu diesem Zeitpunkt werden Sie schon wieder einiges an Kraft gewonnen haben und sich körperlich ausgeglichener und vollständiger fühlen. Daher ist dieser Kurs abwechselungsreicher und anstrengender als die ersten beiden. Ihr Baby wird Sie nun als sein persönliches Klettergerüst benutzen und sich begeistert an Ihnen hochziehen, auf Ihnen herumkrabbeln und mit Ihrer Hilfe laufen. Dieser Kurs wird Sie in Form bringen und halten, damit Sie ohne Stress Ihrem Baby hinterher rennen und es tragen können.

Kurs 4 Dieser Kurs wendet sich an die besonderen Bedürfnisse von Müttern, die mit einem Kaiserschnitt entbunden haben. Er ist zeitlich parallel zu Kurs 1 (Die ersten drei Monate) aufgebaut und möchte ein hohes Maß an körperlicher Anspannung und sogar Unbehagen mindern und vor allem den von der Operation geschwächten Körper kräftigen. Auch für Mütter, die sich besonders angespannt fühlen, ist dieser Kurs zur Linderung zu empfehlen. Die Baby-Übungen, die in Kurs 1 angegeben sind, gelten auch hier, allerdings sollten sie mit großer Vorsicht ausgeführt werden, um die Operationswunde nicht zu reizen. Bitte beachten Sie, dass Sie nach einem Kaiserschnitt nicht früher als sechs Wochen nach der Geburt mit diesem Kurs beginnen sollten.

Nach den Beschreibungen der vier Kurse folgen Erläuterungen verschiedener Aspekte des Yoga in Bezug auf die Mutterschaft, beispielsweise wie es auf das Stillen, die Linderung von Dreimonatskoliken und auf Wochenbettdepressionen wirkt und wie der Prozess der Geburt und seine Auswirkungen im Zusammenhang mit Yoga gesehen werden können.

Die letzten Kapitel beinhalten medizinische Informationen, einiges davon ist recht wissenschaftlich, aber wir denken, dass es wichtig ist. Nach unserer persönlichen Erfahrung hilft es beim Yoga, wenn man über die enormen physikalischen Wirkungen von Schwangerschaft und Geburt Bescheid weiß. Wir haben uns bemüht, dies in einem medizinischen Zusammenhang zu vermitteln, der diese besonderen Gesundheitsbereiche deutlich anspricht.

Wenn Sie eine normale vaginale Geburt hatten, sollten Sie, um sicherzugehen, erst nach drei bis vier Wochen mit den *Asanas*, den Bewegungsübungen, beginnen. Wenn Sie Ihr Kind mit einem Kaiserschnitt zur Welt gebracht haben, empfehlen wir, sechs Wochen zu warten und zusätzlich Ihren Frauenarzt zu befragen. In jedem Kurs werden auch Atemübungen vorgeschlagen, mit denen Sie schon vorher beginnen können, etwa zehn Tage nach der Geburt. Beckenboden-Übungen können Sie schon drei Tage nach einer normalen Geburt machen, sie bringen mit frischem Sauerstoff angereichertes Blut ins Gewebe und fördern so die Heilung, besonders wenn Sie einen Dammriss oder -schnitt hatten. Wir empfehlen auch jedem, es langsam angehen zu lassen. Arbeiten Sie mit den Übungen aus Kurs 1 oder Kurs 4 die gesamten ersten drei Monate nach der Geburt hindurch, bevor Sie zum nächsten Kapitel übergehen, auch wenn Sie denken, Sie könnten schon alles perfekt. Nach den Veränderungen und Herausforderungen, die Ihrem Körper durch Schwangerschaft und Geburt gestellt worden sind, steht ihm jetzt eine sanfte und harmonische Erholungsphase zu.

Die Baby-Übungen sollten Sie erst in dem für den Kurs vorgesehenen Zeitraum machen, denn sie sind an bestimmte Entwicklungsschritte angelehnt. Sie können sich ein eigenes Repertoire zulegen und bekannte mit neuen Elementen verbinden, aber wir möchten Ihnen empfehlen, ein drei Monate altes Baby nicht mit Übungen für ein neun Monate altes zu überfordern!

Yoga kann Ihnen Übungen bieten, die Ihnen helfen werden, Ihrem eigenen Körper gegenüber aufmerksamer zu werden. Lassen Sie diese Aufmerksamkeit in Ihre Übungen einfließen, indem Sie lernen, Ihren körperlichen Instinkten zu vertrauen.

Sehen Sie die Kurse als Rezepte für sich und Ihr Baby an. Wir hoffen, dass Sie sich das herauspicken, was Ihnen brauchbar erscheint, sich von dem inspirieren lassen, was ungewohnt ist, und dass Sie vor allem ein bisschen Yoga in Ihr Leben bringen.

Herzlich Willkommen bei *Baby-Yoga*!

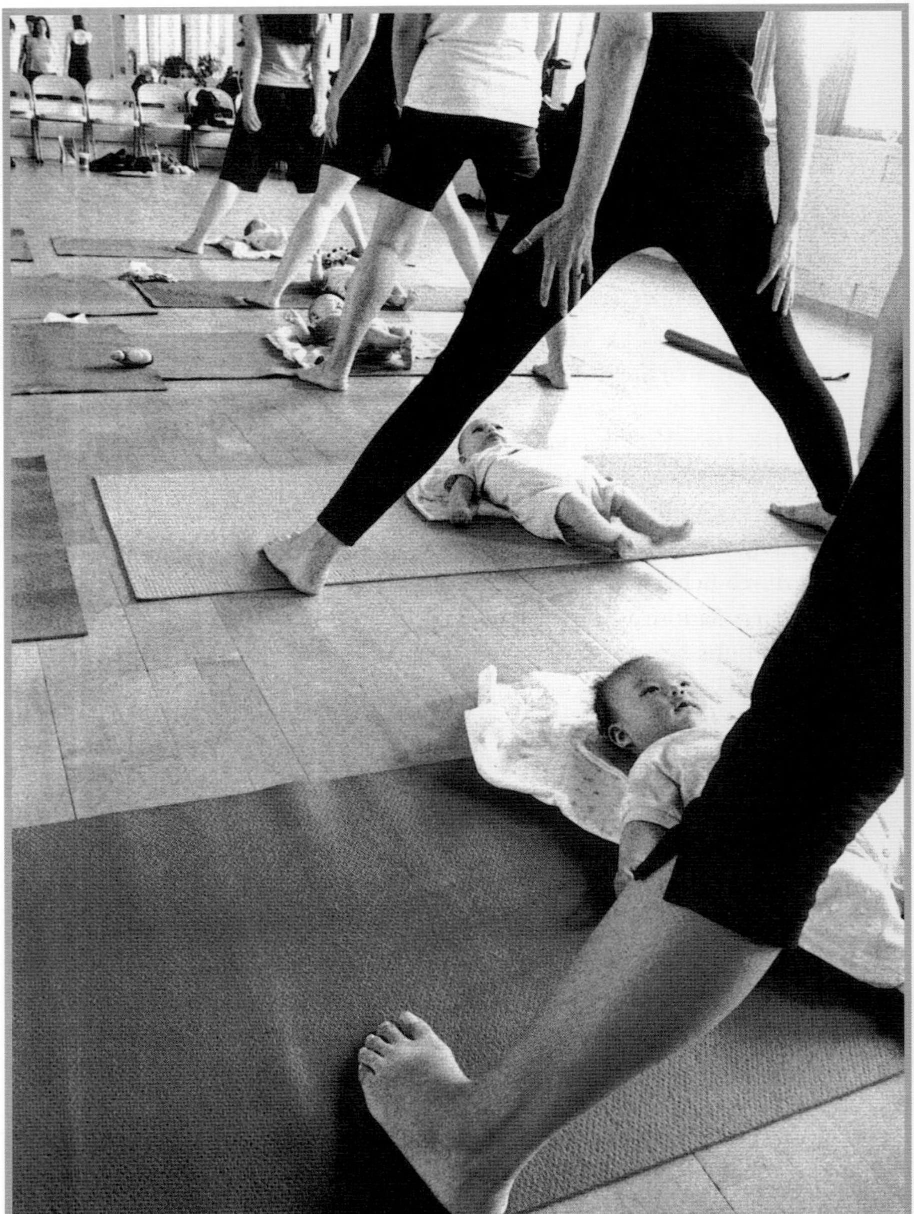

1

Was ist das Gute am Yoga?

Yoga mit Babys? Manchem wird es vollkommen normal erscheinen, mit einem Neugeborenen Yoga zu üben, anderen wird es so fremd sein, wie einem Baby ein Computerspiel beizubringen. Yogalehrer sprechen vom Überwinden selbst gesetzter Grenzen; als Eltern versuchen wir oft etwas Ähnliches zu tun. Yoga ermutigt uns, über so genannte Mauern hinwegzusehen, körperlich wie auch geistig. Um uns herum sind überall Grenzen, selbst gesetzte wie auch von außen aufgestellte, und es ist gerade wenn man Kinder erzieht, schwer, bestimmte Vorstellungen loszulassen. Oft haben wir aber mehr Wahlmöglichkeiten, als wir glauben.

Wer Yoga praktiziert, kommt man eher dazu, sich mit seinem körperlichen Selbst tiefer zu beschäftigen. So stößt jeder auf seine Vorstellungen der eigenen Grenzen und stellt fest, dass es sich dabei oft um Annahmen und weniger um harte Fakten handelt. Beweglichkeit, eines der Hauptanliegen des Yoga, bedeutet, neuen Ideen eine Chance zu geben und auch alternativen Wegen gegenüber offen zu sein, beispielsweise wenn es darum geht, Gewohnheiten für das Kind und sich selbst zu prägen.

Was bedeutet Yoga für uns? Die meisten Leute werden antworten, dass Yoga im weitesten Sinne heißt, Körper und Seele zusammenzubringen.

Wir als Tänzerinnen haben uns zum Yoga hingezogen gefühlt, weil es viel mit dem Tanzen gemein hat. In beidem spielen Körperlichkeit und Präzision eine große Rolle, beides kräftigt die Glieder und dehnt die Wirbelsäule, beides beinhaltet das Erfahren von Raum und von Zeit. Und es wird nie langweilig.

Was aber ist Yoga genau? Vermutlich werden Sie das Allerwichtigste wissen: Dass es eine 5000 Jahre alte Form spiritueller Übungen ist, die in Indien ihren Ursprung hat und auf dem Wissen beruht, dass die körperlichen, emotionalen und spirituellen Elemente des Lebens untrennbar miteinander verbunden sind, sich aber ständig verändern. Yoga hat viele Aspekte, einige davon sind die *Asanas*, die Übungen.

Unter *Asanas* versteht man körperliche Bewegungen oder Haltungen, die auf verschiedene Weisen kombiniert werden können, um bestimmte Wirkungen zu erzielen. Durch diese Übungen fördert Yoga die intensive Beschäftigung mit dem eigenen Körper und spricht so verschiedenste körperliche, meditative, organische und energetische Bedürfnisse an. Die Asanas erfordern ein In-sich-Gehen und die Bereitschaft, sich auf den Zusammenhang von Atem, körperlichem Selbst, eigenen Gedanken und Gefühlen zu konzentrieren.

Das Wichtigste aber ist, dass Yoga Sie dort abholt, wo Sie gerade stehen. Darum sind diese Übungen in der Zeit nach der Geburt ideal. Mit Yoga kann man in jedem Alter anfangen, die Übungen sind sehr vielfältig und umfassen eine große Bandbreite körperlicher Erfahrungen. Yoga kann sehr sanft sein, aber auch eine Form harten Trainings.

Ursprünglich wurde Yoga ausschließlich von jungen Männern praktiziert, erst im 20. Jahrhundert haben einige bekannte indische Yogaschulen angefangen, auch Frauen aufzunehmen. Heute wird rund um den Globus Yoga praktiziert, und die Übenden sind von jeglicher Statur und Größe, jeglichen Geschlechts und Alters – sogar Babys sind dabei.

Baby-Yoga ist als ein ernsthafter Yogakurs für Frauen nach der Geburt konzipiert, an dem Babys ebenso teilnehmen. Was passiert also beim Baby-Yoga? Gegenseitiges Aufeinander-Einwirken, Kommunikation, Berührung, Spiel und Spaß. Sie sind eingela-

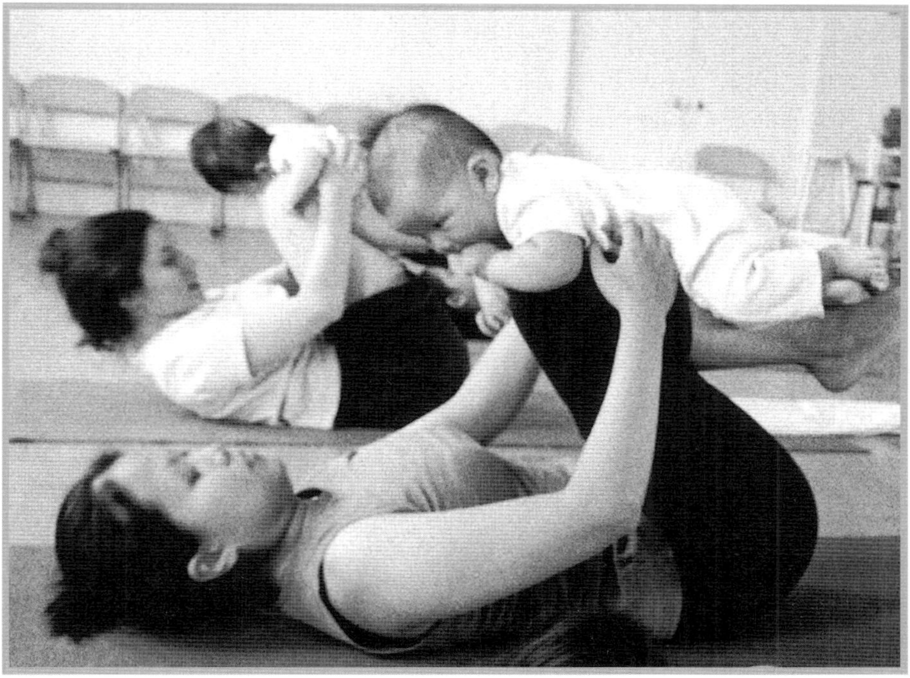

den, sich auf den Boden zu legen und mit Ihrem Baby auf gleicher Augenhöhe zu kommunizieren. Die körperliche Seite des Yoga beruhigt Sie und macht Sie zugänglicher für Ihr Baby und für sich selbst. Sie sind in der Lage, den gegenwärtigen Augenblick wirklich zu erleben – etwas, das Ihr Baby automatisch tut. Es ist eine wunderbare Weise, sein Baby besser kennen zu lernen. Und deshalb praktizieren wir mit unseren Babys Yoga, statt Gewichte zu stemmen, auf einem Trimmrad zu fahren oder joggen zu gehen.

Yoga macht uns empfänglich für die Körpersprache. Der Körper verrät nämlich viel über die Persönlichkeit, deshalb erfahren Sie eine Menge darüber, was für ein Mensch Ihr Kind wird, wenn Sie sich seine Art, sich zu bewegen, aufmerksam ansehen. Dylans optimistische Nonchalance beispielsweise wurde schon früh an der Leichtigkeit seiner Bewegungen deutlich. Rosey war körperlich selbstbewusst und rege, sie hat sich oft nach hinten durchgebogen, ein Zeichen ihres starken Willens. Nissim lag meist dösend wie ein Seestern auf dem Rücken, so als könnte ihn nichts erschrecken. In der Tat wurde er ein furchtloser kleiner Hasardeur. Uma kullerte mit fünf Monaten allein durch den Raum, weit entfernt von ihrer Mama, um alle anderen Babys kennen zu lernen. Mae war sehr friedlich und körperlich ruhig, ein Spiegel ihres ruhigen Wesens. Ob ein Kind neugierig oder ängstlich, zurückhaltend oder draufgängerisch ist, das alles zeigt sich schon in der frühen Körpersprache des Babys.

Das völlige Fehlen des Wettkampfgedankens beim Yoga war einer der Punkte, der uns sofort angesprochen hat, und wir möchten hier noch einmal bekräftigen, dass auch beim Baby-Yoga Wert auf eine Atmosphäre frei von Rivalitäten gelegt wird. Der Sinn und Zweck der Baby-Übungen ist nicht ein aufstrebendes Genie oder einen künftigen Olympiasieger auszubilden, obschon wir in unserer Lehrerfahrung und durch Gespräche mit Eltern sowie mit Experten herausgefunden haben, dass durch diese Übungen auf emotionaler wie auf körperlicher Seite einige positive Wirkungen erzielt werden können.

Baby-Yoga bietet Ihrem Kind eine sichere und anregende Atmosphäre, die sein wachsendes Zutrauen in die eigenen Bewegungen und das Körperbewusstsein fördert. Es lernt, sich zu binden und wieder zu lösen, weil es in das Tun der Mutter eingebunden ist, aber nicht in deren Zentrum steht. Innerhalb dieser Zwiesprache kann das Baby Zusammengehörigkeit ebenso wie Unabhängigkeit erleben.

Eine weitere positive Wirkung dieser Übungen ist, dass beim Kind ein Bewusstsein dafür geweckt wird, wie seine Mutter für sich selbst sorgt. Körperlich aktive Eltern sind ein wichtiges Vorbild und legen schon den Grundstein für spätere Kurse und Aktivitäten wie Kinderturnen, Babyschwimmen oder gemeinsames Skaten.

Da der Körper einer Mutter in den Wochen nach der Geburt einer Flut von Veränderungen ausgesetzt ist und ein Neugeborenes zu den größten Herausforderungen des Lebens gehört, können Sie die Yogaübungen schon allein wegen ihrer lindernden Wirkung genießen. Nehmen Sie sich Zeit, schauen Sie nach innen, nehmen Sie Ihr Baby und Ihre Yogamatte und teilen Sie nun Ihr Leben als gesunder und kreativer Erwachsener mit dem Wunder des neuen Lebens, das eben begonnen hat.

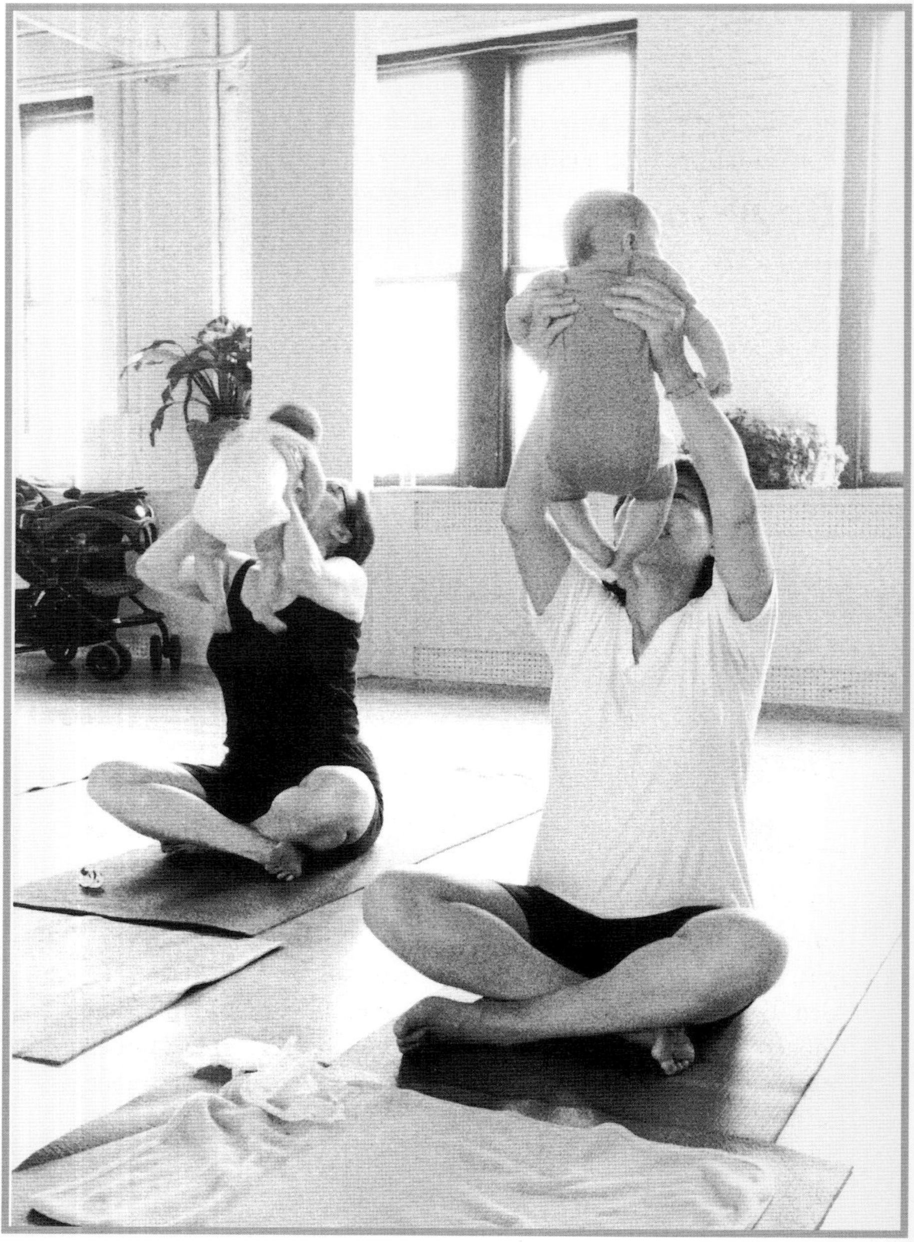

2

Grundzüge des Baby-Yoga

In diesem Kapitel erfahren Sie Grundlegendes zum Baby-Yoga: Wann und wo Sie am besten üben, wie Sie sich kleiden und wie Sie auf Ihr Baby zugehen. Das ist die Grundlage der vier Kurse, die in den darauf folgenden Kapiteln beschrieben werden. Beachten Sie bitte, dass dies nur Hinweise sind, die unserer Erfahrung entsprechen. Falls Sie sich mit einem anderen Ansatz wohler fühlen, sollten Sie dem nachgehen.

Der richtige Zeitpunkt

Wann sollten Sie Yoga üben? In der ersten Zeit wird es schwierig sein, eine feste Zeit einzuhalten, als junge Mutter werden Sie aber schließlich lernen, sich Zeit zu nehmen, wann immer sich die Gelegenheit bietet. Im Idealfall ist es natürlich gut, eine »Yogastunde« immer zum etwa gleichen Zeitpunkt jeden Tag festzulegen. Wir wissen alle, dass Babys feste Zeitpläne mögen – und manchmal geht es uns genauso, denn wir finden nur selten Zeit, um die Dinge, die wir aufgeschoben haben, auch tatsächlich zu tun, vor allem wenn man mit den ständig wechselnden Bedürfnissen eines Babys befasst ist. Ob Sie nun am Morgen üben – um sich für den Rest des Tages zu stärken – oder ob Sie Ihre Yogazeit auf den späten Nachmittag legen, es empfiehlt sich, einen bestimmten Zeitpunkt beizubehalten. Bei vielen von uns klappt es am besten nach dem Schläfchen oder nach dem Essen. Es hat sich auch herausgestellt, dass Babys nach dem Yoga entweder einschliefen oder gern ein bisschen allein blieben, was einem etwas freie Zeit verschafft, in der man sich frisch und ausgeruht fühlt. Zwei- bis dreimal in der Woche zu üben, hat sich als optimal erwiesen, so haben wir gut an unserem Körper arbeiten können und viel Spaß mit den Babys gehabt. Aber auch wenn Sie seltener üben, können Sie natürlich von der Wirkung des Baby-Yoga profitieren.

Kleidung

Auch die Kleidung hängt von Ihren persönlichen Vorlieben ab. Wir empfehlen bequeme Kleidung, in der Sie sich gut bewegen können. Unsere »Baby-Yogauniform« sind schwarze Baumwollhosen mit Kordelzug, Top und T-Shirt. Besonderes Sportzeug brauchen Sie nicht – es sei denn, Sie tragen es besonders gern. Für Ihr Baby gilt das Gleiche: Ziehen Sie ihm etwas an, worin es gut strampeln kann. Wir persönlich finden Overalls großartig.

Ort und Ausrüstung

Alles, was Sie wirklich brauchen, ist ein Platz im Zimmer, der mindestens so lang ist wie eine Yogamatte (etwa 1,80 m) und so breit, dass Sie Ihre Arme und Finger zu beiden Seiten ausstrecken können. Die Yoga- oder Turnmatte selbst ist ebenfalls notwendig. (Im Anhang finden Sie entsprechende Adressen, die Matten bekommen Sie über Kataloge, das Internet oder auch in Kaufhäusern.) Die Matte verhindert, dass Sie während der Übungen ausrutschen, und sie dämmt den Boden ein wenig. Die Babys scheinen das schaumige Gummi darauf unglaublich faszinierend zu finden. Ein Holzboden ist auch in Ordnung, aber Sie werden Ihrem Baby dann eine Krabbeldecke hinlegen müssen. In jedem Fall aber brauchen Sie mindestens ein Kissen, wobei Sofakissen besser geeignet sind als Kopfkissen. Sie brauchen das Kissen, um es sich bei bestimmten Haltungen (die in den einzelnen Kapiteln noch genau beschrieben sind) unterzulegen. Kleine Babys mögen es auch, vorn an der Matte mit einem Kissen unter dem Bauch zu liegen. Das gibt ihnen ein Gefühl von Sicherheit und hilft, ihre Rückenmuskulatur besser auszuprägen. Dazu eröffnet es ihnen eine neue Perspektive auf die turnende Mama.

Es ist immer gut, wenn man die Yogazeit und den entsprechenden Platz mit Musik, Bildern oder Düften, die Sie beruhigen oder Ihre Übungen erleichtern, unterstreicht. Wir stellen oft Kerzen auf, auch nicht angezündete Duftkerzen (angezündete sollten selbstverständlich außer Reichweite sein). Manchmal tönen wir, manchmal hören wir Musik. Alles, was Ihrer Entspannung förderlich ist, ist erlaubt, es muss auch nicht ausdrücklich sanft sein. Wir haben schon Stücke von Bach gehört, Lieder von Schubert, aber auch Bossa Nova, Janis Joplin und Urschreie.

Atem

Wie stets beim Yoga ist es auch beim Baby-Yoga wichtig, auf den Atem zu achten. Er ist ein elementarer Teil des Yoga, wir werden im Laufe der Kurse immer wieder darauf zurückkommen. Versuchen Sie zu Beginn einer jeden Stunde, die Aufmerksamkeit auf Ihren Atem zu lenken. Die Schwierigkeit besteht darin, diese Aufmerksamkeit beizubehalten, vor allem, wenn man noch ein Baby zufrieden stellen muss. Der Atem kann jedenfalls Ihr bestes Mittel sein, um zu Ihrem natürlichen Rhythmus zu finden, Ihre Übungen zu vervollkommnen und Ängste loszuwerden. Wenn Sie Ihrer Art zu atmen mehr Aufmerksamkeit schenken, kann alles andere leichter erscheinen und die Wirkung Ihrer Übungen verstärkt werden.

Dazu müssen Sie lernen, bewusst zu atmen, was nicht so einfach ist, wie es sich anhört. Das normale Atmen beim Yoga ist ein Ein- und Ausatmen durch die Nase. Vielleicht denken Sie, dass wir das doch eigentlich immer machen, aber die meisten Leute atmen sehr viel durch dem Mund. Ein Ziel dieser Übung ist es, langsamer und tiefer zu atmen und (abgezählt) genauso lang einzuatmen wie aus. Wenn Sie schnell und flach atmen, ziehen Sie vermutlich Ihre Kehle und den Verdauungstrakt zusammen und füllen dabei nicht den gesamten Brustbereich mit Luft. Vielleicht stellen Sie fest, dass Sie mehr in den vorderen Teil Ihres Körpers atmen. Dann müssen Sie Ihren Atem auch in den rückwärtigen Teil lenken. Wenn man bewusst atmet, achtet man auch besser auf die eigenen Art, Luft zu holen. Es ist ein großer Gewinn, wenn man das kann.

Atemübung vor den Asanas (Pranayama)

Da Sie nicht sofort nach der Geburt mit den *Asanas* anfangen können, ist es das Beste, zunächst *Pranayama* zu üben. Das können Sie schon nach zehn Tagen. Machen Sie nur eine einfache Atemübung und nehmen Sie sich dafür zehn Minuten Zeit. Legen Sie sich auf den Boden mit einem Kissen unter dem Kopf und dem Rücken, damit sich Ihr Brustkorb öffnen kann. Konzentrieren Sie sich auf regelmäßiges Ein- und Ausatmen. Atmen Sie durch die Nase ein und wieder aus. Wenn das gut klappt, können Sie nach jedem Atemzug eine kleine Pause einlegen. Sie werden staunen, wie sehr diese kleine Übung Sie wieder aufrichtet und Ihnen den Kopf frei macht.

Tönen

Zu Beginn und am Ende jeder Stunde tönen wir ein- bis dreimal *Om*, aber das ist nicht obligatorisch. Wir tun das vor allem, weil es den Anfang und das Ende unserer Übungsstunde bezeichnet, den Körper mit der Resonanz des Tones erfüllt und weil die Babys es mögen. Um *Om* zu tönen, lassen Sie beim *Om* den Ton unten aus dem Bauch aufsteigen und aus der entspannten Kehle mit offenem Mund herausfließen. Gewichten Sie beide Teile, das *O* und das *M*, gleichermaßen. Probieren Sie verschiedene Tonlagen und Töne aus; an manchen Tagen wird es höher klingen, an anderen tiefer. In der Stunde treffen wir auch nicht immer denselben Ton, und die Länge variiert ebenso, trotzdem merken die Babys auf, und das Gefühl im ganzen Raum verändert sich ein wenig, weil unsere Energien zusammenfließen.

Die Baby-Übungen

Das Wichtigste bei den Baby-Übungen ist die Beweglichkeit, vor allem Ihre gedankliche. Wenn Sie die Übungen kennen gelernt haben, können Sie so viel oder so wenig üben, wie Sie und Ihr Baby wollen. Sie können auswählen, was gerade zur Stimmung passt, ein anregendes Spiel oder eine tröstende Bewegung. An manchen Tagen konzentrieren Sie sich beim Üben mehr auf Ihr Kind, an anderen mehr auf sich selbst: Hier sollten Sie improvisieren und sich von Ihrem Instinkt leiten lassen. Da jede Übung für Sie beide eine neue Erfahrung ist – die manchmal ungeahnte Ergebnisse bringt –, ist es nach unserer Erfahrung das Beste, wenn Sie sich gar nicht erst einen »Stundenplan« zurechtlegen. Zwingen Sie Ihr Kind zu nichts, aber ein bisschen Gezappel ist normal, vor allem, wenn Ihr Baby auf dem Bauch liegt. Versuchen Sie, so ruhig wie möglich zu bleiben, wenn es weint. Denken Sie daran, dass ein klein wenig Frust gut sein kann, um später Probleme lösen zu können.

Mäßigung

Dies ist ganz wichtig: Üben Sie sorgfältig und regelmäßig, vor allem zu Beginn. Sie werden noch eine ganze Weile nicht das Maß an Energie haben wie vor der Schwangerschaft. Vielmehr werden Sie Ihre verbliebene Energie bewahren und auffrischen müssen. Denken Sie daran, dass Yoga kein Sprint ist: Trainieren Sie sanft und gemäßigt, nicht hektisch und erschöpfend. Sie sollten nicht um jeden Preis versuchen, eine Stunde im Lotus zu sitzen oder eine Übung zu machen, die für Sie anstrengend ist oder eine Herausforderung darstellt. Es gibt gar keinen Grund, sich zu verausgaben (Ihr Baby wird das schon für Sie erledigen). Wenn Sie feststellen, dass Sie müde werden, machen Sie langsamer weiter. Atmen Sie mehr, arbeiten Sie weniger. Denken Sie daran, dass Sie vor kurzem ein Baby zur Welt gebracht haben – Sie haben eine kleine Pause verdient!

Richtlinien für die Asanas

Zum Schluss ein paar Richtlinien, die Sie für Ihre Übungen benötigen. Wir haben die folgende Liste extra für den »Wochenbett-Körper« geschrieben. Sie wird vielleicht nicht alle Ihre Fragen beantworten, und einiges wird ziemlich kompliziert scheinen, wenn Sie Anfänger sind, aber wir denken, dass diese Liste genügend Informationen enthält, um Sie durch das erste Jahr zu bringen. Schauen Sie die Liste im Baby-Yogajahr immer mal wieder an, sie wird Ihnen hilfreich sein.

1. Wenn wir von Atem sprechen, meinen wir einen kompletten Atemzug mit Ein- und Ausatmung.
2. Atmen Sie durch die Nase ein und wieder aus. Ihre Lippen sollten dabei entspannt bleiben.
3. Grundsätzlich wird immer in aufrechter oder rückwärtig gebeugter Haltung eingeatmet und in vorgebeugter oder nach unten gerichteter ausgeatmet.

4. Je besser Sie die Bewegung auf Ihren Atemrhythmus abstimmen können, umso besser und vollständiger wird Ihre Art zu üben sein.
5. Denken Sie immer daran, den Nabel in Richtung der Wirbelsäule zu ziehen (falls nicht anders angegeben) und das Becken vom Schambein zum Nabel hochzuziehen. Diese kleine Anspannung spricht die untere Bauchmuskulatur sowie den Beckenboden an und verhindert, dass das Becken vorgeschoben wird. Ebenso hilfreich ist diese Übung bei Hohlkreuz und krummem Rücken.
6. Das Hochziehen des Beckenbodens, beim Yoga heißt die Übung *Mula Bandha*, ist dem Beckenbodentraining, das für die Schwangerschaft empfohlen wird, sehr ähnlich. Wer beim Praktizieren des Yoga schon fortgeschrittener ist, sollte während der gesamten Übungszeit *Mula Bandha* machen. Achten Sie einmal darauf, dass zwischen dem Hochziehen des Beckenbodens und dem Gefühl, leichter, wacher und voller Energie zu sein, ein Zusammenhang besteht.
7. Denken Sie immer daran, dass Ihr Körper dreidimensional ist (also eine Vorderseite, eine Rückseite sowie zwei Körperseiten hat) und sich beim Atmen in alle drei Richtungen ausdehnt. Die meisten denken nur an die Vorder- und Rückseite, dadurch kann die Haltung steif werden.
8. Nachdem Ihr Becken in den neun Monaten der Schwangerschaft ständig vorgebeugt war, kann es Ihnen helfen, es wieder aufzurichten, wenn Sie die Vorderseiten Ihrer Oberschenkel dehnen und die Hüften anheben. Das macht auch Ihre gesamte Haltung aufrechter.
9. Halten Sie die Vorderseite Ihrer Achselhöhle höher als die Rückseite, dadurch öffnet sich der Brustkorb und das Brustgewebe, das auf den Brustkorb drücken kann. Eine ähnliche Wirkung auf den Brustkorb hat es, wenn Sie Ihre Schulterblätter die Wirbelsäule entlang nach unten streichen lassen. Sie können die Haltung auch auf andere Weise einnehmen: Lassen Sie beim aufrechten Stehen die Arme lose an den Sei-

ten hängen. Drehen Sie nun Ihre Hände so, dass die Handflächen erst nach vorn, dann nach außen zeigen. Beobachten, Sie, wie sich dabei Ihr Brustkorb öffnet und Ihre Schulterblätter nach hinten und unten gleiten.

10. Ihre Arme sollten einschließlich der Finger entspannt und ausgestreckt sein. Stellen Sie sich vor, Ihre Arme seien die Verlängerungen Ihres Herzens.
11. Der Teil Ihres Körpers, der den Boden berührt (Füße, Hüfte, Knie, Hände), trägt das gesamte Körpergewicht. Achten Sie darauf, dass das tragende Körperteil aufnahmefähig ist und fest steht, sonst wird Ihre Haltung wackelig.
12. Achten Sie besonders auf Ihre Fußgelenke und die Stellung Ihrer Füße, damit die Bänder nicht überdehnt werden. Stellen Sie sich vor, auf Ihrer Fußsohle sei ein X aufgemalt, und verteilen Sie nun Ihr Gewicht gleichmäßig auf jeden Arm des X. Auf diese Weise steht Ihr Fuß in einem ganz natürlichen Winkel. Besonders bei breitbeinigen Haltungen ist es hilfreich, wenn Sie versuchen, die Fußgelenke immer genau über der Ferse zu halten.
13. Wenn die Hände Gewicht tragen (bei der Hundestellung), sollten die Finger zur Unterstützung bequem gespreizt sein, Ihre Handgelenke parallel zur vorderen Mattenkante und die Mittelfinger parallel zueinander stehen. Der Druck sollte sich gleichmäßig auf die gesamte Handfläche verteilen.
14. Eine Regel für das Auflösen von Haltungen ist, alle Schritte rückwärts zu gehen. Gehen Sie aus der Haltung heraus, wie Sie hineingelangt sind.
15. Da Ihre Beinhaltung in den vergangenen neun Monaten immer breiter geworden ist, wird es seine Zeit brauchen, bis Sie es bequem finden, die Füße nah beieinander zu halten. Unsere Empfehlung ist, während der ersten drei Monate beim Berg Ihre Füße hüftbreit auseinander zu stellen. Rücken Sie sie beim Drei-bis-sechs-Monate-Kurs ein wenig näher zusammen, und versuchen Sie, sie nach dem sechsten Monat ganz zusammen oder höchstens fünf Zentimeter auseinander zu

halten. Ihr gesamter Beckenraum war von der Schwangerschaft betroffen, daher kann es lange, sogar bis zu einem Jahr dauern, bis Sie wieder bequem mit geschlossenen Füßen stehen können. Wenn es bei Ihnen so lange dauert, sollten Sie die Füße nur so weit zusammenrücken, wie Sie stehen können, ohne zu wackeln.

16. Das Gleiche gilt für die Hundestellung mit dem Kopf nach unten. Sie können anfangs die Füße fast mattenbreit auseinander stellen, und wenn Sie beim Sechs-bis-zwölf-Monate-Kurs angelangt sind, auf Hüftbreite zusammenrücken.
17. Das Gegenteil aber gilt für sehr breitbeinige Haltungen wie 1. und 2. Krieger, die Dreieckshaltung und andere. Lassen Sie sich sechs Monate Zeit, um die Füße tatsächlich 1,20 bis 1,35 Meter auseinander zu halten.
18. Wenn Ihre Brüste groß oder hart sind und es deshalb für Sie schwierig ist, bestimmte Haltungen (beispielsweise den Ausfallschritt) einzunehmen, können Sie Ihren Fuß auch außen statt innen neben Ihre Hand stellen, dann haben Sie mehr Platz. Andere Haltungen, bei denen große oder harte Brüste unangenehm sein könnten, sind die in Bauchlage. Legen Sie sich dann ein Kissen unter die unteren Rippen oder stützen Sie sich auf Ihre Unterarme.
19. Wenn Sie beim Sitzen aufgrund von Hämorrhoiden, einem Dammschnitt oder einem bei der Geburt verursachten Riss im Beckenboden Schmerzen haben sollten, können Sie sich einfach auf ein Kissen setzen.
20. Yoga sollte eine Bereicherung Ihres Lebens sein und keine Strafe oder Zwang. Entspannen Sie sich und genießen Sie!

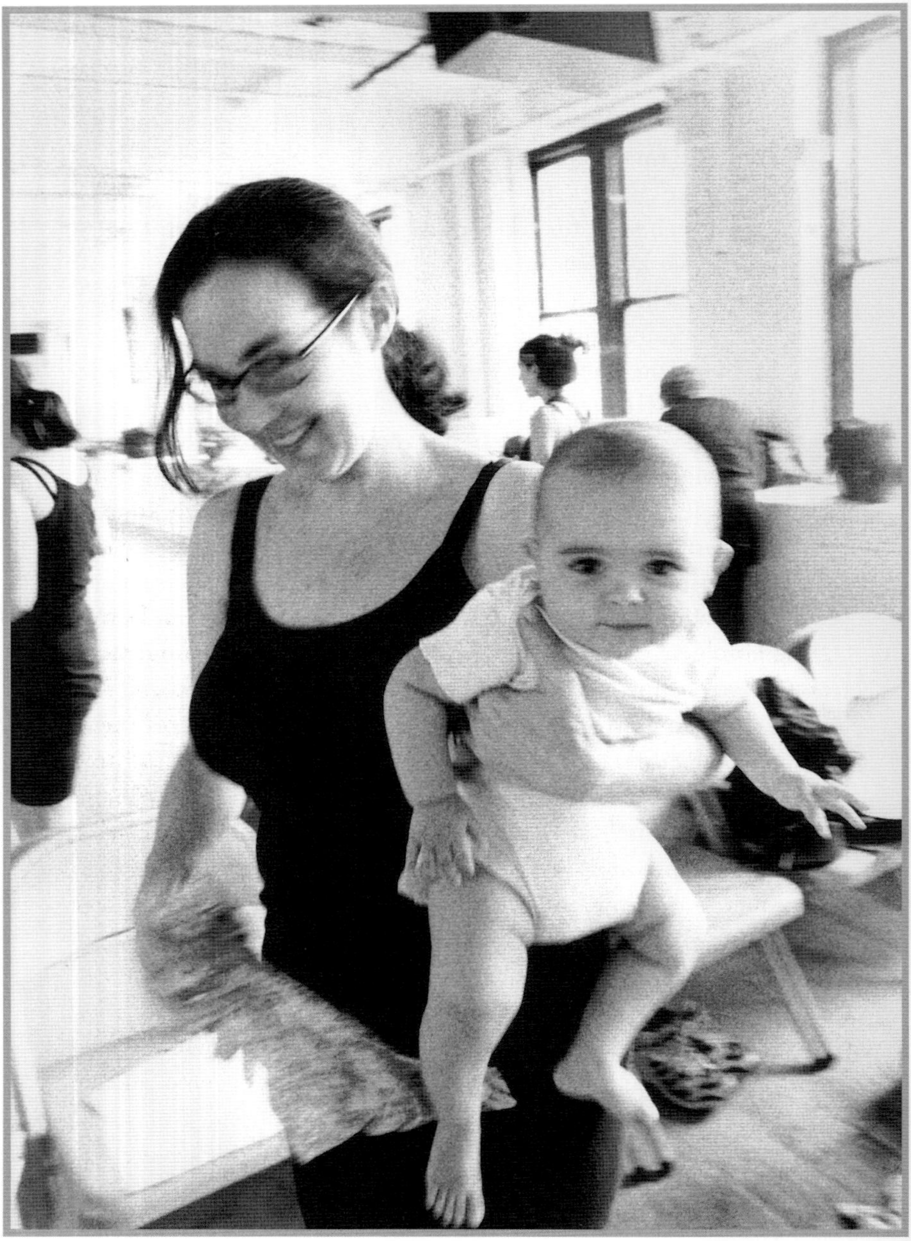

3
Die Baby-Übungen

In diesem Kapitel erfahren Sie, wie Sie die spielerischen Yogaübungen angehen können. Sie sollten es mit guter Laune und innerer Ruhe tun, um Ihr Baby mit dieser neuen Art zu spielen anzuregen, zu entspannen und (seinen Aktivitätsdrang) zufrieden zu stellen.

Diese Übungen sind eine Reihe von altersgerechten Bewegungsabfolgen, die wir in jeden Kurs integriert haben. Einige werden Ihnen vielleicht schon als Spiele bekannt sein, die Sie und Ihr Baby ohnehin schon lieben, andere werden für Sie vollkommen neu sein. In jedem Fall werden wir alle Übungen genau beschreiben. Alle Übungen, die wir vorschlagen, sind einfach und leicht nachzuvollziehen. Was die Unterbrechungen angeht, die Ihr Baby Ihnen vorgibt, sollten Sie sich einfach die Zeit nehmen, die Sie brauchen, um es zu stillen, zu trösten oder zu wickeln. Auch das gehört zu der Erfahrung, mit einem Baby Yoga zu üben. Erwarten Sie nicht zu viel von sich selbst oder Ihrem Baby. Der Improvisationsaspekt beim Baby-Yoga ist der Kern dieser Übungen. Alles läuft nach einem Schema ab: Die Babys agieren, die Mütter reagieren, für beide Partner gibt es bei den Übungen keine starren Regeln.

Bei den Beschreibungen der Baby-Übungen haben wir die Arten, das Baby zu halten, gewählt, die wir am liebsten mögen. Machen Sie die Übungen auch nicht zu schnell, denn es soll Ihnen

Spaß machen. Sie können auch mal die Geschwindigkeit, den Rhythmus oder Ihre Worte verändern. Sie werden sehen, dass Ihr Kind auf tröstende Energie und eine anregende Stimme reagiert. Betrachten Sie jede Übung wie einen Kinderreim: Jede einzelne hat etwas für sich und ihre eigene Struktur, ihr eigenes Schema und eine ganz eigene Vollständigkeit. Unser Vorschlag ist auch, bei den Übungen den Körper des Babys Stück für Stück zu »bearbeiten«, zuerst die Beine, dann die Arme, dann erst den gesamten Körper.

Alle Baby-Yogaübungen können Sie jederzeit und überall machen. (Von vielen Müttern haben wir schon gehört, dass Sie sie benutzen, um Ihr Baby wieder aufzuheitern, wenn es herumzappelt.) Die Übungen für Neugeborene bis drei Monate alte Babys können Sie auch noch machen, wenn es schon drei, sechs oder sogar zwölf Monate alt ist. So wie Ihr Baby älter wird, kommen immer neue Übungen oder Änderungen der bekannten hinzu. Diese Aufbau-Methode gibt den Kindern Vertrautes und Neues zugleich, sodass sie angeregt, aber nicht überreizt werden.

Obwohl wir uns beim Baby-Yoga vor allem mit der wachsenden Beziehung zwischen Kind und Elternteil befassen, lassen wir dennoch die kindliche Entwicklung nicht außer Acht. Studien haben ergeben, dass bei Babys genauso wie bei Erwachsenen das Einprägen von Bewegungsabläufen besonders durch stetiges Wiederholen gefördert wird (Erinnerungsvermögen der Muskulatur). Wenn Sie die Übungen in den vorgeschlagenen Alterszeiträumen praktizieren, können Sie große Erfolge beim Koordinationsvermögen Ihres Babys erzielen. Auch wenn Sie glauben, dass Ihr Kind vermutlich nie der neue Michael Jordan werden wird, »allein der Akt des selbstständigen Bewegens trägt viel zum künftigen Erfolg bei sportlichen Aktivitäten bei, besonders wenn dies von einem Erwachsenen gefördert wird, der mit Leib und Seele bei der Sache ist«, sagt Dr. Lise Eliot, Autorin des Buches *Was geht hier drinnen vor?*. Sie ist davon überzeugt, dass Babys so begeistert von ihrer eigenen wachsenden Koordinationsfähigkeit sind, dass allein schon ihre herzerwärmende Freude jede Mühe lohnt.

Das Spiel in Bauchlage ist ein Übungsteil eines jeden Kurses, denn je mehr Zeit ein Baby in Bauchlage verbringt, desto besser. Dadurch trainiert es unmerklich seine vordere Beuge- sowie seine Rückenmuskulatur und Strecker. Recht schnell lernt es so, den Kopf nach links und rechts zu drehen und sich mit den Armen und Händen abzustützen, sobald es die Kraft hat, den Kopf vom Boden zu heben und so selbst Teil seiner Umwelt zu werden. Die so früh erlangte Kraft fördert die Koordinationsfähigkeit der Beine, die zum Vierfüßlerlauf (Krabbeln und Bärengang) führt. Wir sind fest von der positiven Wirkung des Spielens in Bauchlage überzeugt und drängen die Mütter, so früh wie möglich damit zu beginnen. Unsere eigenen Kinder Rosey und Dylan haben es beide geliebt, auf dem Bauch zu liegen, und haben sehr früh angefangen zu krabbeln. Nina, die Tochter unserer Kursteilnehmerin Bibi, war meist sehr zufrieden und ausgeglichen – bis sie auf den Bauch gelegt wurde. Nina war schnell frustriert, aber Bibi streichelte ihren Rücken und sagte ihr, wie viel schwerer das für sie selbst zu ertragen sei. Wie wahr, wie wahr! Danach hat Nina ein bisschen genuckelt und wurde wieder ruhig. Heutzutage, wo man Babys fast nur noch auf dem Rücken schlafen lässt, ist das Liegen und Spielen auf dem Bauch wichtiger als je zuvor.

In diesem Kapitel stellen wir auch einige unserer Lieblingsübungen vor, die nicht Teil jedes Kursprogramms sind. Wir machen sie selbst immer gern, wenn sich die Zeit dazu ergibt, vor allem aber, wenn die Kinder vor einem Entwicklungsschritt stehen. Da diese Übungen für ein bestimmtes Alter vorgesehen sind, lernen die Kinder so die anstehende Fähigkeit kennen und prägen sich den Bewegungsablauf leichter ein. Wir haben es oft genug auch mit unseren eigenen Kindern erlebt, dass sie eine Fähigkeit erlangen, ihre Muskeln diesen Bewegungsablauf aber sofort wieder vergessen und wochenlang nicht in der Lage sind, diese Bewegung zu wiederholen. Das passiert besonders bei Bewegungen, die die Koordination des gesamten Körpers verlangen, wie etwa das Rollen von einer Seite auf die andere, krabbeln, knien oder laufen. Gerade wenn Sie Ihre beste Freundin angerufen haben, um ihr zu erzählen, dass Ihr Baby sich eben zum ersten Mal auf die andere Seite gerollt hat, wird es das wahrscheinlich ein paar Wochen lang nicht mehr tun. Das wäre ein guter Zeitpunkt für die Roll-Übung.

Noch ein Letztes: Wenn Ihr Baby sich sperrt oder sich in einen Weinkrampf hineinsteigert, sollten Sie mit gesundem Menschenverstand handeln und es zu nichts zwingen. Vielleicht hat es Hunger, ist müde oder hat einfach einen schlechten Tag. Versuchen Sie es morgen noch einmal. Seien Sie auch nicht ärgerlich, wenn es ein paar Übungsstunden braucht, bis es sich in der neuen Übungsumgebung richtig entspannen kann. Es ist vollkommen normal, dass ein ganz kleines Baby in den ersten paar Wochen nur herumstrampelt und schreit, aber mit vier Monaten der Sonnenschein des ganzen Kurses geworden ist. Wir haben das immer wieder erlebt – und sind ganz verknallt gerade in diese Babys!

Kommentar einer Mütter

Baby-Yoga ... daran habe ich die schönsten Erinnerungen! Ich habe angefangen, zum Baby-Yoga zu gehen, als mein Sohn drei Monate alt war. Ich fand die Atmosphäre dort für uns beide tröstlich. Allein die Tatsache, dass alle als Mutter und Baby im Doppelpack kamen, war schön, aber es gab noch viel mehr Tolles: Sarah und Laura waren ein wunderbares Lehrerinnen-Team. Die eine hat die Übungen gezeigt, während die andere herumging und uns einzeln mit kleinen Berührungen anhielt, hier oder da etwas zu korrigieren, uns mehr zu strecken oder uns einfach ein bisschen massierte. Es ist unglaublich, wie viel Trost und Energie einem so eine kleine Berührung geben kann, wenn man noch nicht lange Mama ist. Die Yogaübungen waren so angelegt, dass sie für jeden möglich waren. Sogar jemand, der so unsportlich ist wie ich, konnte sich dort wohl fühlen. Ich werde nie das Gefühl vergessen, als wir eine Übung machten, bei der wir die Schultern nach hinten streckten und sich der ganze Brustkorb öffnete – meine Herren, tat das gut!, nachdem ich fast drei Monate lang nur mein Baby gestillt und herumgetragen hatte!

Ich habe immer so lange trainiert, wie die Geduld meines Sohnes reichte, ihn dann gestillt, einfach da auf der Matte oder an die Wand gelehnt, neben einem anderen Mama-und-Baby-Team, das gerade ein Päuschen einlegte. Manchmal ist mein Sohn da einfach eingeschlafen ... Sarah und Laura haben mir auch Mut gemacht, indem sie ihre eigenen Kinder mit in den Kurs gebracht haben. Es ist so schwer in unserer Gesellschaft, seine Erwachsenenaktivitäten beizubehalten, wenn man ein Baby hat und es nicht vernachlässigen will. Das macht Baby-Yoga so einzigartig, es ist eine wunderbare Erfahrung. Ich würde es mit meinem nächsten Kind garantiert wieder so machen.

GALLIT, *Mutter von Eli*

Eine selbstbewusste Herangehensweise

Grundsätzlich möchten Sie ja auf Ihr Baby so spielerisch wie möglich und mit so vielen zarten Berührungen wie möglich zugehen. Wir haben aber schon Mütter hier erlebt, die so viel Angst hatten, Ihrem Neugeborenen wehzutun, dass Sie es kaum anfassen konnten, während andere es beinahe an einem Bein durch die Gegend schwangen. Beides ist extrem. Wir persönlich erinnern uns, dass wir völlig beeindruckt und überrascht davon waren, mit welcher warmherzigen und doch pragmatischen Art die Hebammen unsere Neugeborenen behandelten. Wir wünschten, wir hätten auch dieses Selbstvertrauen!

Mit der Zeit ist uns das gelungen. Je mehr wir mit unseren Baby-Spiel-Übungen experimentierten, desto größer wurde unser Selbstvertrauen, besonders weil wir sahen, wie sehr Rosey und Dylan unsere Aufmerksamkeit und die Sicherheit unserer Berührungen genossen. Das Selbstvertrauen bei Berührungen mag manchen von Ihnen leichter fallen als anderen, aber es gehört zu den Dingen, die man erlernen kann. Mit einem Baby zu spielen ist eine Sache, die auf der ganzen Welt verstanden wird und die jeder lernen kann. Wir werden hier einige der Erfahrungen mit Ihnen teilen, die wir in unserem Lernprozess erfahren haben.

Berührung und Halt

Wenn Sie Ihr Baby beim Yoga auf dem Arm haben, sollten Sie darauf achten, dass Ihre Finger entspannt und leicht gespreizt sind, damit Ihre Hände seinen Brustkorb umfassen können. Halten Sie Ihr Baby nah an der Körpermitte, wenn Sie es im Stehen auf dem Arm haben. Je besser Sie Ihr Baby stützen und dabei selbst Ihren Körper gut ausrichten, indem Sie mehr mit den Armen und dem Rücken als den Schultern und dem Nacken arbeiten, desto stärker fühlen Sie sich und desto stärker werden Sie tatsächlich. Wenn Sie Ihr Baby zu weit von Ihrer Körpermitte entfernt halten, verursacht dies eine ungesunde Belastung für Ihren Rücken, Ihren Nacken und Ihre Schultern.

Berühren Sie Ihr Baby so, wie Sie selbst gern angefasst werden möchten: sanft und fest. Sie möchten Ihrem Kind ja Selbstvertrauen vermitteln, deshalb sollten Sie darauf achten, nicht zu vorsichtig zu agieren. Neugeborene reagieren besonders sensibel auf ihre Umwelt, weil ihr Nervensystem noch nicht voll entwickelt ist und sich erst an das Leben außerhalb der Gebärmutter einstellen muss. Laute Geräusche und schnelle, hektische Bewegungen machen ihnen Angst, ebenso wie zu viel Energie auf einmal.

Massage

Babys sprechen sehr auf Massage an. Sie lernen, Ihre Berührung zu antizipieren und sich dabei zu beruhigen. Auch wenn Sie nicht fachlich geschult sein müssen, gibt es ein paar einfache Massagegriffe, die Sie beherrschen sollten, die aber leicht zu lernen und den normalen Körperfunktionen zugeordnet sind. Sie sollten beispielsweise beim Massieren der Arme und Beine immer nach außen arbeiten, um das Längenwachstum der Gliedmaßen zu unterstützen. Wenn Sie den Bauch massieren, sollten Sie im Uhrzeigersinn arbeiten und im unteren rechten Viertel des Bauches, oberhalb des rechten Beins, beginnen. Diese Bewegung entspricht der des Verdauungssystems. Streichen Sie beim Massieren des Rückens von den Schultern zu den Hüften abwärts und, wenn das Baby auf der Seite liegt, von der Wirbelsäule aus nach vorn bis zum Brustkorb. Vergessen Sie besonders in den ersten drei Lebensmonaten die Fußsohlen und die Handflächen nicht. Wenn Sie nicht in jede Übungsstunde eine Massage einbauen können, sollten Sie versuchen, sie in Ihr Ritual nach dem Baden, beim Windelwechseln oder beim Zu-Bett-Gehen zu integrieren. Gerade für Frühchen sind Massagen ganz besonders wichtig!

Das Schwingen, Drehen und Bewegen im Raum (3–12 Monate)

Die folgenden Übungen sind für Babys, die Ihr Köpfchen schon gut halten können. Alle Babys lieben es, im Raum bewegt zu werden, so können diese Übungen eine willkommene Unterbrechung der Stunde werden. Ihr Baby wird sich in Ihren Armen sicher fühlen, und so werden Sie quasi im Duett arbeiten. Ob Ihr Baby Sie dabei lieber anschaut oder in den Raum blickt, ist egal, die Wirkung der Übung wird genauso aufregend sein. Das

System im Körper, das bei diesen Übungen angesprochen wird, ist jenes, das später für den Gleichgewichtssinn und die Haltungskontrolle verantwortlich sein wird und ihm ein Gefühl dafür vermittelt, wo und wie es im Raum steht (vestibuläres System).

Kommentar einer Mutter

Baby-Yoga ist wie alles, was man mit einem Neugeborenen anfängt, ein Prozess. Haben Sie Geduld und bleiben Sie am Ball. Die ersten Übungsversuche werden hart sein und die richtige Zeit, den richtigen Platz und die richtige Stimmung zugleich zu finden, ist so gut wie unmöglich. Nach einer Weile geht es aber leichter und es ist der Mühe wert. Heute kann ich mit Sicherheit sagen, dass Baby-Yoga mich am Leben gehalten hat. Die Stunden haben mir nicht nur geholfen, wieder mit meinem eigenen Körper ins Reine zu kommen, sie haben mir und meiner Tochter auch eine regelmäßige Spielzeit verschafft. Wir haben die Sprache der Bewegungen erlernt und sie uns zu Eigen gemacht. Wir üben nun mehrmals am Tag und es macht uns beiden Freude.

MARI, *Mutter von Zoe*

Baby-Übungen

Druckhaltung 0–3 Monate

Diese Übung ist besonders gut geeignet, um die Tiefensensibilität in den Gelenken des Neugeborenen zu fördern. Beginnen Sie entweder an der Hüfte oder den Schultern und umfassen Sie das Gelenk und Arm oder Bein Ihres Babys mit Ihren Händen. Bewegen Sie Ihre Hände die Arme und Beine entlang nach unten. Üben Sie mit der gesamten Hand sanften Druck aus und lassen Sie wieder los. Tun Sie so, als ob Sie überprüfen wollten, wie reif eine Frucht ist. Drücken Sie so nacheinander jedes Gelenk.

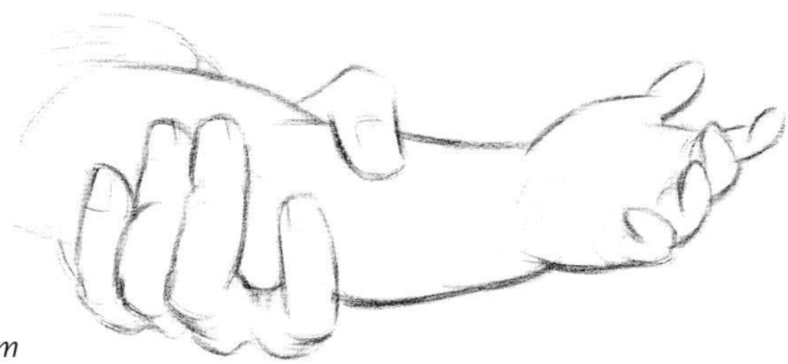

Gelenkdruck am Arm

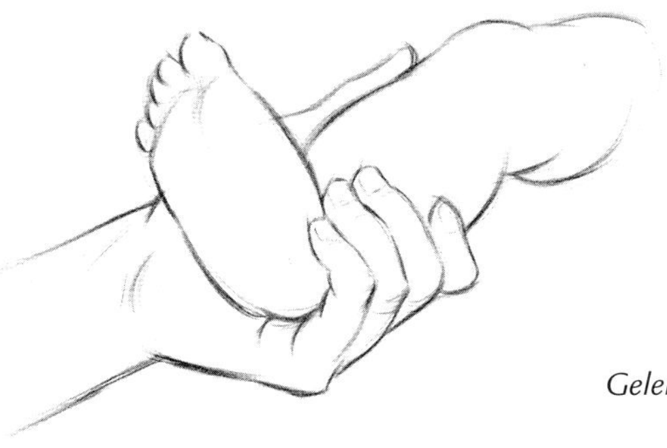

Gelenkdruck am Fußgelenk

Knöchelreiben 0–3 Monate

Das Greifen ist eine Bewegung, mit der Ihr Baby bereits im Mutterleib beginnt. Bis zum Alter von etwa drei Monaten wird es als reflexartige Bewegung angesehen. Danach beginnt das Baby, die Hand vom Arm zu unterscheiden. Um die klammernden Finger Ihres Neugeborenen zu lösen, können Sie seine Fingerrücken aneinander reiben. Dadurch werden sie sich langsam entspannen und ausstrecken.

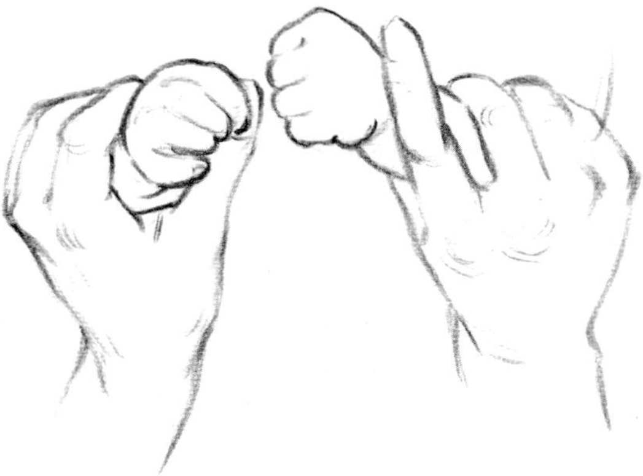

Knöchelreiben

Streicheln der Wirbelsäule 0–3 Monate

Diese Übung stimuliert die Rücken- und Nackenmuskulatur; das Gefühl der Matte unter seinem Bauch gibt Ihrem Baby wichtige sensorische Informationen. Legen Sie Ihr Baby auf den Bauch. Streichen Sie nun mit einem Ihrer Finger sanft die ganze Wirbelsäule entlang vom Nacken bis zum Steißbein. Das fördert das Köpfchenheben und das Hochrecken des Rückens.

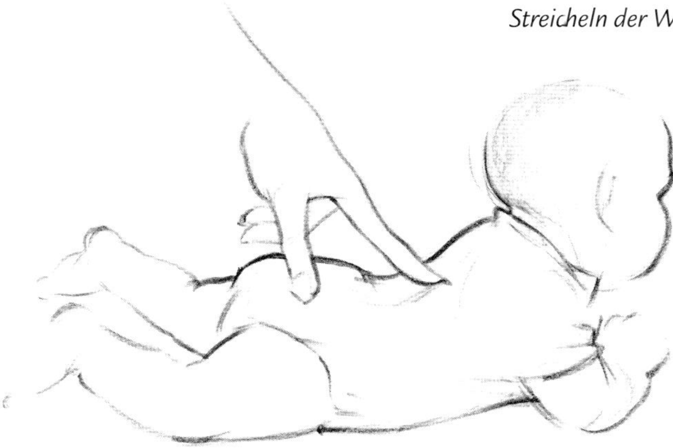
Streicheln der Wirbelsäule

Hände auf den Boden 0–6 Monate

Durch diese Übung erfährt das Baby, wie man die Hände auf den Boden drückt und sich hochstemmt. Das kräftigt den Oberkörper

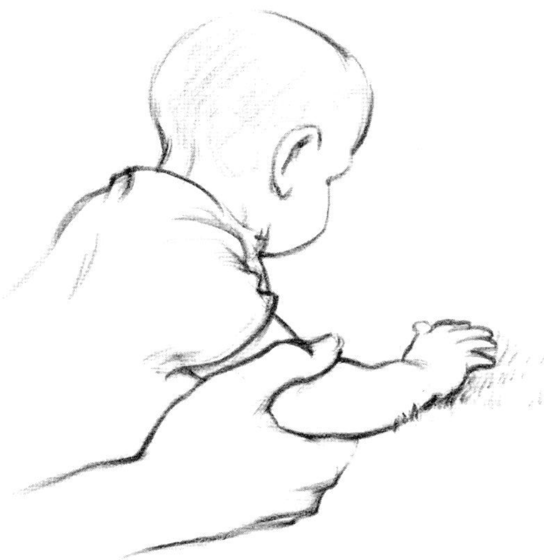
Hände auf den Boden

und unterstützt Krabbelversuche. Legen Sie Ihr Baby auf den Bauch und versuchen Sie, seine Fingerchen auszustrecken und die geöffneten Hände auf den Boden zu legen. Drücken Sie die Handflächen sanft zum Boden und machen Sie seine Hände so mit dem Gefühl des Bodens vertraut.

Fußsohlen zusammen 0–6 Monate

Hier liegt Ihr Baby auf dem Bauch, während die Tiefensensibilität der Fußsohlen (durch die sensiblen Neuronen) gefördert wird. Die Beine und die Füße sind die Körperteile, die als letzte motorisch »fertig« werden, und diese Übung bereitet die Füße gut auf das spätere Tragen des Körpergewichts vor. Legen Sie Ihr Baby auf den Bauch und patschen und reiben Sie seine Fußsohlen aneinander.

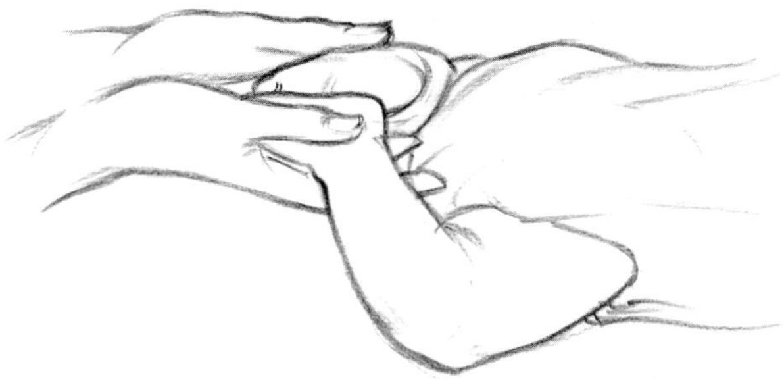

Reiben Sie die Fußsohlen aneinander

Füße auf den Boden 3–6 Monate

Obwohl Ihr Baby noch viel zu jung ist, um sein eigenes Körpergewicht in aufrechter Haltung zu tragen, sollten Sie mit ihm üben, die Füße plan auf den Boden zu stellen, während Sie es aufrecht halten. Diese Übung hilft, seine Beine und seine Füße zu strecken, nachdem es neun Monate lang in Ihrem Bauch zusammengerollt war.

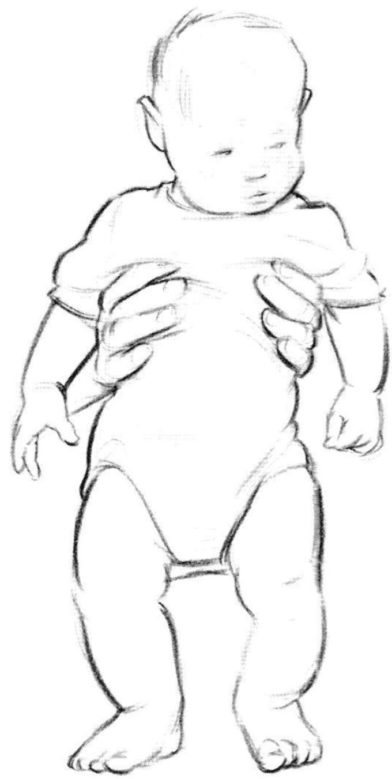

Füße auf den Boden

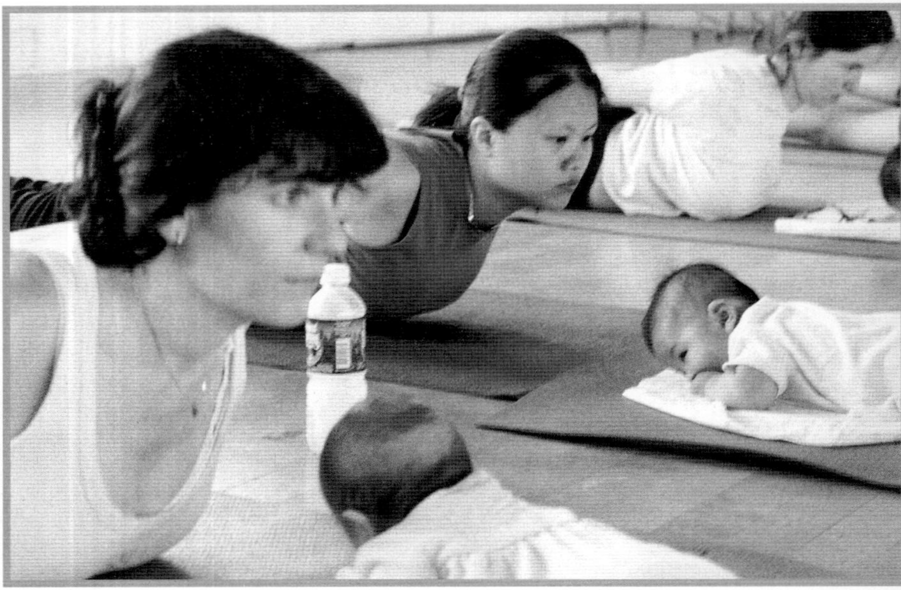

4

Kurs 1
Die ersten drei Monate

Ein Kurs zum Erholen und Ruhefinden

Dauer: ca. 30 Minuten

Bleiben Sie in jeder Haltung drei bis fünf Atemzüge lang.

Hörbare Atmung
Sternsitz
Sonnengruß Teil I
Liegestütz
Intensive Streckung
Ausfallschritt
Berg
Baum
2. Krieger
Dreieck
Kopf-Knie-Haltung
Halbe Bootshaltung
Heuschrecke
Eine Brücke bauen
Der Weise
Kreuzbiegungshaltung
Ruhehaltung

Es ist schon viel darüber geschrieben und gesagt worden, wie viel Freude ein Baby in unser Leben bringt. Auch wenn das sicherlich alles stimmt, können die ersten Monate mit einem Neugeborenen eine Zeit außergewöhnlicher und sehr unterschiedlicher Gefühle bedeuten. Die Geburt eines Kindes ist ein dramatisches und herausforderndes Ereignis, das alle unsere körperlichen und gefühlsmäßigen Energien erschöpft. Und dann ist da ein neuer Mensch, für den es zu sorgen gilt und zu dem Sie eine Bindung aufbauen.

Keine Geburt ist wie eine andere. Jede Geburt hat ihre eigenen körperlichen und emotionalen Nachwirkungen. Wir haben mit Müttern trainiert, deren Kinder genau so zur Welt kamen, wie sie es sich vorgestellt hatten, und andere, für die die Geburt unerwartete Wendungen nahm. Mag sein, dass Ihre Mutter oder Schwester rasch und zügig entbunden hat, aber Sie sind dagegen vielleicht eine endlos lange Zeit in den Wehen gelegen. Vielleicht hatten Sie sich aber auch vorgenommen, sich auf jeden Fall Schmerzmittel geben zu lassen, aber Sie kamen gerade noch rechtzeitig ins Krankenhaus, bevor das Baby kam.

Wie Ihre Geburtserfahrung auch ist, Ihr Baby ist nun endlich da. Sie haben es geschafft! Herzlichen Glückwunsch! Sie sind nun Mutter und haben ein wundervolles Neugeborenes, das Ihr Leben für immer verändern wird. Ihr neues Leben als Mama hat gerade erst angefangen, Sie haben das Geburtserlebnis noch frisch im Gedächtnis. Ihr Sohn oder Ihre Tochter möchte durch Sie die Welt kennen lernen. Dinge, die Sie schon oft gesehen haben, erscheinen Ihnen nun vollkommen neu: Im Winter war die Luft noch nie so frisch und im Sommer die Sonne noch nie so golden. Die Geburt ist nur ein kleiner Teil der Erfahrung, Eltern zu sein, und markiert auch erst den Anfang in dem Prozess, ein Kind großzuziehen.

Zu einer Zeit, in der Sie sich an Ihre neue Beschäftigung, für ein Neugeborenes Sorge zu tragen, erst gewöhnen müssen, erscheint ein einfacher Gang zum Markt wie eine Everestexpedition. Sie müssen daran denken, die Wickeltasche mit drei Windeln, zwei Schnullern, einem Paket feuchten Tüchern, ein paar Taschentüchern, einer Stoffwindel (zum Schutz vor Spuckflecken) und einer frischen Garnitur Anziehsachen fürs Baby zu packen. Wenn diese vielen Kleinigkeiten Sie bedrücken, denken Sie daran, dass Sie diese Zeit vermissen werden, wenn sie erst einmal vorbei ist. Es ist eine Zeit, die ewig scheint, während sie anhält, die aber plötzlich und endgültig aufhört.

Es ist auch eine Zeit enormer Veränderungen, und wir möchten dazu beitragen, Ihnen diese Übergänge zu leicht wie möglich zu machen. Wir wissen, dass Sie in diesen ersten Monaten einer Flut von gut gemeinten Ratschlägen gegenüberstehen, die jeder, von Ihrer Mutter bis zu Fremden, die Sie auf der Straße treffen, für Sie bereithält. Irgendwie scheint jeder besser über Sie und Ihr Baby Bescheid zu wissen als Sie selbst. Kann das sein? Sie bekommen von allen Seiten unaufgefordert Tipps für die Ernährung, Kleidung und das Baden Ihres Babys und natürlich auch darüber, wie Sie es am besten halten. Einige Ihrer Freunde werden Ihnen sagen, dass es das Beste ist, wenn Sie so schnell wie möglich wieder an Ihren Arbeitsplatz zurückkehren, andere dagegen raten, in den nächsten 15 Jahren gar nicht mehr zu arbeiten. Sie aber haben ganz andere Sorgen. Während die eine oder andere Ihrer Freundinnen nach einem neuen Freund oder einem neuen Job Ausschau hält, verblassen diese Wünsche gegen Ihr Verlangen, mal wieder eine Nacht durchzuschlafen. Was haben die alle für Probleme!

In dieser Phase ist Yoga vielleicht nicht das Erste, was Ihnen in den Sinn kommt, aber wenn Sie viel zu viel um die Ohren haben oder der Erschöpfung nahe sind, wird das erholsame Yoga dazu beitragen, dass Sie sich besser fühlen und vielleicht genau das sein, was Sie gerade brauchen.

Kommentar einer Mütter

Baby-Yoga ist eine tolle Möglichkeit, wieder in Form zu kommen und dabei Spaß zu haben, es ist eine entspannte Zeit, in der man die Bindung zu seinem Kind vertiefen kann, egal ob es erst ein paar Wochen alt ist oder schon ein Kleinkind oder irgendwo dazwischen. Man hat das Gefühl, etwas Wunderbares für seinen eigenen Körper, seinen Geist und sein Baby zu tun. Mein Sohn Ben liebt es ebenso wie ich!

AMY, *Mutter von Ben*

Der Kurs

Wenn man die vielen Anforderungen in Betracht zieht, die in den ersten drei Monaten an Sie gestellt werden, werden Sie keinerlei Energie verschwenden wollen. Die *Asanas* in Kurs 1 haben wir so ausgewählt, dass sie entspannend und sanft anregend wirken. Die Übungsstunde beginnt mit einigen Haltungen, die den Brustkorb öffnen und Muskelverhärtungen im oberen Rücken, Nacken sowie in den Schultern mindern, die durch das Tragen und Stillen des Babys entstehen. Die Übungen im Stehen trainieren die Kraft in den Beinen, die Ausdauer und das Gleichgewicht im ganzen Körper. Liegestütz und Hundestellung mit dem Kopf nach unten kräftigen die Arme und den Schulterbereich. Die Bootshaltung und die Brückenbau-Haltungen fordern und bilden das dringend benötigte Haltevermögen der Bauchmuskulatur. Drehübungen wie Kopf-Knie-Stellung gleichen aus und bringen frisches Blut in die inneren Organe und die Sexualorgane, die alle, während Ihr Baby in Ihrem Bauch wuchs, zusammengedrückt wurden und ihre Lage verändert hatten. Übungen, die die Hüfte öffnen, tragen dazu bei, das Becken wieder ins Gleichgewicht zu bringen.

Da alle diese Übungen so große Erholungswirkung haben, bringen Sie Ihnen frische Energie und lindern Ihre Erschöpfung. Bevor Sie mit Kurs 1 anfangen, sollten Sie abwarten, bis der Wochenfluss aufhört, ein bisschen Ausfluss darf allerdings sein. Das kann zwei bis sechs Wochen nach der Entbindung sein, die meisten Frauen sind nach drei bis vier Wochen bereit anzufangen. Falls der Wochenfluss nach einer Übungsstunde wieder anfängt, ist das ein Zeichen dafür, dass Sie sich überanstrengt haben und zunächst mit den Atemübungen weitermachen sollten.

Die Wartezeit zwischen der Geburt Ihres Babys und dem Beginn Ihrer Yogaübungen können Sie am besten mit ein paar Atemübungen und Beckenbodentraining überbrücken, weil Sie damit den Beckenboden optimal kräftigen und vorbereiten, bevor Sie durch die Bauchmuskelübungen im Kurs innerhalb des Bauches Druck auf das Becken ausüben. Schon eine Übung, die so simpel ist wie das vollkommen gleichmäßige Ein- und Ausatmen, kann bewirken, dass Sie sich geerdet und erfrischt fühlen. Die Atemtechnik *Pranayama*, die wir für diese Phase vorschlagen, finden Sie auf Seite 30. Sie sollten außerdem Beckenbodentraining, was beim Yoga *Mula Bandha* heißt, machen. In Kapitel 10 finden Sie genaue Erklärungen des Beckenbodentrainings. Hinzu kommt folgende Übung: Legen Sie sich mit angezogenen Beinen in Rückenlage auf den Boden und versuchen Sie beim Ausatmen den Nabel einwärts in Richtung Wirbelsäule zu ziehen.

Wenn Sie ein Yoganeuling sind und Ihnen dieser Kurs noch zu anspruchsvoll erscheint, schlagen wir vor, dass Sie zunächst den Kaiserschnitt-Kurs machen (Kapitel 7), bis Sie sich so weit fühlen, weiter fortzuschreiten. Denken Sie am Ende der ersten drei Monate nicht, dass Sie unbedingt mit Kurs 2 weitermachen müssen, auch wenn Sie sich noch nicht so fit fühlen. Machen Sie einfach mit Kurs 1 weiter oder üben Sie diese Stunde im Wechsel mit dem Kaiserschnitt-Kurs.

Ihr Körper

In den ersten drei Monaten nach der Geburt Ihres Babys macht Ihr Körper sich langsam wieder auf den Weg zurück in den Zustand vor der Schwangerschaft. Sie werden sich wahrscheinlich erschöpft fühlen, und Ihr altes Selbst scheint wie eine flüchtige Bekannte, an die Sie sich nur vage erinnern – oder eine, an die Sie sich nur zu gut erinnern, weil jedes einzelne Kleidungsstück in Ihrem Schrank Sie ständig an sie erinnert. Ihre Brüste fühlen sich gigantisch an und scheinen nicht Teil Ihres Körpers zu sein. Vielleicht haben Sie auch Krampfadern wie eine Landkarte. Sarah erinnert sich, dass sie zu allem Übel auch weiterhin Ihre Schwangerschaftskleidung tragen musste. Dies ist eine Zeit, wo Ihr Selbstbild vollkommen auf den Kopf gestellt ist und, wie es eine Mutter ausdrückte, der schrecklichste Satz lautet: »Bringen Sie doch auch Ihren Badeanzug mit.« Später werden Sie sich vielleicht selbst nicht auf Fotos erkennen, so wie Laura auf einem Foto, fünf Wochen nach der Geburt aufgenommen. Es sind schon viele Dinge ausprobiert worden, von Crash-Diäten bis zum Stillverzicht, nur um abzunehmen. Auch wenn Sie die meisten Ihrer Schwangerschaftskilos schon wieder los sind, tragen Sie trotzdem noch ein paar Pfunde und einige Zentimeter mehr mit sich herum, wie viele, hängt von Ihren Ernährungsgewohnheiten, ihren körperlichen Aktivitäten und davon ab, ob Sie stillen oder nicht.

Manche Frauen fühlen sich schon kurz nach der Geburt toll, andere erinnern sich bei jeder kleinen Bewegung noch drei Monate danach daran. Unabhängig davon, wie Ihre Erfahrung ist, ist es in jedem Fall gut, erst langsam anzufangen, denn der Körper hat eine Menge Veränderungen hinter sich. Starren Sie nicht in den Schrank und auf all die Kleider, die Sie endlich wieder tragen wollen. Ihre körperliche Wiederherstellung ist ein Prozess. Sie werden sie zumindest teilweise erreichen. Wie auch immer es bei Ihnen aussieht, Sie haben ein wunderbares Baby zur Welt gebracht und werden im wahrsten Sinne des Wortes alle möglichen Verrenkungen machen, um seine wie auch Ihre eigenen Bedürfnisse zu befriedigen. Die körperliche Seite des Lebens nach der Geburt ist voller Kompromisse.

Bevor Sie mit den Yogaübungen anfangen, möchten wir Sie mit einigen Fakten über die Wochenbettzeit vertraut machen. Zunächst eine kleine Anatomie-Stunde: Die Muskeln halten das Skelett zusammen. Die Sehnen sind die Enden der Muskeln. Sie fixieren den Muskel am Knochen und wirken als Hebel. Die Bänder verbinden Knochen miteinander und wirken als Halterungen. Durch die Bänder fließt viel weniger Blut als durch die Sehnen. In der Schwangerschaft werden alle Sehnen im Körper durch den Einfluss der Hormone Progesteron und Relaxin flexibler. Die Sehnen sind nicht elastisch, wenn sie überdehnt werden, ziehen sie sich nicht wieder zusammen. Das kann zur Folge haben, dass einzelne Gelenke dauerhaft instabil bleiben: Die Sehnen im Becken, am Schambein, am Kreuzbein und an den Hüften können vom Geburtsprozess besonders in Mitleidenschaft gezogen werden. Deshalb müssen Sie gerade dort Ihre Muskeln stärken, um die Gelenke zu unterstützen. Überstrecken Sie niemals Ihre Gelenke. Falls Sie Schmerzen in einem Gelenk spüren, sollten Sie sofort mit dem Training aufhören.

Im gesamten Beckenraum gibt es einige Knochen, die besonders wichtig sind und die wir bei den Haltungsbeschreibungen

Die Beckenknochen

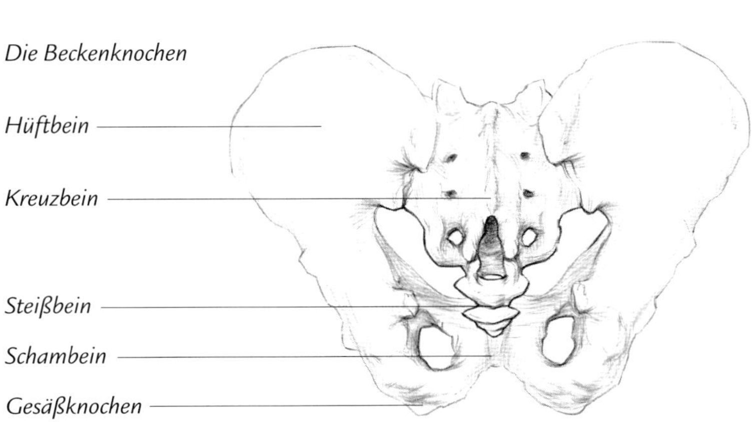

immer wieder erwähnen (siehe Abbildung). Häufig beziehen wir uns auf die Gesäßknochen. Dies sind die Knochen am Fuße des Beckens. Sie spüren sie, wenn Sie im Schneidersitz sitzen und das Becken vorwärts und rückwärts kippen. Auch das Kreuzbein wird oft erwähnt. Das ist der dreieckige Knochen im untersten Teil der Wirbelsäule, der die beiden Beckenschalen miteinander verbindet und aus fünf sehr eng miteinander verbundenen Wirbeln besteht. Unterhalb des Kreuzbeins liegt das Steißbein, das aus drei eng miteinander verbundenen Wirbeln besteht, die leicht zur Körpervorderseite einwärts gebogen sind. Das Kreuzbein und das Steißbein bilden das Ende der Wirbelsäule. Stellen Sie sich das Kreuzbein als Blumenzwiebel und die Wirbelsäule als daraus hervorgehenden Blumenstängel vor.

Eine detaillierte Erläuterung der Wirkung von Schwangerschaft und Geburt auf den mütterlichen Körper finden Sie in Kapitel 11. Wenn Sie beispielsweise sicher wissen, dass Sie schwangerschaftsbedingt am Karpaltunnelsyndrom leiden, finden Sie dort zusätzliche Vorschläge, wie und wo Sie Ihre Yogahaltungen üben können.

Abgesehen von einer umfassenden Müdigkeit, leiden Sie vielleicht hin und wieder an Ödemen (Wassereinlagerungen) in den Beinen, Verspannungen im oberen Rückenbereich, dem Nacken und dem Kreuzbein, Diastase (Auseinanderweichen der geraden Bauchmuskulatur), dem Ischiassyndrom oder Schmerzen am Kreuzbein und den Hüften. Vielleicht verheilt gerade Ihr Dammschnitt oder Dammriss. Dies sind mehr oder weniger schwere Beschwerden, denen wir in unseren Kurse immer wieder begegnet sind. Mit der Zeit bessert sich das aber alles!

Ihr Gleichgewicht hat sich während der Schwangerschaft verlagert. Das Gewicht Ihres Babys hat Ihren Körperschwerpunkt so verschoben, dass er, statt über der Fußmitte, über den Zehen lag. Normalerweise liegt alles auf einer Linie: Ihr Kopf, mit den Ohren genau über den Schultern, die Hüften genau über den Knien, welche wiederum exakt oberhalb der Fußgelenke sind. Diese imaginäre Linie zieht sich nach der Geburt nicht automatisch wieder in den Normalzustand zurück. Stellen Sie sich das vor wie ein Bauklotzturm, in dem ein paar Klötze zur Seite gerutscht sind, kurz bevor der Turm zusammenbricht.

Ein Problem, das fast alle Frauen in unseren Kursen haben, sind Schmerzen im unteren Rücken. Sie werden vor allem durch das für Eltern typische Vorbeugen und Hochheben hervorgerufen. Das gerade Stehen wird zur echten Herausforderung, wenn man den Tag damit verbringt, Windeln zu wechseln, sich über den Kinderwagen zu beugen, sein Baby auf dem Arm oder auf dem Rücken zu tragen und vielleicht dabei noch weitere Kinder hochzuheben. Die Yogahaltungen in diesem Kurs sprechen dieses Problem an. Wenn Sie die Kraft in den Bauchmuskel zurückerlangen, wird das auch Ihren Rücken stärken. Gewöhnen Sie sich an, in die Knie zu gehen, wenn Sie Ihr Baby hochheben. Wir bereuen, dass wir selbst das nicht getan haben, und mussten uns Monate später umgewöhnen, als wir Rückenschmerzen davon bekamen, unsere mittlerweile sehr schweren Babys herumzuschleppen. Bedenken Sie auch, dass stetig wiederholte Bewegungen wie Hochheben, auf dem Arm halten und Füttern auch Schmerzen und Beschwerden verursachen können.

Die Müdigkeit und die Erschöpfung können in dieser Phase überwältigend sein, aber Sie werden feststellen, dass körperliche Aktivität nicht nur Ihren Kreislauf und Ihre Atmung in Schwung bringt, sondern Ihnen auch Zuversicht verschafft. Das ist ganz besonders wichtig, wenn Sie an Wochenbettdepressionen leiden (siehe Kapitel 9). Denken Sie daran, dass dies für eine junge Mutter eine Phase fließender Übergänge ist. Sie müssen nun die Bedürfnisse zweier Menschen befriedigen, statt nur eines relativ unabhängigen. Diese Verantwortung ist sehr groß und kann bedrückend wirken.

Wenn allein das Lesen dieser möglichen Probleme und Beschwerden Ihnen das Gefühl verleiht, eine Frau am Rande des Nervenzusammenbruchs zu sein, holen Sie tief Luft, aber geben Sie nicht auf! Die Litanei der möglichen Wochenbett-Beschwerden kann erdrückend wirken, aber Fakt ist, Ihre Knochen werden wieder ins Gleichgewicht kommen und Ihre Muskeln erhalten mit ein bisschen Training wieder ihre alte Kraft.

Ihr Baby

Die ersten drei Lebensmonate werden häufig auch als viertes Schwangerschaftsdrittel bezeichnet. Es ist eine Zeit starken Wachstums, großer Entwicklungen und zahlreicher Kompromisse für alle Beteiligten. In den ersten drei Monaten seines Lebens trainiert Ihr Baby gewisse Grundfertigkeiten. Die wichtigste ist die Fähigkeit, mit seinen Eltern eine Bindung einzugehen. Die zweite ist das Sehvermögen, die dritte die Kontrolle über den Kopf und den Hals. Sie werden staunen, wie sehr Ihr Baby sich in diesen drei Monaten verändert.

In den ersten Lebenswochen ähneln Babys mit ihren hoch angezogenen Beinen oft kleinen Fröschen. Sie halten die Gliedmaßen noch eng am Körper und die Hände sind zu Fäustchen geballt. Ihre Bewegungen sind jäh, als ob sie jedes Mal aufschreckten. Neugeborene Babys haben fünf Primärreflexe, die es ihnen ermöglichen, zu wachsen und zu gedeihen und langsam Bewegungserfahrung zu sammeln. Einige dieser Reflexe sind Schutzreflexe wie Saugen und Schlucken, Suchen und Greifen, die anderen beiden, der Moro- oder Schreckreflex und der Babinski- oder Großzehenreflex, sind aktiver. Wir erinnern uns gern daran, wie unsere Männer, bleich vor Angst, schrien, als unsere Babys in ihr Brusthaar griffen und die Fingerchen sanft wieder geöffnet werden mussten.

Neugeborene bekommen ihre Hauptanregungen durch das, was sie sehen. Sie können aber nur erkennen, was 20 bis 25 Zentimeter von ihnen entfernt ist, also ungefähr der Distanz zwischen Ihrer Brust und Ihrem Gesicht entspricht. Gut erkennbare Objekte, wie ein menschliches Gesicht, ein lichtdurchflutetes Fenster oder strahlend bunte Gegenstände, fallen ihnen auf, während sie Dinge, die zu nah oder zu weit entfernt sind, nur unscharf sehen.

Mit ungefähr acht Wochen können Babys Dingen, die sich bewegen, mit den Augen folgen und einen abgebrochenen Blickkontakt ein paar Augenblicke später wieder aufnehmen. Erst mit vier bis sechs Monaten hat ein Baby in etwa das Sehvermögen eines Erwachsenen. Denken Sie also daran, dass allein schon das Yogaüben mit Ihrem kleinen Baby ihm eine Vielzahl von Anregungen und Informationen vermittelt. Sie werden liebevollen und spielerischen Blickkontakt mit ihm halten wollen, und wenn es größer wird, können Sie ausprobieren, wie es Ihren Händen, Armen und Ihrem Blick folgt.

Mit etwa drei Monaten fangen die Babys an, sich hochzurecken, ihre Arme und Beine auszustrecken und anzuwinkeln und ihre Gliedmaßen in den Raum zu strecken. Ihr Baby kann die Finger nun ebenfalls ausstrecken und wird hin und wieder beim Stillen die flache Hand auf Ihrer Brust ausruhen. Es beginnt nach Gegenständen zu schlagen und Dinge kurz in der Hand zu nehmen. Diese motorischen Fähigkeiten entwickeln sich immer weiter bis hin zum Pinzettengriff, der etwa mit neun Monaten ansteht. Die Oberkörpermuskulatur bildet sich so weit heraus, dass Ihr Baby angelehnt schon sitzen kann. Normalerweise vermag es zu diesem Zeitpunkt auch seinen Kopf schon gut zu halten und ihn zu drehen.

Das Nervensystem eines Neugeborenen ist sehr sensibel und wird leicht überreizt. Babys mögen es, auf dem Arm gehalten zu werden, gern aufrecht, und durch Schaukeln und Wiegen beruhigen sie sich. Manche Babys haben einen festen eigenen Tagesrhythmus, andere wiederum schlafen zu unmöglichen Zeiten ein. Erwarten Sie deshalb nicht, dass Ihr Baby die gesamte Yogastunde über wach bleibt. In diesem Alter fangen die Babys auch an, zufriedene Geräusche von sich zu geben, wenn sie gefüttert werden, und sie beginnen durch kleine Grunzlaute und leises Gurren zu kommunizieren – der erste Schritt hin zum Sprechen. Eine der größten Freuden in der Entwicklung eines Kindes ist es, wenn das Baby Sie anlächelt oder sogar bewusst zurücklächelt.

Die Übungen in diesem Kurs sind speziell ausgewählt, um bestimmte motorische Fähigkeiten zu unterstützen. Sie fördern das

Ausstrecken der Gliedmaßen mit einfachen Arm- und Beinbewegungen und das Entspannen verkrampfter Muskeln durch sanftes Schütteln der Gliedmaßen. Durch Übungen, die die Bewegungsfreiheit und die Gelenkrotation fördern, wird Ihr Baby ermutigt, selbstständig seine Arme und Beine zu bewegen und grobmotorische Koordination zu erlernen. Wir empfehlen auch eine sanfte Babymassage an den Handflächen und den Fußsohlen, damit dort das fundamentale Eigenempfinden gefördert wird.

Atemübung vom 1. Tag bis 3. Monat

Hörbare Atmung

Wir empfehlen diese Atmung nicht nur als Vorbereitung für die *Asanas*, sondern auch für alle Stresssituationen. Es ist eine einfache Atemübung, die bewirkt, dass man selbst sowie das Nervensystem sich beruhigt. Sie können diese Übung im Sitzen oder auch halb liegend machen, während Sie stillen oder einmal ganz für sich sind.

- Setzen Sie sich bequem im Schneidersitz auf ein Kissen oder legen Sie sich mit einem Kissen unter Brust und Kopf zurück.
- Richten Sie den Blick nach unten und lassen Sie ihn unscharf werden (so als ob Sie gleichzeitig Ihr Inneres und die Außenwelt betrachten könnten) oder schließen Sie die Augen leicht.
- Lassen Sie Ihren Kiefer und Ihre Gesichtsmuskeln locker (sodass Ihre Zähne nicht aufeinander liegen).
- Lassen Sie diese Entspannung nun Ihren Körper nach unten weiterwandern, durch Nacken, Schultern, Brustkorb etc.
- Atmen Sie gleichmäßig durch die Nase ein und aus und versuchen Sie dabei die Luft von tief unten in Ihrer Kehle her einzuziehen. Ihre Kehle und Ihr Kiefer sollten dabei aber entspannt bleiben.
- Atmen Sie auf diese Weise weiter. Das dabei entstehende Geräusch ist nur für Sie hörbar, es klingt ein bisschen wie Wellen, die leise am Strand auslaufen.
- Achten Sie beim Einatmen darauf, dass sich Bauch und Brustkorb in alle Richtungen gleichzeitig ausdehnen.
- Lassen Sie beim Ausatmen den Brustkorb offen und erhoben, sinken Sie nicht ein.
- Lassen Sie mit der Entspannung Ihren Atem langsamer fließen. Wiederholen Sie die Atmung zehnmal.

Sternsitz *(Tarasana)*

Mama

- Beginnen Sie im Sitzen, wobei Ihre Fußsohlen etwa 45 cm von der Hüfte entfernt aneinander liegen.
- Richten Sie Ihre Gesäßknochen so aus, dass Sie ganz eben auf dem Boden sitzen.
- Beugen Sie sich von der Hüfte an vor und lassen Sie Ihre Arme vor Ihre Füße und Ihr Baby wandern. Dabei kommt Ihr Kopf den Füßen immer näher.
- Halten Sie Ihre Wirbelsäule lang und gestreckt, Ihre Schultern locker und lassen Sie Ihre Schulterblätter am Rücken abwärts wandern.
- Entspannen Sie den Bauchraum und atmen Sie in die gesamte Länge und Breite Ihres Rückens.
- Wenn Sie in der endgültigen Haltung angekommen sind, können Sie Ihrem Baby ein *Om* entgegentönen.
- Danach sollten Sie fünf bis zehn Minuten lang Ihr Beckenbodentraining machen.

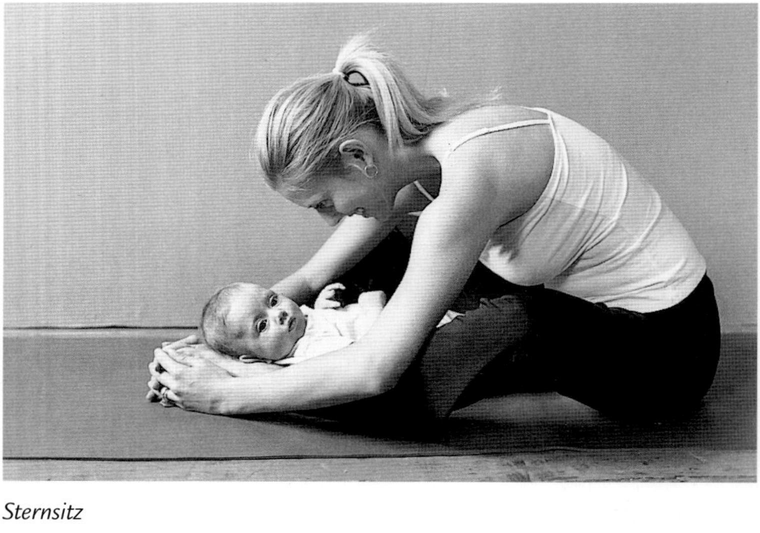

Sternsitz

Baby

- Legen Sie den Kopf Ihres Babys in Ihre Fußsohlen und sehen Sie ihm in die Augen, während Sie sich strecken und ihm immer näher kommen.
- Halten Sie es mit gestütztem Köpfchen an Ihre Brust, während Sie ihre Wirbelsäule krümmen.

Ganz wichtig

Denken Sie daran, dass dies eine Aufwärmübung ist, lassen Sie es langsam angehen. Atmen Sie sich in die Übung hinein.

Was ist, wenn …

Wenn Sie das Gefühl haben, dass Sie nicht nach vorn kommen, können Sie sich auf ein Kissen setzen oder Ihre Füße etwas weiter von der Hüfte wegrücken.

Das Gute daran

Diese Übung fühlt sich einfach gut an. Ihr Baby ist der *Star* dieser Übung und zieht Sie nach vorn.

Variation für Rücken und Hüfte

- Setzen Sie sich nach der Intensiven Streckung (siehe S. 78, *Uttanasana*) aufrecht hin und lassen Sie Ihren Oberkörper langsam rotieren, so als ob Sie mit dem Kopf kleine Kreise an der Zimmerdecke beschreiben wollten. Erst in die eine, dann in die andere Richtung.

Variation, um den Brustkorb zu öffnen

- Setzen Sie sich in den Sternsitz.
- Verschränken Sie Ihre Finger hinter Ihrem Rücken, wobei die Handflächen zusammenliegen.
- Schieben Sie Ihre Fingerknöchel nun in Richtung Boden und öffnen Sie den Brustkorb, indem Sie die Oberarme nach außen, vom Herzen weg, drehen.
- Verschränken Sie die Finger nun mit dem anderen Zeigefinger vorn und wiederholen Sie die Übung.

Baby-Übungen beim Sternsitz

Tarasana-Baby-Übungen sind wunderbar für den Anfang der Übungsstunde geeignet. Sie beziehen Ihr Baby sofort in Ihre Übungen mit ein und es kann sich dadurch Ihrer Aufmerksamkeit sicher fühlen. Sie wärmen Ihren Körper allmählich auf und Ihr Baby erkundet seinen eigenen Körper mit Ihrer Führung und durch Ihre Berührungen. In der Regel beginnen wir mit kleinen Druckübungen und arbeiten uns dann durch die Arme, die Beine und den ganzen Oberkörper vor. Probieren Sie etwas aus, seien Sie albern und haben Sie Spaß!

Mama

Wenn es schwierig für Sie ist, im Sternsitz zu sitzen, können Sie auch den Schneidersitz oder eine breitbeinige Sitzposition wählen.

Baby

Ihr Baby liegt auf dem Rücken mit den Füßen zu Ihnen. Wenn Sie im Sternsitz sitzen, ruht sein Köpfchen zwischen Ihren Füßen.

Druckübungen

Drücken Sie sanft, aber spürbar nacheinander von der Körpermitte ausgehend jedes einzelne Gelenk Ihres Babys (siehe Illustration Seite 45.

- Beginnen Sie an beiden Schultern und arbeiten Sie sich über die Ellenbogen, Unterarme und Handgelenke bis zu den Handflächen und allen Fingergelenken durch. Streichen Sie danach mehrmals sanft über seine Handflächen.
- Machen Sie das Gleiche mit den Hüften, Knien, Knöcheln und Fußsohlen bis zu den Zehengelenken. Beenden Sie die Übung mit einem sanften Streichen über die Fußsohlen.

Für den Unterkörper des Babys

- Halten Sie die Unterschenkel Ihres Babys in den Händen und drücken Sie seine Knie zu seiner Brust. Sobald Sie Widerstand spüren, strecken Sie danach seine Beine. Wiederholen Sie dies fünfmal.

- Lassen Sie seine Beine einzeln Rad fahren. Wiederholen Sie die Übung auf jeder Seite fünfmal.
- Drücken Sie noch einmal die Beine zur Brust und wiegen Sie es nun langsam von einer Seite zur anderen. Auch hier fünf Wiederholungen pro Seite.

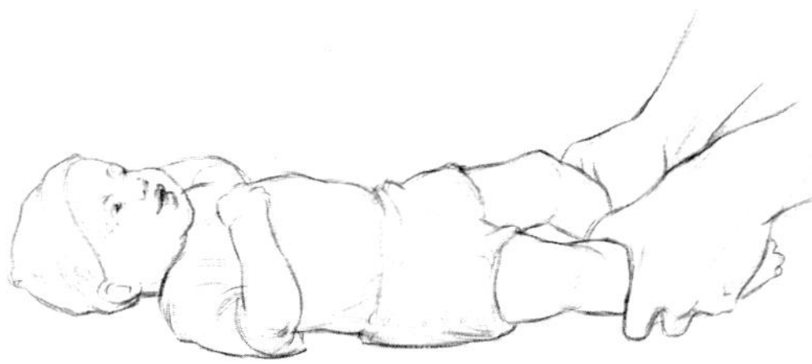

Ihre Hände halten die Beine des Babys – Beine gestreckt

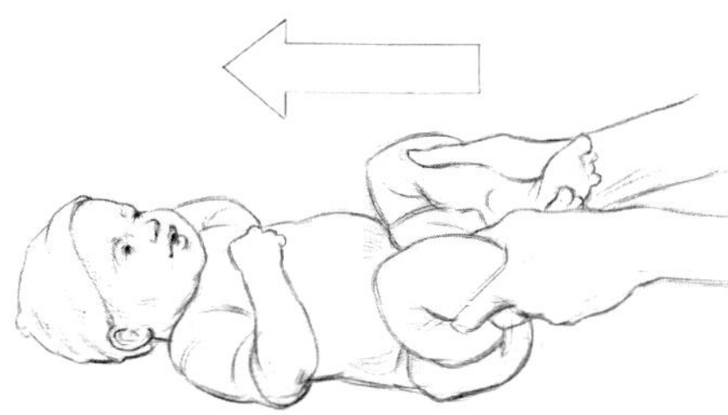

Ihre Hände halten die Beine des Babys – Beine zur Brust

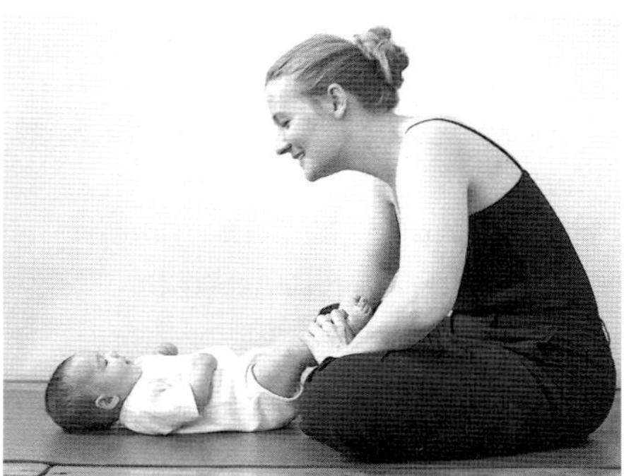

Babys Beine, wenn die Mutter sie unten hält

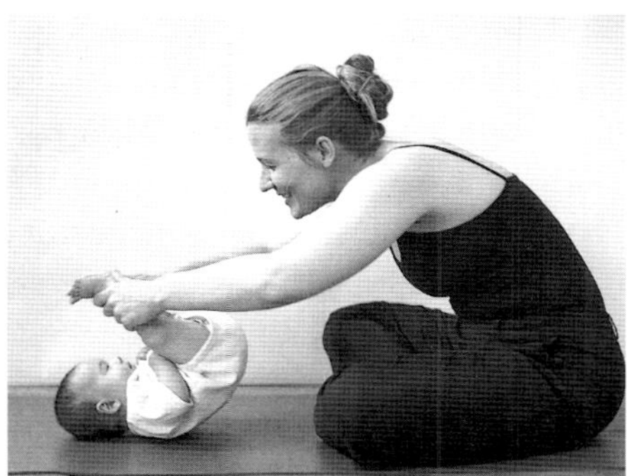

Babys Beine mit den Füßen zum Kopf

- Legen Sie die Fingerspitzen beider Hände unter sein Kreuzbein oder die Mitte der Windelhöhe und ruckeln Sie es kurz und sanft.
- Fassen Sie seine Knöchel an und führen Sie seine Füße sanft zum Kopf, indem Sie es über seine Wirbelsäule auf- und wieder abrollen (siehe Fotos, Seite 67). Wiederholen Sie dies drei- bis fünfmal.

Für den Oberkörper des Babys

- Halten Sie die Hände Ihres Babys in Ihren eigenen und legen Sie sie langsam über der Brust ab.
- Öffnen Sie die Arme sanft zu beiden Seiten. Wenn Sie Widerstand spüren, können Sie kurz an den Ärmchen ruckeln und es noch einmal versuchen.
- Machen Sie das langsam nacheinander und halten Sie die Übung zunächst ganz einfach. Wenn Ihr Baby aber ein paar Wochen älter ist, können Sie Klatschen und eine Rhythmusvariation einbauen, beispielsweise öffnen – klatschen, öffnen – klatschen.
- Führen Sie einen Arm sanft über den Kopf und bewegen Sie ihn dann in einem großen Kreis bis zu einer Seite. Wiederholen Sie dies auf der anderen Seite.
- Drehen Sie die Hände Ihres Babys vor seiner Brust umeinander, erst in die eine, dann in die andere Richtung.

Massage

- Streichen Sie langsam von den Schultern des Babys bis hinunter zu seinen Hüften.
- Legen Sie Ihre Daumen auf der Mitte seiner Brust aneinander und streichen Sie mit den ganzen Händen nach außen.
- Massieren Sie mit langen Strichen von den Hüften abwärts über die Waden, Knöchel und Füße. Massieren Sie sein Gesicht mit Ihren Daumen von der Nase zu den Ohren.

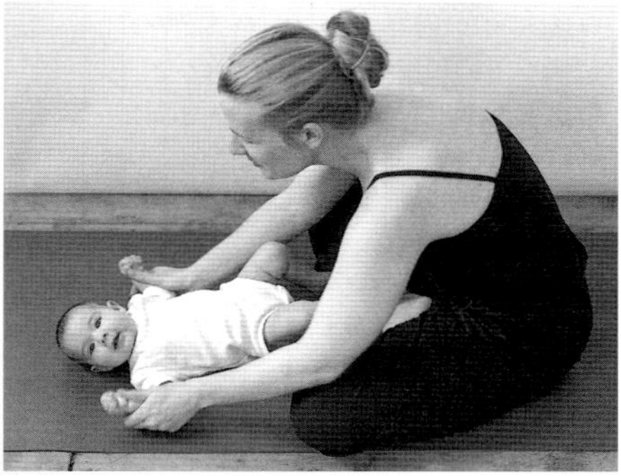

Babys Arme offen

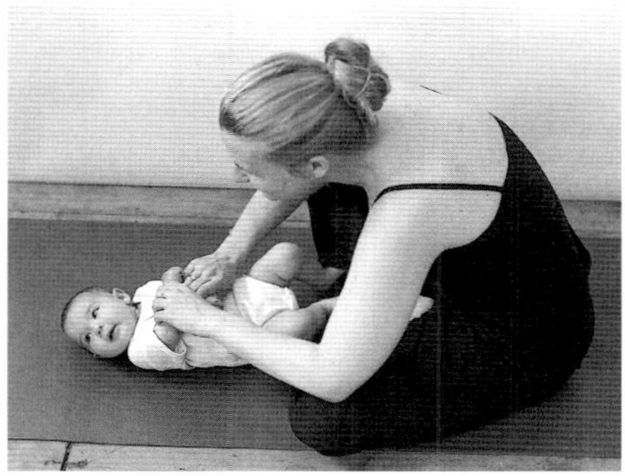

Babys Arme geschlossen

Sonnengruß Teil 1 *(Surya Namaskar)*

Es gibt viele Variationen des Sonnengrußes. Er ist eine fließende Sequenz von Haltungen, die oft als Aufwärmübung ausgeführt wird, weil sie den Organismus tatsächlich aufwärmt und den Kreislauf anregt. Dieser Teil des Sonnengrußes beinhaltet folgende Haltungen:

Katze

- Beginnen Sie auf allen vieren in der neutralen Katzenhaltung.
- Bewegen Sie sich so in dieser Haltung, dass Sie sich beim Einatmen durchstrecken und beim Ausatmen einen Buckel machen. Wiederholen Sie das mehrmals.

Hundestellung mit dem Kopf nach unten

(*Adho Mukha Svanasana*)

- Gehen Sie beim Ausatmen in die Haltung hinein.
- Bleiben Sie drei vollständige Atemzüge lang in der Haltung.

Kindstellung *(Balasana)*

- Atmen Sie aus, während Sie auf dem Boden knien und die Hüfte zu den Fersen schieben.

- Bleiben Sie zwei vollständige Atemzüge lang in dieser Haltung.

Wiederholen Sie die gesamte Sequenz dreimal.

Katze

Mama

- Beginnen Sie auf allen vieren. Ihre Schultern sind genau über Ihren Handgelenken und Ihre Hüften über Ihren Knien.
- Verteilen Sie Ihr Gewicht gleichmäßig über beide Hände und Knie.
- Ziehen Sie den Nabel leicht in Richtung der Wirbelsäule ein, indem Sie die Bauchmuskulatur anspannen.
- Breiten Sie Ihre Finger aus und verlagern Sie auch auf die Fingergelenke Gewicht, nicht nur auf die Handflächen. Stellen Sie sich vor, Sie wollten den Boden wegdrücken. Ihre Finger weisen nach vorn, die Mittelfinger liegen parallel.
- Öffnen Sie Ihren Brustkorb und lassen Sie Ihre Schulterblätter den Rücken entlang nach unten gleiten.
- Wenn Sie nun langsam einatmen, strecken Sie Ihren Rücken durch, sodass Kopf und Steißbein zur Decke weisen.
- Beim langsamen Ausatmen kehren Sie die Haltung um, indem Sie den Rücken rund machen und Kopf und Steißbein zu Boden weisen lassen, während Sie den Nabel in Richtung der Wirbelsäule einziehen. Wiederholen Sie dies drei- bis fünfmal.

Baby

Ihr Baby liegt auf Ihrer Matte mit seinem Kopf direkt unter Ihrem. Vielleicht streckt es seine Ärmchen nach Ihren Haaren und Ihrem Gesicht aus. Das ist schon eine Vorübung zum Greifen, es schult seine Hand-Augen-Koordination.

Ganz wichtig
Die Bewegung sollte fließend sein. Ihr Körper wärmt sich auf, während Sie von der Einatmungshaltung in die Ausatmungshaltung und zurück gleiten.

Was ist, wenn …
Wenn Ihre Knie auf dem Boden wehtun, können Sie sich ein gefaltetes Handtuch als Polster darunter legen.

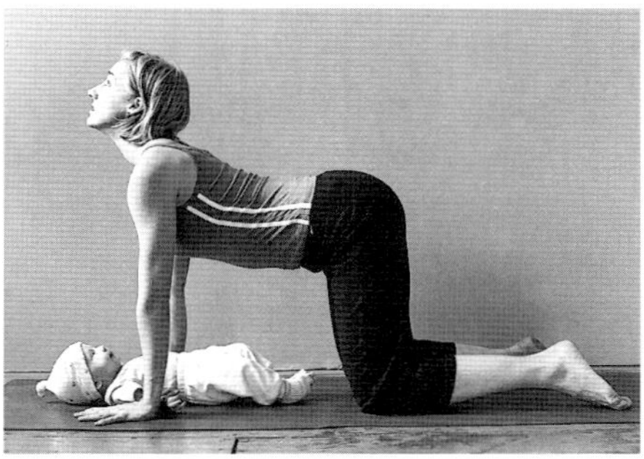

Einatmung in der Katze

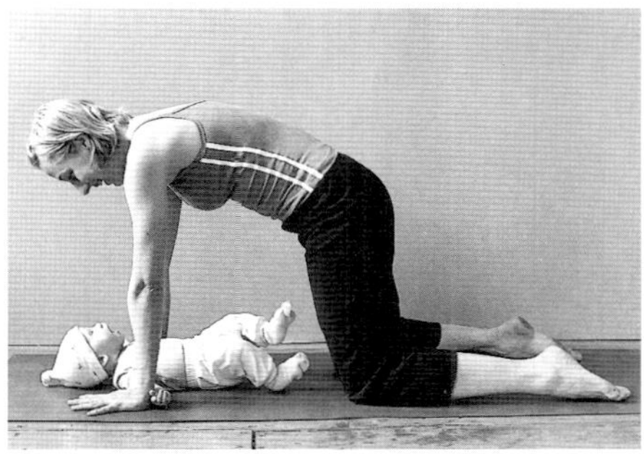

Ausatmung in der Katze

Das Gute daran
Ihr Baby findet Ihre Bewegung und Ihre Nähe toll.

Variation für den unteren Rücken
- Beginnen Sie in der neutralen Katzenhaltung (weder überstreckt noch mit Buckel).
- Wiegen Sie sich nach hinten, mit Ihren Hüften zu den Fersen, dann wieder nach vorn, bis Ihr Brustkorb über Ihrem Baby schwebt, die Schultern aber über den Händen bleiben.
- Atmen Sie in der Vorwärtsbewegung ein und in der Rückwärtsbewegung aus. Wiederholen Sie die Übung dreimal in jede Richtung.

Hundestellung mit dem Kopf nach unten

(Adho Mukha Svanasana)

Mama

- Beginnen Sie in der neutralen Katzenhaltung (weder durchgestreckt noch mit Buckel).
- Breiten Sie die Finger aus und verteilen Sie Ihr Gewicht gleichmäßig über Ihre gesamte Hand.
- Stellen Sie Ihre Füße etwa mattenbreit auseinander. Setzen Sie die Zehen auf und schieben Sie Ihre Hüfte zur Decke.
- Strecken Sie die Beine, drücken Sie die Oberschenkel leicht nach hinten und ziehen Sie die Kniescheiben hoch.
- Führen Sie die Fersen nach hinten unten zum Boden und strecken Sie Ihre Zehen nach vorn.
- Dehnen Sie sich von den Händen über die Wirbelsäule bis zu den Gesäßknochen, sodass eine lange diagonale Linie entsteht.
- Ziehen Sie den Unterbauch zur Wirbelsäule.
- Halten Sie Ihren Kopf und Ihren Nacken entspannt und lassen Sie den Kopf leicht zu Ihrem Baby fallen.

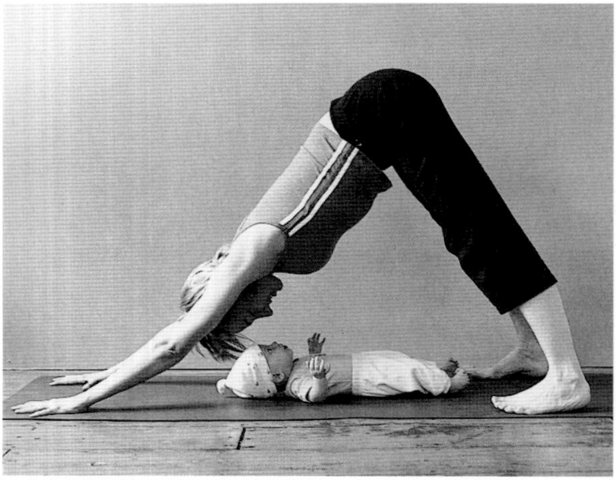

Hundestellung mit dem Kopf nach unten

Baby

Ihr Baby liegt auf der Matte direkt unterhalb Ihres Brustkorbs, sodass Sie ihm in die Augen schauen, wenn Sie in der Haltung sind. Sagen Sie Hallo, wenn Sie sich zu ihm bewegen.

Ganz wichtig

Strecken Sie sich von den Handflächen bis zum Becken. Ihre Gesäßknochen sind der höchste Punkt dieser Haltung.

Was ist, wenn …

Wenn Ihre Wirbelsäule sich nicht strecken lassen will, können Sie Ihre Knie leicht beugen und dann versuchen, die Wirbelsäule zu strecken, indem Sie das Becken zur Decke heben.

Das Gute daran

Sie sind schon einen Schritt näher daran, demnächst mit Ihrem Kind Handstand im Park zu üben. (Diese Haltung ist die Grundlage für den Handstand.)

Kindstellung *(Balasana)*

Mama

- Knien Sie sich auf den Boden, die Fußsohlen weisen nach oben, die Zehen berühren sich, Ihre Knie aber liegen auseinander.
- Beugen Sie sich oberhalb der Hüfte vor. Ihre Hüften sollten auf den Fersen ruhen, wobei die Gesäßknochen nach unten weisen.
- Lassen Sie Ihre Arme weiter nach vorn wandern, damit Sie Ihren Oberkörper bequem auf den Oberschenkeln ablegen können.
- Entspannen Sie den Bauch und lassen Sie Ihren unteren Rücken breiter werden.

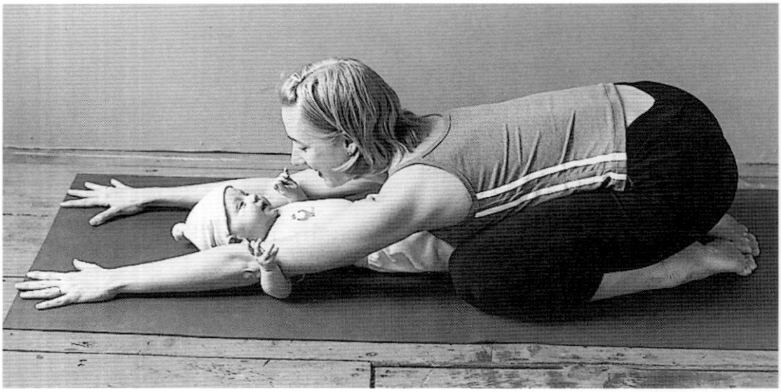

Kindstellung

Baby

Ihr Baby liegt mit dem Gesicht zu Ihnen auf dem Rücken zwischen Ihren Knien, sodass Sie mit ihm schmusen können, während Sie in der Haltung sind.

Ganz wichtig

Dies ist eine Erholungshaltung, atmen Sie deshalb tief ein und entspannen Sie sich.

Was ist, wenn …

Wenn Sie das Gefühl haben, Sie würden nach vorn fallen, können Sie Ihre Ellenbogen auf beiden Seiten neben Ihrem Baby ablegen und ein bisschen Druck nach hinten in Richtung der Gesäßknochen ausüben.

Das Gute daran

Diese Übung ist eine gute Gelegenheit, verbliebene Anspannungen im Bauchraum zu lösen. Entspannen Sie sich und spielen Sie »Guck-Guck« mit Ihrem Kind.

Variation für die Füße

- Beginnen Sie im Fersensitz. Strecken Sie dabei die Zehen, damit Sie den »Nacken« der Zehen dehnen können.
- Halten Sie die Innenseiten Ihrer Knöchel und Waden dicht beieinander. Setzen Sie sich auf die Fersen, um die Dehnung zu verstärken.
- Bleiben Sie ein paar Atemzüge lang in dieser Haltung und lassen Sie dann wieder los.

Liegestütz

MAMA

- Beginnen Sie in der Hundestellung mit dem Kopf nach unten.
- Schieben Sie Ihren Körper nach vorn, bis Ihre Schultern über Ihren Handgelenken sind.
- Sie sollten vom Kopf bis zu den Fersen eine lange gerade Linie bilden.
- Halten Sie Ihre Arme gestreckt und drehen Sie dabei die Ellenbogenbeuge nach vorn.
- Blicken Sie leicht nach vorn unten – zu Ihrem Baby.

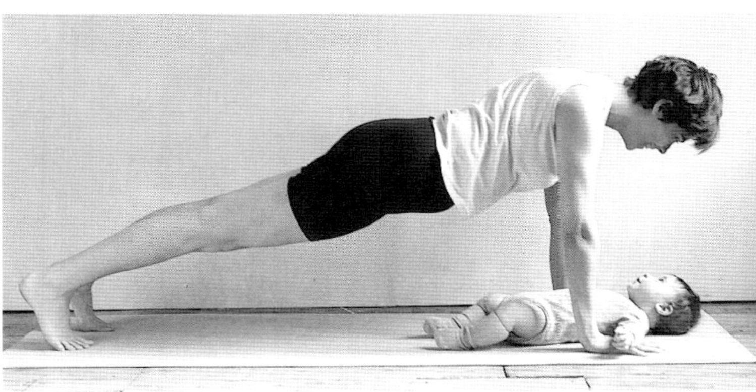

Liegestütz

- Halten Sie Ihre Schienbeine und Oberschenkel gerade und lassen Sie das Steißbein zu den Fersen weisen.
- Machen Sie die Schlüsselbeine weit und ziehen Sie die Schulterblätter leicht zusammen.
- Ziehen Sie den Nabel zur Wirbelsäule und stellen Sie sich dabei vor, dass sich Ihr Körper von den Seiten her nach innen zieht.
- Bleiben Sie drei Atemzüge lang in dieser Haltung und gehen Sie dann zurück in die Ausgangsposition Hundestellung mit dem Kopf nach unten.

Baby

Ihr Baby liegt rücklings zwischen Ihren Händen auf der Matte. Bei der Variation liegt es zwischen Ihren Unterarmen.

Ganz wichtig

Halten Sie Ihre Arme ganz gerade mit der Ellenbogenbeuge nach vorn.

Was ist, wenn …

Wenn Ihnen diese Übung im unteren Rücken unangenehm ist, kann es sein, dass Sie mit den Hüften ein wenig abgesackt sind. Arbeiten Sie daran, Ihre Mitte zu finden, indem Sie Ihr Steißbein

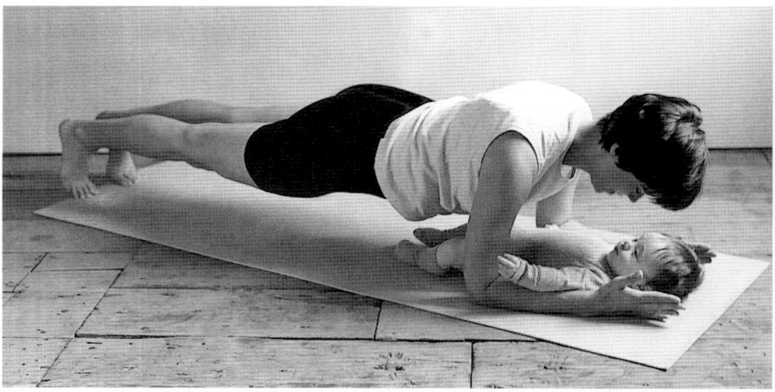

Ellenbogen-Liegestütz

nach hinten zu den Fersen schieben und dabei die Beine gerade und die Fersen am Boden lassen und dazu die Bauchmuskulatur angespannt halten.

Das Gute daran

Während Sie daran arbeiten, Ihren Körper zu kräftigen, sollten Sie sich vorstellen, Sie könnten schweben.

Variation gegen Handgelenksschmerzen (Ellenbogen-Liegestütz)

- Stützen Sie sich statt auf die Hände auf Ihre Unterarme, die Sie parallel und schulterbreit auseinander auf den Boden legen. Die Schultern sind genau oberhalb der Ellenbogen.
- Ihre Hände liegen zu beiden Seiten Ihres Babys, wobei die Handflächen nach innen zeigen.
- Heben Sie den Brustkorb und lassen Sie dabei die Schulterblätter zusammenlaufen und nach unten gleiten.
- Halten Sie die Füße hüftbreit auseinander, setzen Sie die Zehen auf, machen Sie die Beine gerade und heben Sie die Knie von der Matte.
- Bilden Sie eine gerade Linie und achten Sie darauf, dass die Hüfte Teil dieser Linie bleibt.
- Ziehen Sie den Nabel ein und spannen Sie dabei die Bauchmuskulatur an.
- Bleiben Sie ein bis drei Atemzüge in dieser Haltung.

Variation: seitlicher Liegestütz

- Beginnen Sie im Liegestütz.
- Beugen Sie Ihr linkes Bein, sodass Knie und Schienbein ganz auf der Matte aufliegen und parallel zur Mattenkante sind.
- Setzen Sie die Innenkante Ihres rechten Fußes auf die Matte, sodass er auf gleicher Höhe mit der linken Hand liegt.
- Verlagern Sie Ihr Gewicht auf das rechte Bein, das Sie ganz gerade halten, und auf das linke Schienbein, das ganz auf der Matte aufliegt.

- Drehen Sie Ihren Körper auf die Seite und bilden Sie vom rechten Fuß zum Kopf eine gerade Linie.
- Strecken Sie die rechte Hand zur Decke und halten Sie die rechte Schulter gerade über der linken.
- Halten Sie Ihre Hüfte angehoben und den Brustkorb geöffnet, den Nabel aber zur Wirbelsäule hin eingezogen.
- Bringen Sie zum Seitenwechsel das untere Bein zum oberen und gehen Sie so zurück in die Ausgangsposition.
- Ruhen Sie sich kurz aus, bevor Sie auf der anderen Seiten üben.

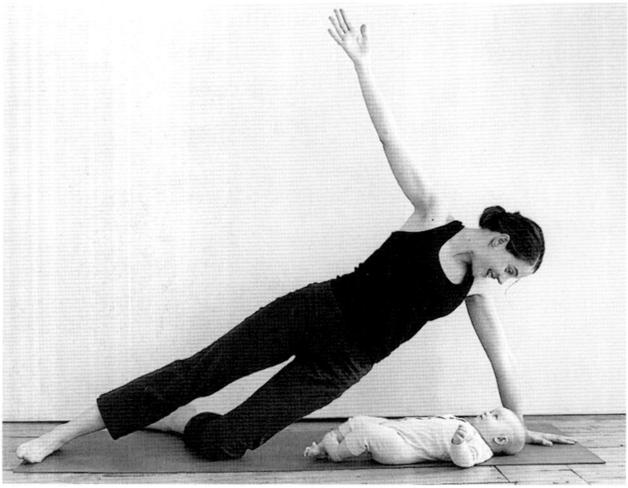

Seitlicher Liegestütz

Intensive Streckung (*Uttanasana*)

Mama

- Stellen Sie sich auf die Matte, die Füße mindestens hüftbreit auseinander.
- Beugen Sie sich ab der Hüfte nach vorn. Halten Sie dabei die Beine gerade und die Kniescheiben hochgezogen, dazu spannen Sie die Oberschenkelmuskulatur an.
- Lassen Sie den unteren Rücken locker und spüren Sie, wie er breiter wird.

- Spüren Sie, wie die Fersen zum Boden ziehen und die Gesäßknochen zur Decke.
- Lassen Sie die Füße und besonders die Zehen locker und ausgebreitet.
- Stellen Sie sich vor, Ihr Oberkörper würde wie Wasser aus Ihrer Hüfte hervorsprudeln.
- Entspannen Sie sich mit jeder Ausatmung mehr und kommen Sie so immer näher zum Boden.
- Lassen Sie Ihren Kopf zum Boden fallen.

Intensive Streckung

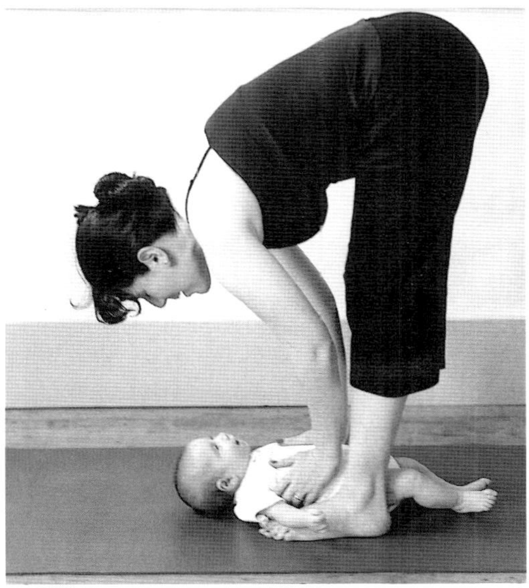

Baby

Ihr Baby liegt zwischen Ihren Füßen auf der Matte. Sie können es mit Ihren Knöcheln knuffen oder hin und her wiegen. Wenn Ihr Oberkörper zum Boden sprudelt, können Sie es einfach mit Ihren Händen festhalten. Schauen Sie ihm in die Augen, es zieht Sie nach unten.

Ganz wichtig
Halten Sie die Gesäßknochen genau über den Fersen.

Was ist, wenn …
Wenn es in Ihren Kniesehnen zieht oder Ihr Rücken sich im unteren Bereich sehr verspannt anfühlt, können Sie Ihre Knie ganz leicht beugen.

Das Gute daran
Diese Umkehrhaltung wirkt sehr beruhigend auf das Nervensystem.

Variation für die Kniesehnen und den Rücken
- Atmen Sie aus der Intensiven Streckung in Ihre Wirbelsäule und heben Sie dabei den Oberkörper an, bis er zu den Beinen im rechten Winkel steht. Halten Sie dabei bitte Ihren Rücken gerade.
- Lassen Sie die Hüften über den Fersen.
- Halten Sie Ihr Baby bei den Händen.
- Atmen Sie aus und klappen Sie wieder hinunter zur Matte. Wiederholen Sie dies.

Ausfallschritt (mit gestrecktem Bein)

Mama
- Beginnen Sie mit der Intensiven Streckung als Ausgangsposition. Ihre Füße stehen etwa hüftbreit auseinander.
- Beugen Sie Ihre Knie, bis Sie mit den Fingerspitzen den Boden an der Außenseite Ihrer Füße berühren können.
- Strecken Sie Ihr rechtes Bein so weit zurück, wie es für Sie noch bequem ist. Halten Sie es gerade.
- Ihr linkes Knie sollte direkt über der linken Ferse sein und Sie sollten Ihre linken Zehen noch sehen können. Rücken Sie sich zurecht, bis dies alles stimmt.

- Strecken Sie die rechte Ferse zurück, indem Sie das rechte Knie dehnen. Genießen Sie das Gefühl, das Ihnen diese Dehnung in der Vorderseite des rechten Beins verschafft.
- Halten Sie die Hüfte gerade und parallel zum Boden.
- Strecken Sie die Wirbelsäule und machen Sie die Schlüsselbeine breit, indem Sie sich auf die Fingerspitzen aufstellen, um den Brustkorb zu öffnen und die Schulterblätter ein wenig den Rücken hinunter und zueinander gleiten zu lassen.
- Um aus der Haltung herauszugehen, setzen Sie den hinteren Fuß in die Ausgangsposition.
- Wiederholen Sie die Übung nun mit dem linken Bein.

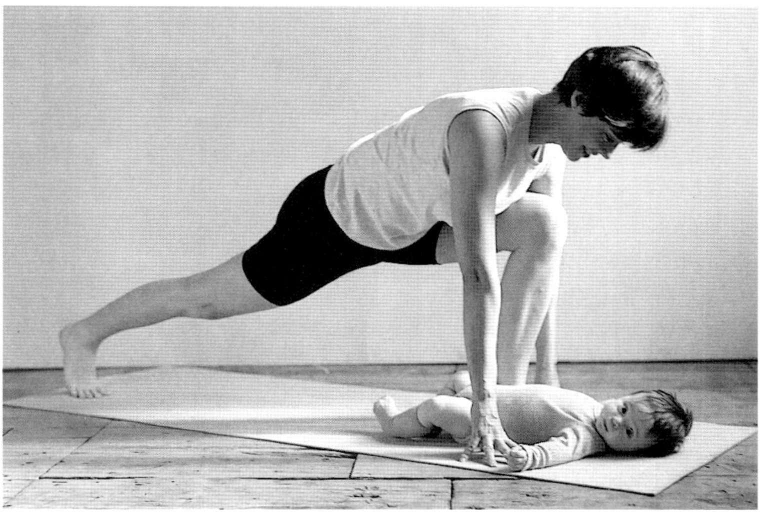

Ausfallschritt (mit gestrecktem Bein)

Baby

Ihr Baby liegt auf der Matte zwischen Ihren Füßen.

Ganz wichtig

Ziehen Sie den Nabel ein und unterstützen Sie die Haltung so mit Ihren Bauchmuskeln.

Was ist, wenn …
Wenn die Dehnung für die Vorderseite des Oberschenkels zu stark ist oder wenn Sie die Position nicht halten können, setzen Sie Ihr hinteres Knie auf den Boden und bringen die Hüften so in eine bequemere Dehnposition.

Das Gute daran
Das ist eine wunderbare Dehnübung, mit der man die vordere Hüfte und den Oberschenkel öffnen und breit machen kann. Denken Sie daran, die inneren Organe »hochzuziehen«.

Berg *(Tadasana)*

Mama

- Stellen Sie sich aufrecht hin, die Füße hüftbreit auseinander, die Arme seitlich am Körper, sodass die Mittelfinger an der Mitte des Oberschenkels ruhen.
- Stehen Sie so gerade, dass von Ihrem Kopf bis zur Mitte zwischen Ihren Knöcheln eine gerade fallende Linie entsteht.
- Verteilen Sie Ihr Gewicht gleichmäßig über den Vorderfuß und die Ferse.
- Spannen Sie den Quadrizeps (den großen Oberschenkelmuskel) an und heben Sie die Kniescheibe.
- Lassen Sie Ihren Kopf locker über den Schultern schweben.
- Ziehen Sie Ihre Schlüsselbeine in die Breite und lassen Sie die

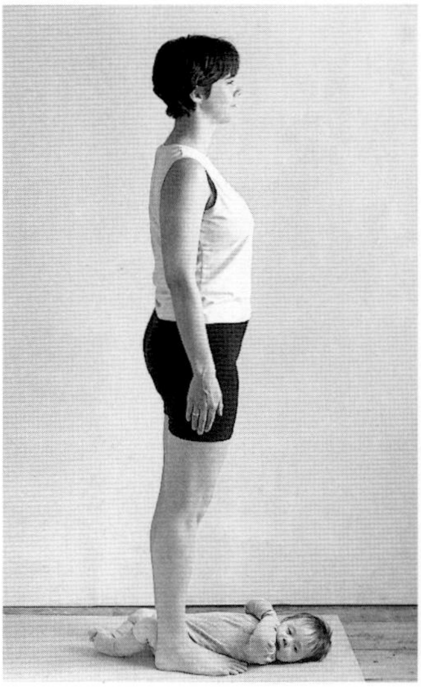

Berg

- Schulterblätter ein wenig zusammen und dann den Rücken hinabgleiten.
- Ziehen Sie den Bauchnabel nach innen oben.

BABY

Ihr Baby liegt zwischen Ihren schulterbreit stehenden Füßen oder, falls Sie mit geschlossenen Füßen stehen, vor Ihnen.

Ganz wichtig

Wenn Sie in die Intensive Streckung *(Uttanasana)* gehen oder wieder zurückrollen, sollten Sie Ihre Wirbelsäule geschmeidig halten. Wenn Sie stehen, sollten die Knie angehoben und die Oberschenkel angespannt sein.

Was ist, wenn …

Wenn das Abtauchen in die Intensive Streckung in Ihrem Rücken schmerzt, sollten Sie stattdessen einfach nur auf- und abrollen.

Das Gute daran

Diese *Asana* können Sie überall üben.

Variation für den Oberkörper

- Kreisen Sie mit den Schultern. Achten Sie aber darauf, dass die Bewegung flüssig und entspannt bleibt. Wiederholen Sie das drei- oder viermal.
- Lassen Sie, unter der Führung der Hand, den ganzen Arm kreisen. Atmen Sie ein, wenn der Arm nach oben kommt, und aus, wenn er nach unten geht. Wiederholen Sie das drei- oder viermal.
- Rollen Sie, angefangen mit dem Kopf, hinab in die Intensive Streckung, wobei Sie die Knie gebeugt halten, und rollen Sie wieder zurück. Halten Sie die Bewegung langsam und fließend.
- Knicken Sie in den Hüften ein und tauchen Sie bei der Ausatmung in die Intensive Streckung ab und kommen Sie beim nächsten Einatmen wieder zurück.

Baum *(Vrksasana)*

Mama

- Die Ausgangsposition ist der Berg *(Tadasana)*.
- Drehen Sie das linke Bein nach außen zur Seite hin und setzen Sie den linken Fuß, so hoch es geht, an die Innenseite des rechten Beins. Drücken Sie mit der gleichen Kraft aus dem Bein zurück gegen den Fuß. Im Idealfall soll der Fuß an der Innenseite des Oberschenkels ruhen, für den Anfang ist die Wade aber auch in Ordnung. Sie sollten es aber in jedem Fall vermeiden, den Fuß gegen das Knie zu lehnen.
- Strecken Sie das Standbein und heben Sie die Kniescheibe an, um die Beinmuskeln anzuspannen.
- Führen Sie vor dem Herzen Ihre Handflächen zusammen (falls Sie Ihr Baby nicht im Arm haben).
- Verlängern Sie die Wirbelsäule und ziehen Sie den Bauchnabel nach innen oben.
- Lassen Sie den Hüftbereich und den Brustkorb offen. Dies ist eine gute Gelegenheit, um *Mula Bandha*, Ihr Beckenbodentraining, zu machen.
- Um die Schwierigkeit dieser Haltung noch zu erhöhen, können Sie die Arme über den Kopf strecken und die Hände so verschränken, dass die Zeigefinger nach oben zur Decke zeigen.
- Stellen Sie sich vor, Ihr Oberkörper sei schwerelos und Ihr Unterleib fest mit dem Boden verankert.

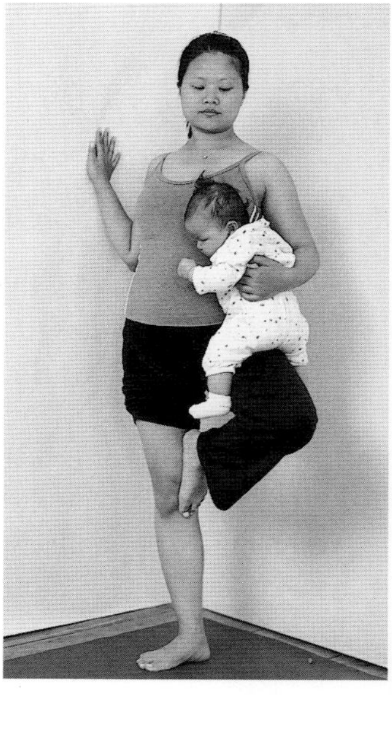

Baum

Baby
Wenn Sie Ihr Baby im Arm halten, kann es zu Ihnen oder auch in den Raum schauen. Wenn es vor Ihnen auf der Matte liegt, stellen Sie sich vor, es liege im Schatten Ihres Baumes.

Ganz wichtig
Halten Sie das Standbein gerade gestreckt und den Fuß fest am Boden.

Was ist, wenn …
Wenn Sie das Gleichgewicht nicht halten können, stellen Sie sich neben eine Wand und stützen sich mit einer Hand ab. Oder Sie setzen den angehobenen Fuß kurz zurück auf die Matte und gehen dann noch einmal in die Haltung.

Das Gute daran
Wenn Sie den Gleichgewichtspunkt gefunden haben, fühlen Sie sich völlig schwerelos.

Baby-Übung: Fliegergriff

Dies ist eine schöne Bewegungspause, bevor es mit der nächsten Standhaltung weitergeht. Stützen Sie mit einer Hand die Brust und den Kopf Ihres Babys und mit der anderen den Bauch. Setzen Sie Ihre Füße einen bequemen Schritt weit auseinander, halten Sie die Knie leicht gebeugt und wiegen Sie Ihr Baby hin und her. Fangen Sie mit leichtem Wiegen

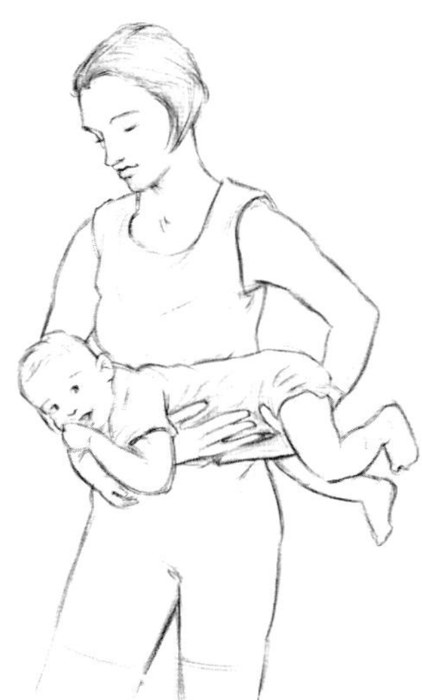

Fliegergriff

nah an Ihrem Körper an. Wenn Sie sich beide an die Übung gewöhnt haben, können Sie Varianten ausprobieren: seitliches Wiegen, vorwärts und rückwärts, mal schneller, mal langsamer.

2. Krieger *(Virabhadrasana II)*

MAMA

- Setzen Sie die Füße einen großen Schritt auseinander, etwa 90 cm bis 1,20 m (etwa so groß, wie Ihre Beine lang sind).
- Lassen Sie Ihre Hüften nach vorn ausgerichtet und drehen Sie Ihren rechten Fuß um 90 Grad nach vorn und rücken Sie den linken leicht einwärts.
- Die Ferse des vorderen Fußes soll auf einer Line mit dem Fußgewölbe des hinteren liegen.
- Drücken Sie die Außenkante und das Gelenk des großen Zehs des hinteren Fußes fest auf die Matte und halten Sie den Ober-

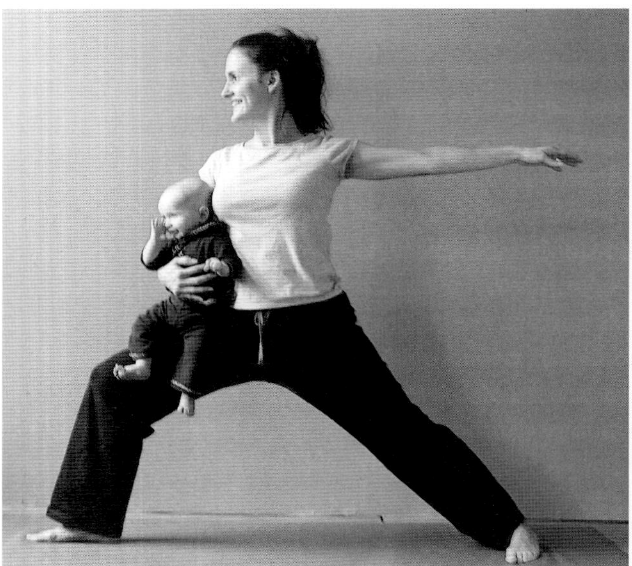

2. Krieger

körper aufrecht, während Sie nun das vordere Knie im rechten Winkel beugen. Das gebeugte Knie sollte genau über der Ferse stehen und das Gewicht gleichmäßig über alle Fußknochen verteilt sein.

- Verlagern Sie das Gewicht von den Hüften weg und verlängern Sie die Wirbelsäule. Halten Sie die hintere Achselhöhle über dem hinteren Hüftknochen.
- Strecken Sie den hinteren Arm nach hinten, parallel zum Boden aus.
- Wenden Sie Ihren Kopf in Richtung des gebeugten Beins und blicken Sie nach vorn.
- Bleiben Sie ein paar Atemzüge in dieser Haltung, um Ihre Ausdauer zu trainieren.
- Wiederholen Sie die Haltung auf der andere Seite.

Baby

Ihr Baby kann auf Ihrem vorderen Oberschenkel sitzen, wenn es den Kopf schon gut halten kann. Falls nicht, können Sie es im Arm halten.

Ganz wichtig

Halten Sie sich von Kopf bis Steiß möglichst lang.

Was ist, wenn …

Wenn Ihr vorderes Knie schmerzt, können Sie den 90-Grad-Winkel verringern. Achten Sie aber darauf, dass die Außenseite des gebeugten Knies mit dem kleinen Zeh auf einer Linie liegt.

Das Gute daran

Stellen Sie sich vor, Sie seien ein Krieger (das macht die Haltung etwas einfacher), und spüren Sie die Kraft und Macht der Haltung.

Dreieck *(Trikonasana)*

Mama

- Stellen Sie sich auf die Matte, die Füße einen großen Schritt (90 cm bis 1,20 m) auseinander.
- Die Hüften sind nach vorn ausgerichtet. Drehen Sie Ihren rechten Fuß um 90 Grad und rücken Sie den linken Fuß leicht einwärts. Die Ferse des vorderen Fußes liegt auf einer Linie mit dem Fußgewölbe des hinteren.
- Strecken Sie Ihre Arme zu beiden Seiten parallel zum Boden aus.
- Strecken Sie die Beine und heben Sie die Kniescheiben.
- Strecken und heben Sie Ihre Taille.
- Strecken Sie nun Ihren Oberkörper über das rechte Bein, indem Sie in der Hüfte abknicken.
- Achten Sie darauf, dass der Oberkörper genau über dem vorderen Bein ist und nicht nach vorn hängt.

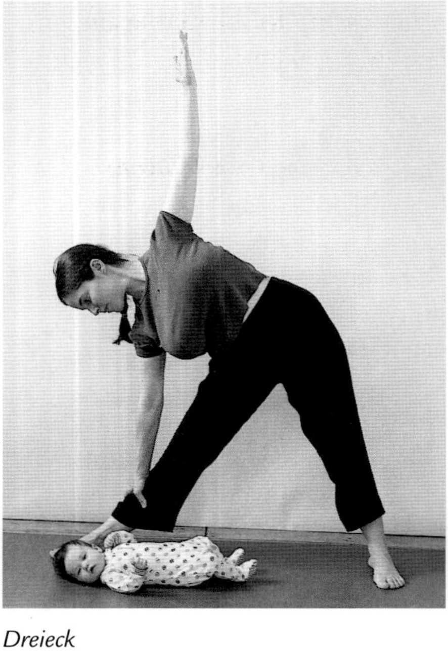

Dreieck

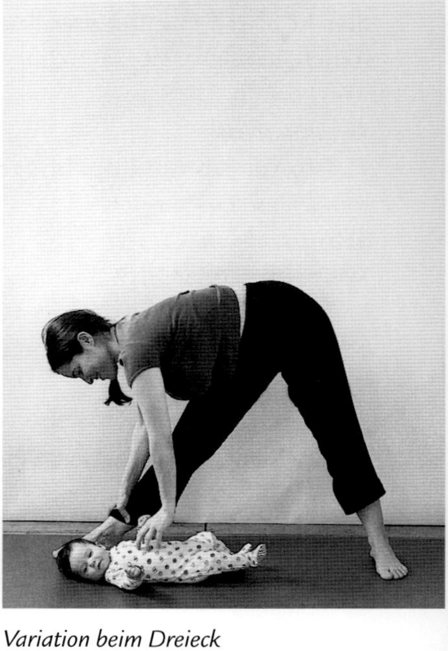

Variation beim Dreieck

- Legen Sie Ihre rechte Hand auf das Schienbein oder den Knöchel, um mehr Halt zu haben, und strecken Sie Ihre linke Hand zur Decke.
- Ziehen Sie die hintere Ferse zum Boden und versuchen Sie buchstäblich über Ihren eigenen Kopf hinauszuwachsen.
- Öffnen Sie Ihren Brustkorb und lassen Sie die Schulterblätter ein wenig den Rücken hinabgleiten.
- Lassen Sie Ihre Bauchmuskulatur, während Sie ein paar tiefe Atemzüge in dieser Haltung machen, einwärts ziehen.
- Wiederholen Sie die Übung auf der anderen Seite.

Baby

Ihr Baby liegt vor Ihrem vorderen Fuß. Wenn Sie auf der anderen Seite üben, sollten Sie sich umdrehen, damit der andere Fuß nun näher am Baby ist.

Ganz wichtig

Strecken Sie beide Taillenseiten gleichermaßen. Es soll sich so anfühlen, als bewegten Sie sich zwischen zwei Mauern.

Was ist, wenn …

Wenn Sie Schmerzen oder ein Druckgefühl im vorderen Knie spüren, können Sie es leicht anwinkeln.

Das Gute daran

Die Dreieckshaltung ist eine wunderbare Dehnübung für den gesamten Körper, vor allem für die Hüften und die Wirbelsäule.

Variation, um das Baby zu beschäftigen

Lassen Sie Ihren oberen Arm über Ihren Kopf und an Ihrem Baby vorbeikreisen. Sie können es dabei ein wenig kitzeln. Es wird dadurch lernen, jeden Kreis Ihres Arms gespannt zu erwarten.

Kopf-Knie-Stellung *(Janu Sirsasana)*

Mama

- Setzen Sie sich mit lang ausgestreckten Beinen hin.
- Winkeln Sie Ihr linkes Bein an. Lassen Sie das Knie zu Boden sinken und die linke Ferse die Innenseite des rechten Oberschenkels berühren.
- Drücken Sie mit der Rückseite des gestreckten Beins gegen den Boden, wobei das Knie zur Decke gerichtet ist.
- Lehnen Sie sich mit geöffnetem Brustkorb von den Hüften über Ihr gestrecktes Bein. Lassen Sie die Wirbelsäule möglichst gerade.
- Strecken Sie die Hände zur Wade, zum Knöchel, zum Fuß und atmen Sie sich immer weiter in die Dehnung.
- Wiederholen Sie die Übung auf der anderen Seite.

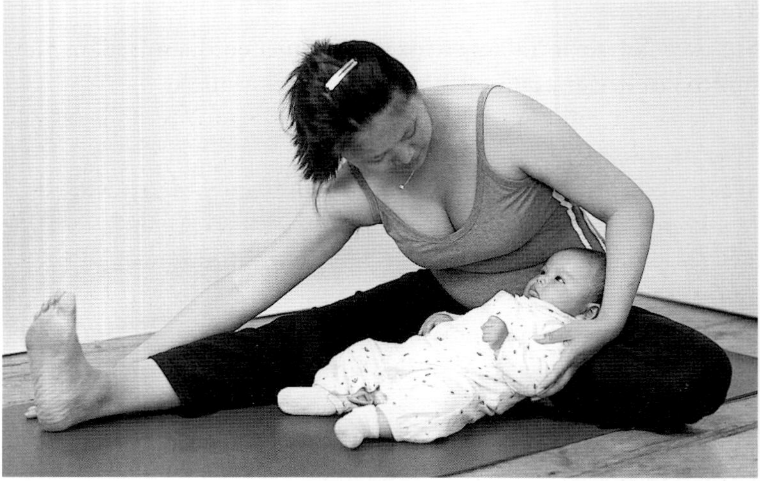

Kopf-Knie-Stellung

Baby

Ihr Baby kann in der Beuge Ihres angewinkelten Beins ruhen oder Sie legen es neben Ihr gestrecktes Bein, sodass es Sie ansehen kann.

Ganz wichtig
Verteilen Sie Ihr Gewicht gleichmäßig über beide Gesäßknochen und halten Sie den Oberkörper aufgerichtet, wenn Sie sich nach vorn beugen.

Was ist, wenn …
Wenn Sie Ihre Ferse nicht an den Oberschenkel rücken können, platzieren Sie sie dort, wo es bequem ist.

Das Gute daran
Diese Haltung verbindet eine leichte Drehung mit einer Vorbeugung. Dadurch machen Sie eine Menge gleichzeitig. Dieser Haltung sagt man eine Stärkung der inneren Organe nach.

Halbe Bootshaltung *(Navasana)*

Mama

- Setzen Sie sich mit angewinkelten Beinen auf den Boden. Stellen Sie die Füße auf.
- Halten Sie mit den Händen die Außenseiten Ihrer Oberschenkel und heben Sie den Brustkorb.
- Heben Sie nun die Füße vom Boden, indem Sie die Bauchmuskulatur anspannen und die Brust angehoben lassen.
- Lassen Sie den Oberkörper leicht zurückfallen, um ins Gleichgewicht zu kommen, und ziehen Sie den unteren Rücken nach innen oben.
- Wenn Sie können, heben Sie die Schienbeine, bis Sie parallel zum Boden sind, und strecken die Hände zu den Füßen. Sie können auch, um mehr Halt zu haben, die Hände nach hinten auf den Boden stützen.

Baby

Ihr Baby liegt auf Ihrem Schoß und sieht Sie an. Wenn es sicher sitzt, können Sie es loslassen und die Hände zu den Schienbeinen strecken, wobei die Handflächen zum Körper weisen.

Ganz wichtig
Ihr Brustkorb und der untere Rücken müssen angehoben sein.

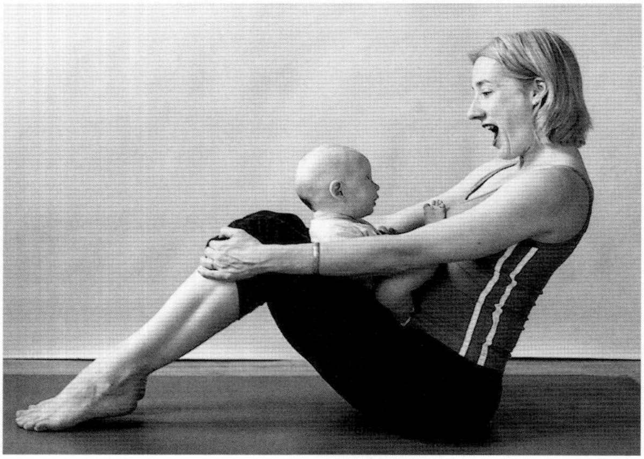

Halbe Bootshaltung

Was ist, wenn ...
Wenn Sie das Gefühl haben, nach hinten zu fallen, sollten Sie Ihre Füße so weit vom Körper abrücken, bis Sie genügend Halt und Kraft haben, um sie vom Boden zu heben, ohne nach hinten zu kippen.

Was ist, wenn mein Baby ...
Wenn Sie das Gefühl haben, die Haltung sei Ihrem Baby unbequem, können Sie es mit dem Gesicht zum Raum bäuchlings auf Ihre Oberschenkel legen. Auch das zählt als Spielen in Bauchlage!

Das Gute daran
Diese Haltung braucht eine Menge Kraft aus dem Oberkörper, aber sie fühlt sich nicht so anstrengend an, weil Sie Ihrem Baby dabei so nah sind.

Variation für den Rücken
- Beginnen Sie in der Halben Bootshaltung als Ausgangsposition mit dem Baby auf dem Schoß und den Füßen am Boden.

- Halten Sie mit den Händen die Seiten Ihrer Oberschenkel, um den Brustkorb zu heben.
- Machen Sie den Rücken rund und strecken Sie sich von den Oberschenkeln weg (üben Sie Ihre Bauchmuskulatur nach innen zu ziehen). Setzen Sie sich dann gerade auf und machen Sie sich etwas größer.
- Wiederholen Sie das dreimal.

Heuschrecke *(Shalabhasana)*

Mama

- Legen Sie sich auf den Bauch und strecken Sie Beine und Füße nach hinten aus. Die Füße sind hüftbreit auseinander.
- Ihre Hände ruhen an der Seite Ihres Körpers mit den Knöcheln am Boden.
- Heben Sie beim Einatmen Kopf, Brust und Beine vom Boden ab.
- Drücken Sie mit dem Schambein gegen den Boden und machen Sie den unteren Rücken lang.
- Öffnen Sie den Brustkorb und lassen Sie die Schulterblätter den Rücken hinabgleiten.
- Heben Sie den Oberkörper ebenso hoch wie die Füße.

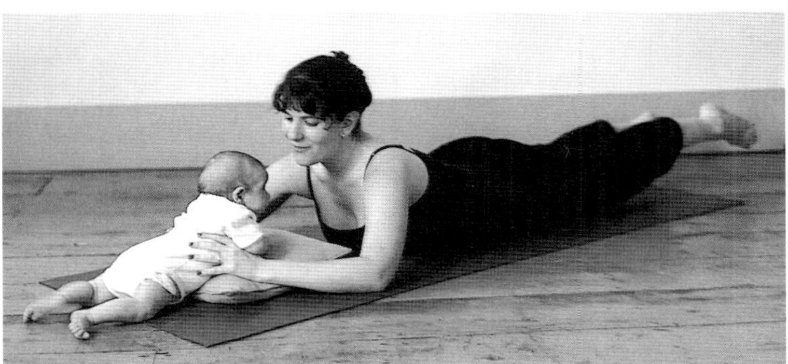

Heuschrecke

- Halten Sie den Blick auf Ihr Baby gerichtet und den Kopf in einer Linie mit der Wirbelsäule.
- Bleiben Sie ein paar Atemzüge lang in dieser Haltung und gehen Sie dann langsam und mit Beinen und Oberkörper gleichzeitig zum Boden zurück.

Baby

Ihr Baby liegt Auge in Auge mit Ihnen, auf dem Boden. Bauchlage!

Ganz wichtig

Das Schambein sollte fest gegen die Matte drücken und die Beine die ganze Zeit etwa hüftbreit auseinander und parallel sein.

Was ist, wenn …

Wenn sich Ihre Beine sehr weit auseinander bewegen, sollten Sie sie etwas niedriger halten. Falls es in Ihrem Rücken zu sehr zieht, sobald Sie die Beine angehoben haben, können Sie sie anfangs am Boden lassen. Später sollten Sie die Übung dann vollständig machen.

Das Gute daran

Genießen Sie das Gefühl, mal wieder auf dem Bauch zu liegen. Diese Haltung tut Ihrer Blase und Ihrer Gebärmutter gut, sie kräftigt sanft den Bauch und den unteren Rücken. Ihr Baby wird diese Haltung übrigens bald nachmachen.

Variation für den Brustkorb

- Verschränken Sie die Finger hinter dem Rücken.
- Wenn Sie nun den Oberkörper anheben, rollen Sie die Schultern nach hinten und strecken Sie die Hände zu den Fersen.
- Lassen Sie den Blick auf Ihr Baby vor Ihnen gerichtet.
- Machen Sie das Steißbein zu den Fersen hin lang.
- Senken Sie die Hände und ändern Sie die Handhaltung.

Baby-Übungen: Bauchlagen-Spiele in der Heuschrecke

Bei der Heuschrecke liegen Mutter und Baby auf dem Bauch (siehe Seite 93). Wenn Ihr Baby jünger als acht Wochen ist, sollten Sie es auf ein Kissen legen, damit sein Oberkörper ein wenig aufgerichtet ist. Die Heuschrecke mag sich für Sie zunächst ungewohnt anfühlen, nachdem Sie so viele Monate lang Ihren Bauch geschützt gehalten und nur auf dem Rücken oder der Seite gelegen haben. Diese Haltungen sind jedenfalls eine gute Gelegenheit, eine Position zu finden, in der jedermanns Rückenmuskeln gestärkt werden können.

Mama

Setzen Sie sich in den Schneidersitz und machen Sie diese einfachen Baby-Übungen.

Baby

Ihr Baby liegt auf dem Bauch vor Ihnen.

Babys Arme

- Versuchen Sie, seine Fingerchen auszustrecken, und legen Sie beide Handflächen auf den Boden neben den Schultern (siehe Seite 47).
- Machen Sie Öffnungsübungen wie das Reiben der Fingerknöchel oder streichen Sie über die Handflächen (siehe Seite 46).
- Bringen Sie sanft einen Fuß Ihres Babys zu gegenüberliegenden Gesäßbacke und strecken sie dann das Bein. Wiederholen Sie das auf der anderen Seite.

Massage

- Massieren Sie Ihr Baby, indem Sie von seinem Nacken zum Gesäß streichen. Legen Sie dabei Ihre Hände übereinander.
- Streichen Sie mit einem Finger sanft vom Nacken bis zum Steißbein die Wirbelsäule entlang. (Das fördert das Köpfchen-

heben und das Hochrecken des Rückens.) Streichen Sie nun mit den Fingerspitzen von der Wirbelsäule aus um den Brustkorb herum bis zu den vorderen Rippen.

- Drücken Sie sanft die Rückseiten der Beine und streichen Sie dann nach.
- Massieren Sie die Fußsohlen und nacheinander jeden einzelnen Zeh.

FUSSSOHLEN ZUSAMMEN

Ihr Baby liegt auf dem Bauch, klatschen und reiben Sie seine Fußsohlen aneinander (siehe Seite 48).

FRÖSCHCHEN

Ihr Baby liegt noch immer in Bauchlage. Legen Sie Ihre Hände wie eine kleine Mauer gegen seine Fußsohlen. Halten Sie Ihre Hände sehr fest. Ihr Baby wird gegen Ihre Hände drücken und

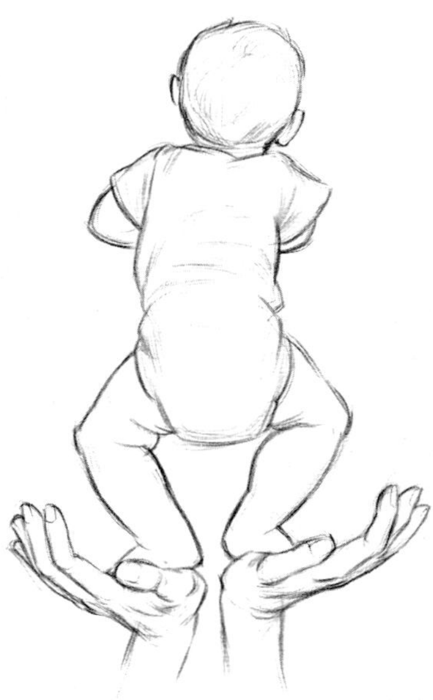

Fröschchen I (Beine angewinkelt)

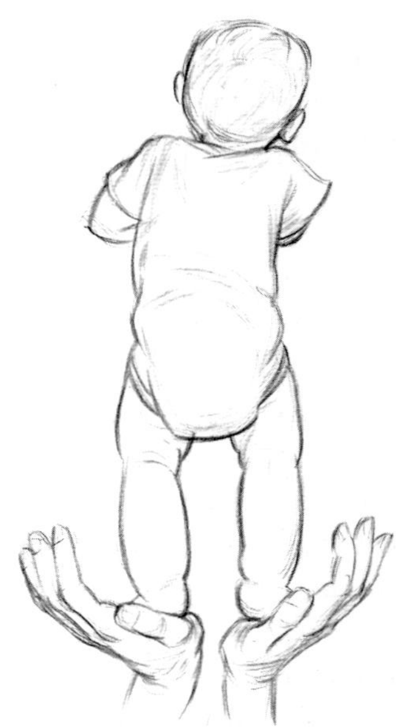

Fröschchen II (Beine gestreckt)

seine Knie strecken. Dies ist eine instinktive Reaktion und bereitet schon auf das Krabbeln vor.

Eine Brücke bauen *(Setu Bandhasana)*

MAMA

- Legen Sie sich mit angewinkelten Beinen auf den Rücken und setzen Sie die Füße nahe am Gesäß auf.
- Atmen Sie ein und ziehen Sie mit der Ausatmung den Nabel fest zum Boden. Spannen Sie dabei die Bauchmuskulatur an.
- Drücken Sie mit den Füßen gegen die Matte, um die Hüfte anzuheben. Rollen Sie sich langsam die Wirbelsäule herauf und wieder herunter. Wiederholen Sie die Übung einige Male.
- Halten Sie die Knie parallel und drücken Sie mit den Gelenken der großen Zehen ebenfalls gegen die Matte.
- Machen Sie die Schlüsselbeine breit und ziehen Sie unter Ihrem Körper die Schulterblätter zusammen.
- Beim letzten Rollen sollten Sie ein paar Atemzüge lang oben bleiben und spüren, wie Ihre Muskeln in den Rückseiten Ihrer Oberschenkel und im Gesäß arbeiten.

BABY

- Legen Sie Ihr Baby auf Ihre Brust oder den Oberbauch. Legen Sie es entweder flach hin oder bringen Sie es, abgestützt durch Ihre Oberschenkel, in eine halb sitzende Position. So wie Sie in die Haltung hinein- und wieder hinausgehen, wird es auf- und abreiten.
- Heben Sie bei jedem Ausatmen den Kopf leicht an, um Blickkontakt mit Ihrem Baby zu bekommen.
- Geben Sie Ihrem Baby einen Kuss, wenn Sie die obere Bauchmuskulatur trainieren.

Ganz wichtig

Ziehen Sie die Bauchmuskulatur ein und machen Sie Ihr Steißbein lang, damit Sie ausschließlich über die Wirbelsäule abrollen.

Wenn Sie in der Ausgangsposition liegen, ergibt sich eine natürliche Krümmung der Wirbelsäule. Wenn Sie in der Ruheposition sind, sollten Sie darauf achten, dass Ihr Kreuzbein am Boden aufliegt.

Was ist, wenn …

Wenn Sie im unteren Rücken ein Ziehen spüren, sollten Sie die Füße fest gegen die Matte drücken, damit Sie Ihren Rücken lang machen können. Heben Sie außerdem die Hüfte nur wenige Zentimeter vom Boden ab. Üben Sie bitte die Variationen nicht, solange Sie die eigentliche Haltung nicht bequem durchführen können.

Das Gute daran

Abgesehen davon, dass die Übung die Körpermitte kräftigt, wird bei dieser *Asana* Ihr Rücken dadurch massiert, dass Sie über die Wirbelsäule auf und ab rollen.

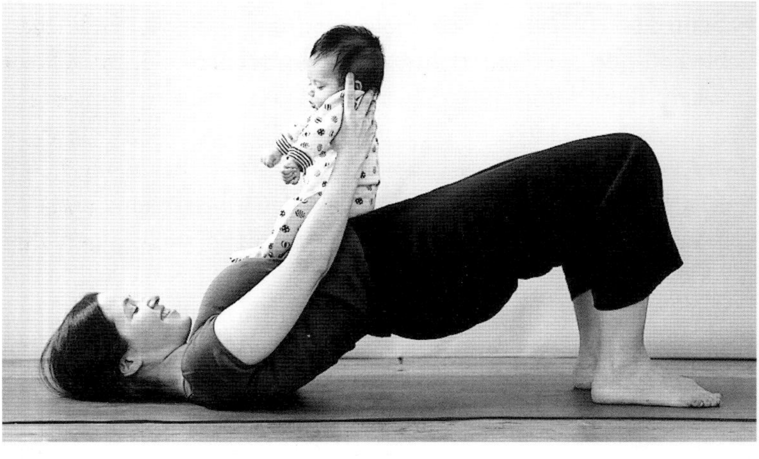

Eine Brücke bauen (Hüfte angehoben)

Variation 1

- Legen Sie sich mit flachem Rücken auf den Boden. Atmen Sie aus und ziehen Sie den Bauchnabel zur Wirbelsäule.
- Heben Sie den Kopf und betrachten Sie Ihr Baby, wie es in Ihrem Schoß liegt oder an Ihren Oberschenkeln lehnt. (Halten Sie den Nabel eingezogen!)
- Entspannen Sie sich, indem Sie den Kopf ablegen. Wiederholen Sie das fünf- bis zehnmal.

Variation 2 (ohne Baby)

- Ziehen Sie die Knie zur Brust und legen Sie sie langsam auf der Matte wieder ab.
- Halten Sie den Rücken lang gestreckt, den Nabel eingezogen. Wiederholen Sie die Übung fünfmal.

Baby-Übung in der Brückenbau-Haltung

Im Folgenden erläutern wir die Grundübungen unserer Flieger-Baby-Serie. Sie sind für Babys ab sechs Wochen gedacht. Davor sollte Ihr Baby auf Ihrer Brust liegen. Diese Übungen bringen Ihnen noch ein bisschen Bauchmuskeltraining und Ihrem Baby einen neuen Aussichtspunkt, von dem aus es Sie betrachten kann. Die Babys lieben dieses aktive Spiel, es macht allen Beteiligten Spaß. Bauen Sie nach Ihrer eigenen Laune und Fitness neue Variationen ein.

FLIEGER-BABY I

MAMA

- Legen Sie sich zunächst mit angewinkelten Knien auf den Rücken und setzen Sie die Füße auf.
- Ziehen Sie dann die Knie zur Brust.

Baby

- Ihr Baby liegt bäuchlings auf Ihren Schienbeinen.
- Umfassen Sie seine Seiten mit Ihren Händen. Spreizen Sie dabei die Finger und spüren Sie seine Rippen.
- Lassen Sie Ihr Kind auf Ihren Beinen schaukeln, indem Sie diese langsam auf und ab bewegen.

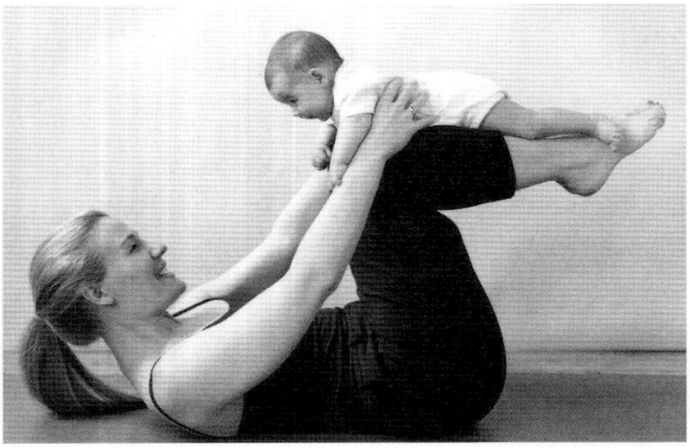

Flieger-Baby I

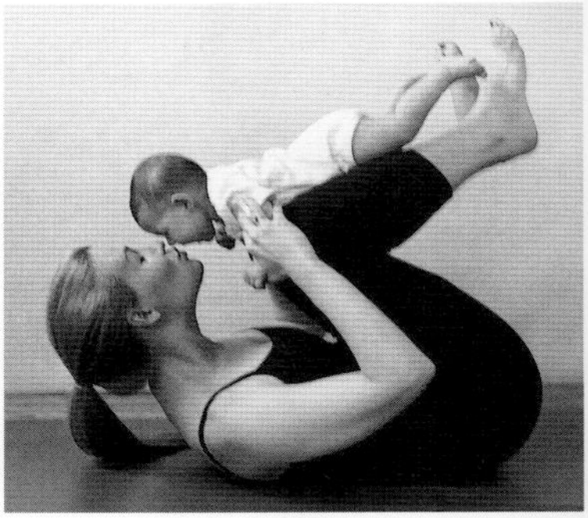

Flieger-Baby (mit Küsschen)

- Verstärken Sie allmählich die Schaukelbewegungen; richten Sie sich dabei danach, wie viel Spaß Ihr Baby dabei hat und wie sicher Sie sich bei der Übung fühlen.
- Wiegen Sie Ihre Knie sanft nach links und rechts (aber nicht zu weit zur Seite).
- Schieben Sie Ihre Schienbeine ein wenig von Ihnen weg und ziehen Sie sie wieder an. (Das trainiert die unteren Bauchmuskeln.) Achten Sie darauf, dass Ihre Schienbeine parallel zum Boden bleiben. Steigern Sie allmählich die Geschwindigkeit der Wiederholungen.
- Heben Sie den Kopf und ziehen Sie Ihre Knie – und das Gesicht Ihres Babys – zu Ihrer Nase und geben Sie ihm einen Kuss.

Der Weise *(Bharadvajasana I)*

Mama

- Beginnen Sie im Fersensitz.
- Rutschen Sie mit den Hüften nach links, bis die linke Hüfte auf der Matte aufsitzt.
- Ziehen Sie mit der rechten Hand am linken Oberschenkel Ihren Oberkörper nach links und setzen Sie Ihre linke Hand hinter sich auf den Boden.
- Lassen Sie die rechte Hüfte von der Taille weg nach unten gleiten. Heben Sie den Brustkorb und drehen Sie ihn nach links.
- Machen Sie die Schlüsselbeine breit.
- Stellen Sie sich vor, Sie drehten sich um eine vertikale Achse in Ihrer Mitte.
- Bleiben sie drei bis fünf Atemzüge in dieser Haltung.

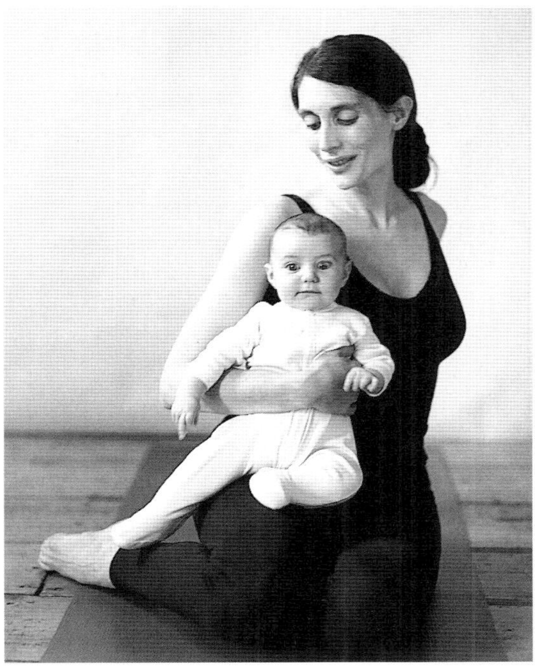

Der Weise

Baby

- Ihr Baby sitzt auf Ihrem Schoß und wird, wenn Sie sich nach links drehen, von Ihrem rechten Arm gestützt.
- Drehen Sie den Kopf so, dass Sie es ansehen können, und lassen Sie dabei die Nackenmuskeln locker. Halten Sie es mit der Hand gut fest.

Ganz wichtig

Lassen Sie die hintere Hüfte nach unten zur Matte gleiten und halten Sie dabei die Wirbelsäule lang.

Was ist, wenn …

Wenn Ihnen die Haltung im unteren Rücken unangenehm ist, können Sie die Drehung in der Hüfte auflösen und nur den Oberkörper drehen.

Das Gute daran

Das ist eine gute Entspannungsübung für die Wirbelsäule, aber keine allzu starke Drehung. Sie können diese Übung sogar beim Stillen machen.

Kreuzbiegungshaltung *(Paschimottanasana)*

Mama

- Setzen Sie sich mit lang gestreckten Beinen auf den Boden. Die Knie und Zehen weisen zur Decke.
- Machen Sie den Oberkörper nach oben hin lang und drücken Sie mit den Beinrückseiten gegen die Matte.
- Machen Sie die Schlüsselbeine breit und ziehen Sie die Schulterblätter möglichst weit nach unten.
- Beugen Sie sich von der Hüfte ab vor. Lassen Sie den Oberkörper so lange wie möglich ganz gerade über den Beinen. Stellen Sie sich vor, Sie wollten mit den unteren Rippen die Knie und mit dem Brustbein die Füße berühren.

- Lassen Sie die Beine gestreckt und den unteren Rücken breit.
- Ihr Arm kann leicht auf Ihrem Baby ruhen oder sich nach der Außenkante Ihrer Füße strecken.

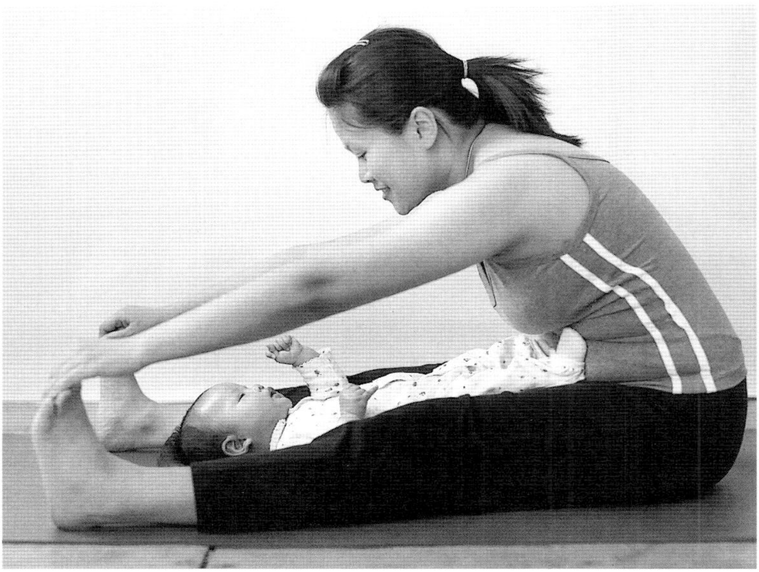

Kreuzbiegungshaltung

Baby

- Legen Sie Ihr Baby auf dem Rücken zwischen Ihren Beinen auf die Matte.
- Suchen Sie, wenn Sie sich vorbeugen, Blickkontakt, und wenn Sie es (mit gestrecktem Rücken) berühren können, geben Sie ihm einen Kuss.

Ganz wichtig

Bewegen Sie sich mit der Ausatmung nach vorn. Tun Sie das gleichmäßig, nicht ruckartig.

Was ist, wenn …
Wenn Ihr Rücken schmerzt oder Sie Schwierigkeiten haben, sich vorzubeugen, können Sie sich auf ein Kissen setzen. Das hebt den unteren Rücken an. Oder Sie winkeln die Knie leicht an.

Das Gute daran
Ihr Baby wird Sie nach vorn ziehen und die Stärke der Dehnung vergessen lassen.

Ruhehaltung *(Savasana)*

MAMA

- Legen Sie sich auf den Rücken. Ihre Hüften sind ein paar Zentimeter vom Stuhl entfernt.
- Legen Sie Ihre Waden auf die Sitzfläche.
- Entspannen Sie den gesamten Körper, vor allem den unteren Bauchbereich.
- Bleiben Sie mindestens fünf Minuten in dieser Haltung.

BABY

Ihr Baby kann entweder auf Ihrem Bauch oder Ihrer Brust in Bauchlage liegen oder es kann in seiner eigenen *Savasana* neben Ihnen ruhen.

Ganz wichtig
Seien Sie mit Ihren Gedanken ganz bei Ihrer Atmung und Ihrem Baby.

Was ist, wenn …
Wenn Sie das Gefühl haben, Ihre Beine müssten nach außen rollen, dann lassen Sie das geschehen. Wenn Ihnen kalt wird, können Sie sich mit einer leichten Decke zudecken.

Das Gute daran

Die Haltung lindert Spannungen im Rücken, die Sie vielleicht gespürt haben. Sie ist für Körper und Geist sehr entspannend. Denken Sie daran, dass die Zeit, die Sie in dieser Haltung verbringen, eine Zeit ist, in der Ihr Körper heilt.

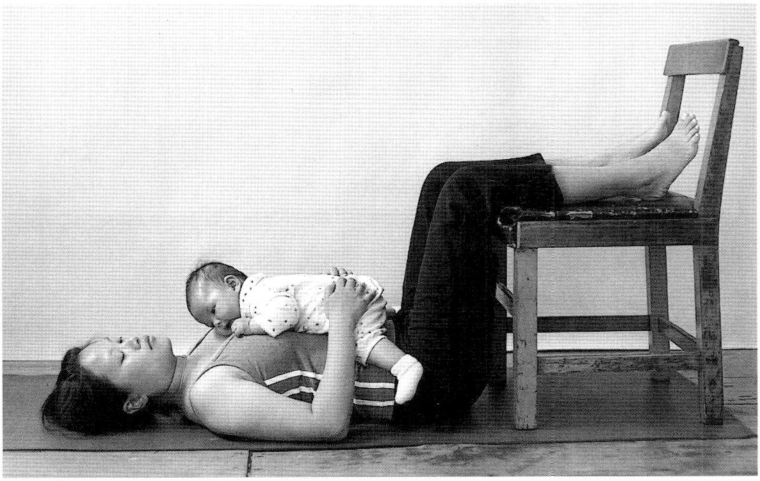

Ruhehaltung (Beine auf dem Stuhl)

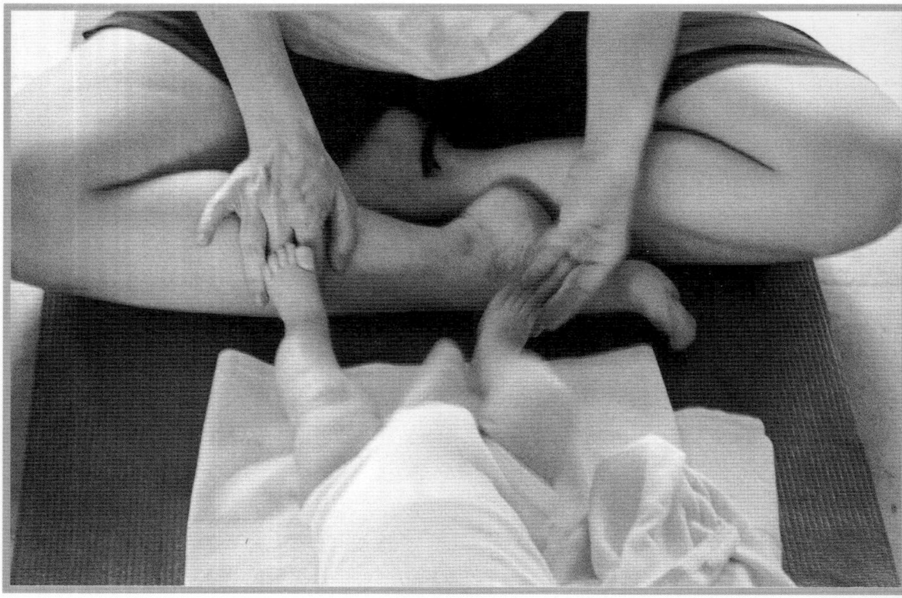

5

Kurs 2
Drei bis sechs Monate

Ein Kurs zum Kraftschöpfen und Öffnen

Dauer: etwa 45 Minuten

Bleiben Sie in jeder Haltung etwa fünf Atemzüge lang.

- *Atemübung: Abwechselnd durch ein Nasenloch atmen*
- *Gedrehte Sitzhaltung*
- *Aufrechter Winkel mit Seitbeuge*
- *Sonnengruß Teil II*
- *Die Mächtige mit Drehvariation*
- *1. Krieger*
- *Seitliche Intensive Streckung*
- *Gegrätschte Intensive Streckung mit Drehvariation*
- *Wirbelsäulendrehung im Sitzen*
- *Kopf-Knie-Haltung*
- *Heuschrecke mit Variation*
- *Bogen*
- *Kamel*
- *Eine Brücke bauen (mit Variationen)*
- *Gedrehte Wirbelsäule*
- *Ruhehaltung mit unterstützten Beinen*

Unser zweiter Kurs ist für den dritten bis einschließlich sechsten Lebensmonat Ihres Babys konzipiert. Körperlich und seelisch ist das für viele junge Mütter ein Zeitraum, wo sie das Gefühl haben, langsam in Ihr altes Leben zurückzukehren. Natürlich nicht ganz, aber auf jeden Fall schon ein bisschen. Ihr Baby ist kein Neugeborenes mehr und hat vielleicht schon seinen eigenen Tagesrhythmus aus Schlafen, Essen, Baden und Spielen entwickelt. Durch diesen kleinen Schritt hin zu mehr Unabhängigkeit Ihres Babys können Sie Ihre Zeit besser planen. Sich einfach mal ein Ei zu kochen ist nun nicht mehr so abschreckend wie ein 7-Gänge-Menü zuzubereiten. Natürlich verlangt das Baby immer noch den Großteil Ihrer Aufmerksamkeit, und Sie werden sich immer noch manchmal fühlen, als würde von allen Seiten gleichzeitig an Ihnen gezerrt. Frust und erste Schimmer von Normalität stehen in dieser Zeit Seite an Seite, so wie Freunde, die aus verschiedenen Erdteilen stammen.

Obwohl Sie sich vermutlich noch müde und von der Verantwortung, für ein Baby zu sorgen, ein wenig überfordert fühlen, werden Sie wahrscheinlich schon mehr Schlaf abbekommen. Schlafentzug kann eine Hauptursache für Depressionen sein, es ist faszinierend zu beobachten, wie viel besser das Gehirn funktioniert, wenn man sich ein bisschen mehr ausruhen kann. Eine Freundin von uns rief uns nicht lange nach der Geburt ihres Babys, aber nach etlichen schlaflosen Nächten, in Tränen aufgelöst an. Sie war der Meinung, eine schreckliche Mutter zu sein, und überzeugt davon, dass alle Beschwerden ihrer Tochter auf Ihre Fehler zurückgingen. Als ihr Baby drei Monate alt war, bekam sie etwas mehr Schlaf am Stück und fühlte sich nicht mehr so schwach. Plötzlich verbesserte sich ihre Laune, weil sie und ihr Baby länger schliefen. Manchmal vergessen wir die heilenden Kräfte des Schlafs: Ein kleines Mittagsschläfchen oder am Morgen eine Stunde länger zu schlafen kann unser gesamtes Weltbild verändern.

Nach drei Monaten kennen Sie Ihr Baby auch schon viel besser. Sie sind mit den unterschiedlichen Nuancen seines Weinens und mit seinen Gewohnheiten vertraut. Sie erfreuen sich an seiner Persönlichkeit, die langsam zu Tage tritt. Sie waren ein wichtiger Bestandteil seiner Entwicklung bis zu diesem Zeitpunkt und Zeuge vieler Veränderungen. Auch wenn diese natürlich sehr spannend sind, verspüren Sie manchmal ein seltsames Verlustgefühl, wenn wieder ein Meilenstein passiert wurde, und denken vielleicht wehmütig an die ersten Lebenswochen zurück. Obwohl Sie sich manchmal von der Unmenge an Bedürfnissen Ihres Babys überrannt glauben, das ständige Windelwechseln, das Füttern, Spucken, Baden, Sabbern und so weiter, birgt natürlich die Unmittelbarkeit und Nähe beim Befriedigen dieser Bedürfnisse auch etwas Tröstliches.

Vielleicht haben Sie auch erwartet, dass manches (wie etwa Ihr Körper) sich schneller wieder normalisiert, und stellen nun fest, dass dem nicht so ist. Wir selbst mussten andere – und auch uns selbst – oft daran erinnern, dass drei Monate ja keine sehr lange Zeit sind und dass wir alle uns möglichst in Geduld üben müssen.

Vielleicht gibt es in Ihrer Umgebung (einschließlich Ihres Partners) ja Menschen, die geglaubt haben, Sie würden nach der Geburt in Ihr altes Selbst wieder zurückspringen, wie eine Barbiepuppe, die plötzlich ein Kind hat. Viele Leute erwarten, dass Sie sich nun »erholt« haben. Sie haben Ihre Auszeit gehabt (wie eine Art Ferien) und sollen nun – zack! – in Ihr altes Leben zurück, vielleicht sogar auch schon an Ihren Arbeitsplatz. Stattdessen fühlen Sie sich eher wie jemand, der nach zwanzigjährigem Schlaf in einer völlig fremden Welt auftaucht. Tatsächlich ist es aber so, dass uns ein Mutterschaftsurlaub, der gnädigerweise ein paar Wochen lang gewährt wurde, zwingt, in den Job zurückzukehren. Aber auch Frauen, die sich darauf freuen, schnell wieder an Ihren Arbeitsplatz zu kommen, haben Angst, Ihr Baby deswegen allein zu lassen. Sich morgens an der Tür von einem Baby zu verabschieden kann sehr viel Stress verursachen. Oft sind es die Mütter, die mehr Trennungsängste haben als die Kinder. Nehmen Sie sich Zeit, um herauszufinden, wer was von Ihnen verlangt. Wenn Sie jetzt in Ihren Beruf zurückkehren, kann Baby-Yoga ein fruchtbarer Hafen sein, in dem Sie mit Ihrem Kind wieder anknüpfen können, während Sie den Stress des Tages abschütteln.

Der Kurs

Die *Asanas* in diesem Kurs sind alle so ausgewählt, dass sie den Körper von der Mitte aus kräftigen und die Brust öffnen, um mehr Energie zu erlangen. Die Rückenstreckung in den Standübungen erleichtert es dem Körper, die größere Öffnung im Brustbereich und das Zurückbeugen anzunehmen. Das Zurückbeugen kann für den Lendenwirbelbereich schwierig werden, deshalb müssen Sie langsam und umsichtig trainieren. Wenn Sie während oder nach der Übung Rückenschmerzen verspüren, sollten Sie entweder nicht so hart trainieren oder diese Übungsstunde mit dem ersten Kurs abwechseln. Die Beugung zur Seite macht die Wirbelsäule lang und die Drehungen entspannen den Rücken. Diese Übungen wärmen Ihren Körper auf, helfen, alltägliche Verspannungen zu lösen, und verbessern Ihre Haltung. Es ist wichtig, dass Sie Ausdauer und Kraft aufbauen. Das Ziel sollte deshalb sein, jede Haltung die empfohlene Zeit lang einzuhalten. Abgesehen von der Konzentration auf die Ausdauer, ist es natürlich wichtig, auf den eigenen Körper zu hören und seinen Botschaften zu folgen. Ihre Tagesform sollte immer Ihren Trainingsehrgeiz und Ihre Erwartungen bestimmen.

Je bewusster Sie atmen – sanft und gleichmäßig –, desto besser wärmt sich Ihr Körper auf und desto größer die Wirkung der *Asanas*. Dies ist ein guter Zeitpunkt, um den Körper ein bisschen mehr zu fordern. Sie sind nun dafür bereit. Sie werden begeistert sein, wie sanft belebend das sein kann.

Ihr Körper

Zu diesem Zeitpunkt tragen Sie immer noch einen Großteil des Tages ein kleines Baby mit sich herum. Die gebräuchlichste Art, das Baby zu halten, ist mit nach vorn gekippten Hüften, wobei diese dann sowohl als Halt wie auch als Bremse dienen. In diese Haltung wird Ihr Lendenwirbelbereich gestaucht und der Schulterbereich gekrümmt. Das belastet den Lendenwirbelbereich stark und verstärkt die Festigkeit in den Hüften, was wiederum den Lendenwirbelbereich, die Schultern und den Nacken belastet. Wir selbst hatten innerhalb von ein paar Monaten unsere gesunde Haltung aufgegeben und fühlten uns wie der Schlangenmensch vom Jahrmarkt – wir haben laut geschrien, als wir uns so im Spiegel sahen. Wie konnte das so schnell gehen? In dieser Haltung sind Schmerzen im Lendenwirbelbereich eine logische Folge und daher auch eines der Probleme, denen wir in unseren Kursen am häufigsten begegnen. Die Tragehaltung gehört zu den Gewohnheiten, die man nur schwer loswird, und wenn Ihre Brüste durch das Stillen schwer sind, wird das Problem noch verstärkt.

Dies ist der Zeitpunkt, um sich über den Zusammenhang zwischen der Art, sein Baby zu tragen, und der gesamten Körperhaltung klar zu werden. Achten Sie darauf, wie Sie sitzen und stehen, während Sie stillen oder füttern, die Hausarbeit machen, mit dem Baby spazieren gehen, selbst wenn Sie Ihre Zähne putzen. Diese *Asanas* werden Ihnen helfen, sich aufrechter und gerader zu halten. Das ist sehr wichtig, um den Lendenwirbelbereich zu schützen.

Andere, nicht ganz so schwer wiegende Dinge, die Sie in dieser Zeit vielleicht kennen lernen werden, sind Haarausfall (Sarahs Lieblingsproblem), Flüssigkeitsmangel (Lauras) und ein allgemeines Erschöpfungsgefühl. Ihr Bauch ist immer noch weich, deshalb werden Sie in dieser Zeit Ihre Bauchmuskulatur, den Beckenboden und die Oberkörperhaltung trainieren wollen. Falls Sie vermuten, dass sich Ihre Bauchmuskulatur während der Schwangerschaft auseinander gezogen hat (ein gängiges Problem, das man Diastase nennt), sollten Sie beim Zurückbeugen ganz besonders vorsichtig sein. Damit die Diastase gut verheilt, ist es besonders wichtig, bei allen Übungen, die den Bauch strecken, besonders vorsichtig zu sein (siehe die Auflistung der Wochenbettbeschwerden in Kapitel 11).

Obwohl das Bauchmuskeltraining so wichtig ist, sollten Sie nicht den Fehler machen, den Bauch durch zu viele Wiederholungen zu überanstrengen. Beim Bauchmuskeltraining ist weniger mehr. Das Beckenbodentraining ist ein essenzieller Teil dieses Trainings, weil der Beckenboden die Bauchhöhle stützt. Einfache Übungen wie die Bootshaltung, die Mächtige oder die Brückenbau-Haltung mit eingezogenem Nabel und angespanntem Beckenboden stärken die Muskeln besser als hundert Sit-ups. Wir möchten Sie ermutigen, die Vorderseite und die Rückseite Ihres Körpers gleichermaßen zu trainieren, um eine gute Haltung und Beweglichkeit zu erreichen. Durch Sit-ups alleine geht kein Gramm Fett weg, und wenn man sie falsch macht, verhärten sie die Körpervorderseite und verschlimmern bereits verspannte Schultern und Nacken. Denken Sie daran, dass es in dieser Zeit für Sie wichtiger ist, Kraft wieder aufzubauen als ein paar Kilo abzunehmen. Abgesehen davon ist es eine Kunst für sich zu erlernen, wie man übermäßige Spannung im Bauchbereich löst (wie beim Vorbeugen), und äußerst wichtig, um die Haltungen zu vertiefen.

Die öffnenden Haltungen in diesem Kurs entspannen auch das Zwerchfell und strecken einen Teil der Bauchmuskulatur und den Brustkorb. Wenn Sie den Brustkorb öffnen, trainieren Sie die Muskeln im oberen Rücken; und je stärker Ihr Rücken und Ihre Arme werden, desto weniger belasten Sie Ihren Nacken und die Schultern. Wenn Sie den Eindruck haben, dass wir uns wiederholen, hat das nur den Grund, dass wir selbst so schmerzvolle Erfahrungen gemacht haben. Eine ehemalige Tänzerin und Mutter zweier Kinder hat neulich erzählt, sie hätte seit fünf Jahren nicht mehr aufrecht gestanden. Das ist bestimmt keine Übertreibung!

Kommentar einer Mütter

Baby-Yoga ist, als ob man sich mitten am Tag, mitten in der Woche ganz allein im Bett einrollen kann. Es ist ein luxuriöser Moment genau zu der Zeit, da Luxus etwas ist, das man früher einmal hatte. Es hat mir geholfen, mich in meinem Körper wohl zu fühlen. Ich mache jetzt mit meinem zweiten Baby den Kurs. Zum einen, weil sie nicht nachstehen soll, zum anderen, weil es das Beste ist, was ich in der ganzen Woche für mich selbst tue.

ELIZABETH, Mutter von Simon und Eva

Ihr Baby

In dieser Phase trainieren die Babys schon etwas kompliziertere Bewegungen. Sie erlangen Kraft und Kontrolle über ihren Oberkörper und können vielleicht schon rollen. Mit Unterstützung können sie bereits sitzen und werden dies oft auch alleine versuchen, wenn sie nach interessanten Dingen greifen. Fertigkeiten wie nach Spielzeug greifen und es wieder loslassen, die Hände zum Mund führen sowie Blickkontakt aufnehmen und abbrechen sind wichtige Bestandteile ihres Spiels und ihrer Entwicklung. Die Bewegungen sind geschmeidiger und weniger jäh geworden. Wenn sie sich bewegen, mit den Armen und Beinen strampeln, geraten die eigenen Hände ins Blickfeld und werden zu faszinierendem neuem Spielzeug. Wenn sie beginnen, Dinge in den Händen zu halten, werden Reflexe durch bewusste Bewegungen ersetzt. So beginnen sie zu begreifen, dass sie zu einem gewissen Grad ihre Welt unter Kontrolle haben. Dies ist ein einschneidender Teil in der Entdeckung ihrer eigenen Identität. Auch durch die Verbesserung der Hand-Augen-Koordination ist diese Zeit auch als »Alles-in-den-Mund-Phase« bekannt.

Die meisten Babys lernen nun Ihr Köpfchen zu halten und können das sogar, wenn sie von der Bauchlage zum Sitzen gebracht werden. Sobald sie das beherrschen, nehmen sie stärker an ihrer Umgebung teil. Ein Baby gewinnt in zwei Richtungen die Kontrolle über seine Muskeln: Stellen Sie sich eine Welle vor, die von oben nach unten fließt, also vom Kopf bis zu den Füßen; so läuft die eine Phase der Entwicklung ab. Die andere Welle fließt von der Körpermitte nach außen. Da sich das Nervensystem von der Mitte aus festigt, gewinnen Babys zunächst die Kontrolle über den Oberkörper, dann die Gliedmaßen, die Finger und schließlich die Zehen.

Quasi als Vorbereitung zum Rollen üben Babys das Strampeln, während sie auf dem Rücken liegen, und das Köpfchenheben, wenn sie auf dem Bauch liegen. Einige beginnen sich in dieser Phase bereits hinzusetzen. Das ist ein bedeutender Schritt in der Entwicklung der Kraft in der Lendenwirbelsäule; diese Kraft gibt später Halt beim Stehen und Laufen. Durch das Sitzen nehmen die Babys auch am sozialen Leben teil, ein Aspekt, der für sie zunehmend wichtiger wird. Die Übungen in diesem Kurs geben Ihrem Baby die Gelegenheit, alle diese Dinge zu trainieren und das Bewusstsein für seine Muskulatur zu entwickeln, das für die nächsten Meilensteine wichtig ist. Um sich auf das Krabbeln vorzubereiten (in scheinbar ferner Zukunft, aber die kommt schneller, als Sie denken), muss Ihr Baby lernen, seine Arme und Beine einzeln zu bewegen und zu koordinieren. Die Reihe der Übungen, in der alle Gliedmaßen einzeln und in Verbindung mit dem gegenüberliegenden Arm oder Bein bewegt werden, regt diese Koordinationsfähigkeit an. In der Zeit, die das Baby in Bauchlage verbringt, werden Arme und Oberkörper gekräftigt. Die Rollübung zeigt Ihrem Baby eine Art der Fortbewegung, die ihm einen neuen Ausblick und mehr Unabhängigkeit verschafft.

Obwohl die Koliken nun nachlassen, können Babys in dieser Phase dennoch sehr nörgelig sein. Die ersten Zähne schießen in den Kiefer ein und das kann ein Baby völlig aus der Bahn werfen. Neue Erfahrungen können dabei helfen, es von seinem Unwohlsein, egal welcher Ursache, abzulenken. Versuchen Sie es also mit ein paar neuen Bewegungen und überraschen Sie Ihr Baby. Kitzeln Sie es am Bauch, wenn Sie sich vorbeugen, heben Sie es über Ihren Kopf, wenn Sie aus der Vorbeuge zum Stand gehen. Sarah hatte mit ihrer Tochter Rosey, die stark an Koliken litt, viel Vergnügen bei dieser Art von Spielen. Die *Asanas* boten ihnen Momente, in denen sie Spaß haben und eine Bindung aufbauen konnten, was unter anderen Umständen schwieriger war. Die Schaukel-Übungen beinhalten verschiedene Ebenen der Bewegung: auf und ab, rundherum, nach vorn und nach hinten. Die meisten Babys mögen das sehr, denn es stimuliert ihr vestibuläres System, das uns im Gleichgewicht und aufrecht hält, das unsere Bewegungen geschmeidig werden lässt.

Mit drei Monaten geht Ihr Baby schon starke Bindungen zu anderen Menschen ein, es gluckst und lacht mit Ihnen, lächelt und streckt seine Hände nach Ihrem Gesicht aus, greift in Ihre Haare und eignet sich die Kraft und die Fertigkeiten an, die wichtig sind für die Kommunikation mit anderen. Babys entwickeln sich schnell und nehmen all das auf, was Sie ihm bieten.

Bieten Sie Ihrem Baby beim Üben sanfte Hilfestellung. Unterstützen Sie es, eine neue Fertigkeit zu erlangen, oder zeigen Sie ihm eine neue Bewegung.

Abwechselnd durch ein Nasenloch atmen

Die Atemübung, die wir für die Phase des dritten bis sechsten Monats empfehlen, heißt »abwechselnd durch ein Nasenloch atmen«. Die Beschreibung mag ein wenig abschreckend wirken, aber Sie sollten diese Übung machen, sie wirkt sehr ausgleichend und beruhigend. Wir mögen sie sehr gern.

- Setzen Sie sich auf einen Stuhl oder auf die Matte (mit einem Kissen unter dem Gesäß).
- Atmen Sie zur Vorbereitung einige Male gleichmäßig ein und aus.
- Legen Sie den Zeige- und den Mittelfinger der rechten Hand in die Handfläche. Lassen Sie Daumen, Ringfinger und den kleinen Finger ausgestreckt.
- Führen Sie Ringfinger und Daumen kurz zusammen und lassen Sie dann wieder los.
- Nehmen Sie die Hand nun zum Nasenrücken, die Daumenspitze auf der rechten Seite der Nase, der Ringfinger auf der linken.
- Atmen Sie ein und halten Sie, während Sie sanft ausatmen, mit dem Ringfinger das linke Nasenloch zu. Atmen Sie nur durch das rechte Nasenloch aus.
- Atmen Sie durch das rechte Nasenloch wieder ein und halten Sie nun beim Ausatmen das rechte Nasenloch mit dem Daumen zu, während Sie durch das linke ausatmen.
- Atmen Sie durch das linke Nasenloch ein, halten Sie das linke zu und atmen Sie durch das rechte aus.
- Achten Sie darauf, dass jede Ein- und Ausatmung gleich lang ist. Sie können bei jedem Ein- und Ausatmen jedes Mal langsam bis drei zählen. Probieren Sie aus, wie Sie zu Ihrer eigenen Atemzeit kommen.
- Wiederholen Sie die Übung fünf bis zehn Atemzyklen lang. (Ein- und ausatmen durch das rechte und dann das linke Nasenloch sind zusammen ein Zyklus.)

- Wenn Sie mit dieser Übung gut zurechtkommen, können Sie auch nach jedem Einatmen eine kleine Atempause machen.

Gedrehte Sitzhaltung *(Parsva Siddhasana)*

MAMA

- Setzen Sie sich im Schneidersitz auf die Matte. Drücken Sie mit den Gesäßknochen nach unten, machen Sie so die Wirbelsäule lang und strecken Sie den Oberkopf zur Decke.
- Machen Sie sich an den Schlüsselbeinen breit und stellen Sie sich vor, sie würden Ihr Herz hochziehen.
- Legen Sie die linke Hand an die Außenseite des rechten Knies und stützen Sie die rechte Hand hinter sich auf den Boden.
- Bleiben Sie sich ganz aufgerichtet und drehen Sie den Brustkorb nach rechts. Üben Sie mit der linken Hand leichten Druck auf das rechte Knie aus, um die Drehung zu unterstützen und Halt zu finden, und drücken Sie die rechte Hand auf die Matte.

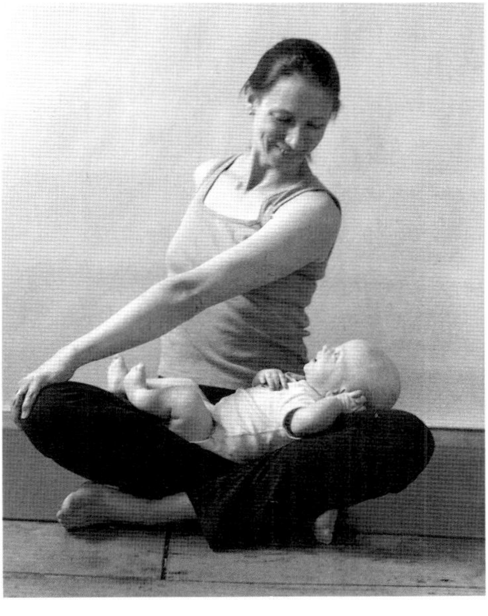

Gedrehte Sitzhaltung

- Bleiben Sie im Brustraum weit und aufgerichtet, während Sie sich mit jeder Ausatmung noch ein Stückchen weiter drehen.
- Entspannen Sie den Nacken und genießen Sie die Drehung der Wirbelsäule.
- Wiederholen Sie die Drehung zur anderen Seite.
- Kehren Sie zur Mitte zurück, sitzen Sie ruhig und tönen Sie ein *Om* zu Ihrem Baby.
- Danach sollten Sie Ihr Beckenbodentraining machen.

BABY

Legen oder setzen Sie Ihr Baby in Ihren Schoß. Lächeln Sie und schauen Sie es an und spielen Sie mit Ihrem Blick. Spielen Sie Guck-Guck!

Ganz wichtig

Verteilen Sie das Gewicht gleichmäßig auf beide Gesäßknochen.

Was ist, wenn …

Wenn Sie mit der hinteren Hand nicht auf die Matte kommen, sollten Sie sie näher zum Körper rücken oder sich auf einem Buch abstützen.

Das Gute daran

Sie können sich immer weiter drehen.

Variation

- Setzen Sie sich im Schneidersitz hin.
- Drehen Sie sich nach rechts und halten Sie die Hände wie bei der Gedrehten Sitzhaltung.
- Beugen Sie sich zur Seite und bringen Sie die linke Schulter zum linken Knie.
- Halten Sie die rechte Schulter und den rechten Arm zur Decke gestreckt.
- Sehen Sie Ihr Baby an.
- Wiederholen Sie die Haltung auf der anderen Seite.

Aufrechter Winkel *(Upavistha Konasana)*

MAMA

- Öffnen Sie im Sitzen Ihre Beine zu einem breiten V. Halten Sie dabei die Beine immer gestreckt, die Knie und Zehen weisen zur Decke.
- Führen Sie die Arme nach vorn, wobei die Fingerspitzen den Boden vor Ihnen leicht berühren.
- Strecken Sie die Wirbelsäule und machen Sie die Körpervorderseite breit.
- Verlagern Sie Ihr Gewicht auf die Gesäßknochen und drücken Sie diese gegen die Matte.
- Strecken Sie den Oberkörper nach vorn. Lassen Sie dabei Ihre Hände an beiden Seiten Ihres Babys vor ihrem Körper entlangwandern.
- Halten Sie die Vorderseite Ihres Körpers, den Rücken und die Seiten lang.

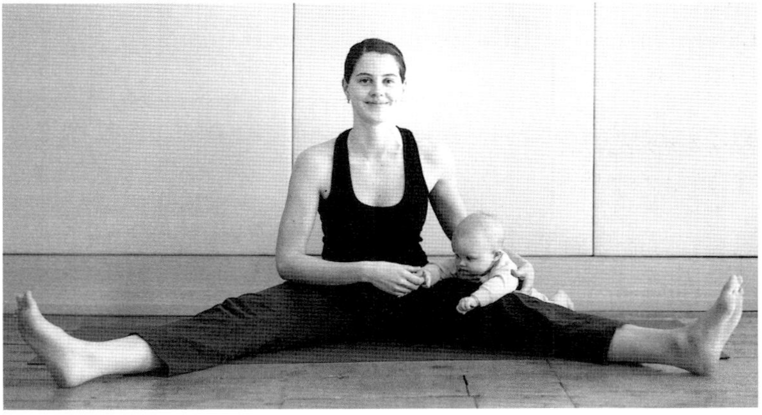

Aufrechter Winkel

BABY
Ihr Baby kann entweder auf der Matte zwischen Ihren Beinen liegen, sodass Sie sich über es beugen, oder es kann bäuchlings über einem Ihrer Oberschenkel lehnen, während Sie den Oberkörper nach vorn strecken. Auf diese Weise hilft es Ihnen, das Bein flach am Boden zu halten, und stärkt selbst seinen eigenen Rücken und Nacken. Bei der Variation mit Seitbeuge können Sie es an das Bein legen, über das Sie sich beugen, und es dabei kitzeln oder mit ihm schmusen.

Ganz wichtig
Bei der Variation mit Seitbeuge müssen beide Hüften am Boden bleiben. Lassen Sie die Hüfte nicht mit nach oben gehen.

Was ist, wenn …
Wenn Ihr Rücken in dieser Haltung rund wird, können Sie sich auf ein Kissen setzen, um die Hüften leicht anzuheben.

Das Gute daran
Diese *Asana* ist ein Aufwärmübung, die immer etwas bringt.

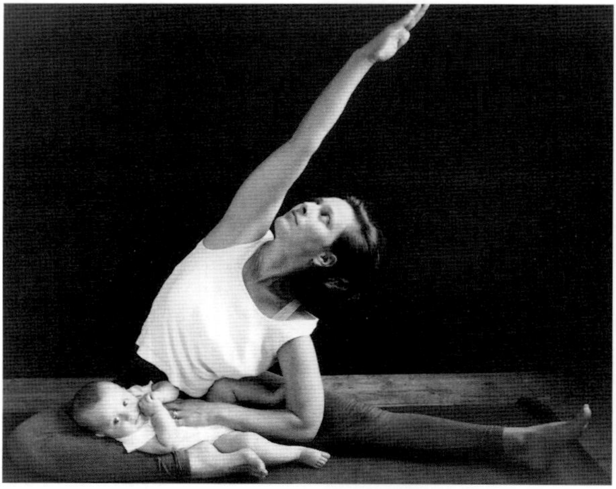

Variation mit Seitbeuge

Variation mit Seitbeuge

- Drücken Sie die rechte Hüfte nach unten, während Sie sich über Ihr linkes Bein beugen.
- Legen Sie Ihren linken Arm neben dem linken Schienbein oder Knöchel ab.
- Ihr Brustkorb weist nach vorn, Ihre seitlichen Rippen zur Decke.
- Machen Sie beide Seiten Ihres Oberkörpers sehr lang.
- Strecken Sie den oberen Arm über den Kopf in Richtung des linken Fußes.
- Ziehen Sie beide Schultern nach unten von den Ohren weg.
- Wiederholen Sie die Übung auf der anderen Seite.
- Wenn Ihr Lendenwirbelbereich oder Ihr Oberkörper teilweise sehr hart ist, können Sie das gegenüberliegende Bein nach innen anwinkeln.

Baby-Übungen im aufrechten Winkel

Jetzt, wo Ihr Baby ein bisschen kräftiger ist, und seine Umgebung schon besser kennt, genießt es Ihre ungeteilte Aufmerksamkeit. Es trainiert zwei faszinierende Errungenschaften: sich zu rollen und zu setzen. Diese Übungen verschaffen ihm das Bewusstsein für seine Arme und Beine und helfen dabei, die Bauchmuskulatur zu stärken. Setzen Sie sich entweder mit gespreizten Beinen (dabei können Sie die Kniesehnen dehnen) oder im Schneider- bzw. halben Lotussitz hin. In dieser Haltung trainieren Sie dann einzeln und über Kreuz die Beine, Hüften, Arme und den Oberkörper Ihres Babys.

FÜR BABYS BEINE

MAMA

Setzen Sie sich mit gespreizten oder gekreuzten Beinen auf die Matte.

Baby

Ihr Baby liegt auf dem Rücken mit den Füßen zu Ihnen.

Strecken der Beine

- Halten Sie die Waden Ihres Babys in den Händen und beugen Sie seine Knie drei- bis sechsmal sanft zur Brust.
- Lassen Sie seine Beine einzeln Rad fahren. Wiederholen Sie das achtmal mit jedem Bein.
- Nehmen Sie die Knöchel Ihres Babys in die Hände und rollen sie es hoch, sodass seine Füße zur Stirn kommen, und wieder zurück. Wiederholen Sie die Übung zwei- bis viermal.
- Führen Sie die Knie einzeln diagonal über die Brust. Wiederholen Sie das zwei- bis viermal.

Beinkreisen

- Nehmen Sie die Schienbeine Ihres Babys in die Hände und führen Sie seine Knie zur Brust.
- Machen Sie sanft seine Knie breit, führen Sie sie wieder zusammen und strecken Sie dann die Beinchen. Wiederholen Sie die ganze Übung viermal.
- Legen Sie eine Hand sanft auf seine Hüften, damit sie sich nicht nach oben bewegt. Heben Sie nun das Bein der nicht bedeckten Hüftseite. Wiederholen Sie das mit jedem Bein dreimal.
- Lassen Sie eine Hand auf der Hüfte liegen und das angehobene Bein leicht kreisen. Beschreiben Sie mit jedem Bein drei Kreise in jede Richtung.
- Bewegen Sie seine Knöchel sanft in kleinen Kreisen. Machen Sie das auf beiden Seiten und mit beiden Knöcheln.

Massage

- Lassen Sie Ihre Hände an seinen Beinen herabwandern und üben Sie kleine Druckbewegungen aus.
- Streichen Sie danach in langen Strichen über seine Beine.
- Streichen Sie über die Fußsohlen und wackeln Sie an jedem Zeh.

FÜR BABYS ARME

Strecken der Arme

- Nehmen Sie die Hände Ihres Babys in Ihre und öffnen Sie sanft seine Arme zu den Seiten und schließen Sie sie wieder über der Brust. Achten Sie darauf, das die Arme dabei abwechselnd oben liegen.
- Heben Sie seine Arme über den Kopf und führen Sie sie dann wieder hinunter zur Hüfte. Wiederholen Sie das dreimal.
- Kreisen Sie seine Arme dreimal in jede Richtung.
- Heben Sie einen seiner Arme über seinen Kopf und halten Sie den anderen unten. Wiederholen Sie das dreimal auf jeder Seite.

Massage

- Lassen Sie Ihre Hände an seinen Armen herabwandern und üben Sie dabei kleine Druckbewegungen aus.
- Streichen Sie von seiner Brust bis zu seinen Fingerspitzen.
- Streichen Sie über beide Handflächen und massieren Sie jeden Finger bis zur Spitze.

FÜR BABYS OBERKÖRPER

Gegenüberliegende Arme und Beine

Diese Übung hilft Ihrem Baby als Vorbereitung auf das Krabbeln, seine rechte und linke Körperhälfte zu koordinieren.

- Nehmen Sie das Handgelenk und den Knöchel des jeweils gegenüberliegenden Arms und Beins (beispielsweise das rechte Handgelenk und den linken Knöchel).
- Führen Sie die Hand und den Fuß über der Mitte der Brust zusammen.
- Strecken Sie Hand und Fuß diagonal aus.
- Wiederholen Sie die Übung viermal auf jeder Seite.

Rollen

Setzen Sie sich bequem auf den Boden. Ihr Baby liegt mit dem Gesicht zu Ihnen auf dem Rücken. Nehmen Sie seine rechte Wade und führen Sie sie wie bei einer Drehübung sanft über sein linkes Bein. Machen Sie das dreimal, jedes Mal ein Stückchen weiter. Beim dritten Mal helfen Sie Ihrem Baby, sich ganz auf den Bauch zu drehen. Wenn der linke Arm unter dem Körper liegen bleibt, heben Sie seine Hüfte an, um ihn zu befreien. Stützen Sie sein Köpfchen und führen Sie es zurück auf den Rücken. Wiederholen Sie die Übung auf der anderen Seite.

Rollen (I)

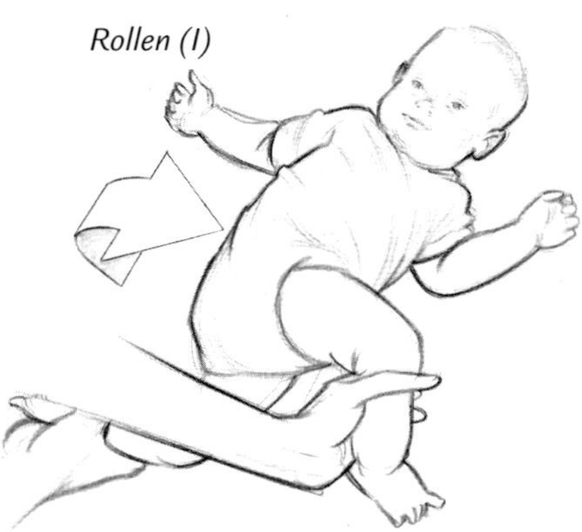

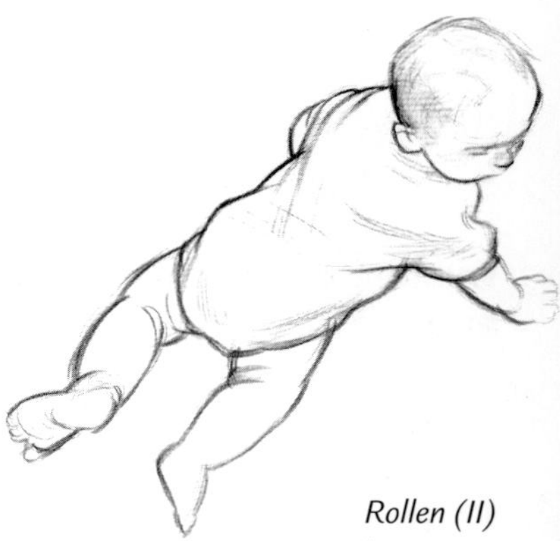

Rollen (II)

Sitzen

Nehmen Sie Ihr Baby sanft bei den Händen und Handgelenken und ziehen Sie es zum Sitzen. Achten Sie darauf, dass der Kopf nicht nach hinten fällt. Falls das passiert, sollten Sie seinen Nacken mit Ihrer Hand abstützen. Babys versuchen dabei oft, sich zu stellen und mit den Füßen gegen den Boden zu drücken. Wenn Ihr Baby das von sich aus versucht, können Sie dem nachgeben und es in den Stand ziehen. Halten Sie es dabei aber fest. Beobachten Sie, wie stolz es auf sich ist! Führen Sie es sanft zum Sitzen zurück. Halten Sie seine Arme, um sein Gewicht zu tragen, und rollen Sie es aus dem Sitzen langsam über die Wirbelsäule wieder in die

Rückenlage. Wiederholen Sie die Übung vom Sitzen zum Liegen zwei- bis viermal.

ZUM SCHLUSS
Setzen Sie sich in den Schneidersitz und drücken Sie Ihr Baby an Ihre Brust. Bewegen Sie Ihren Oberkörper in mittelgroßen Kreisen in beide Richtungen. Kommen Sie danach zur Mitte zurück und heben Sie Ihr Baby, wenn es noch nicht zu schwer ist, über Ihren Kopf. Heben Sie dabei Ihren Rücken und die Arme (nicht die Schultern), beugen Sie dann die Arme, um es zurück an Ihre Brust zu bringen und ihm einen Kuss zu geben. Wiederholen Sie das Hochheben und Herunterbringen zwei- bis viermal.

Sonnengruß Teil II *(Surya Namaskar)*

Während dieser Reihe von Haltungen liegt das Baby auf Ihrer Matte.

BERG *(Tadasana)*

- Stellen Sie sich auf, die Füße so weit auseinander, dass Ihr Baby dazwischen liegen kann.
- Atmen Sie ein und heben Sie dabei beide Arme über den Kopf. Legen Sie die Handflächen aneinander.

INTENSIVE STRECKUNG *(Uttanasana)*

- Atmen Sie aus und beugen Sie sich mit geradem Rücken und erhobenem Kopf nach vorn. Lassen Sie die Wirbelsäule dabei lang.
- Halten Sie den vorderen Oberkörper gestreckt und den Bauch entspannt.

AUSFALLSCHRITT

- Atmen Sie in der vorgebeugten Haltung ein und führen Sie das rechte Bein nach hinten, das Knie auf dem Boden. Das vordere

Bein ist im rechten Winkel gebeugt, sodass das Knie direkt über dem Knöchel ist.

- Atmen Sie aus und strecken Sie die Vorderseite des Oberschenkels, während Sie das Becken zu Boden »fallen« lassen.

Hundestellung mit dem Kopf nach unten

(Adho Mukha Svanasana)

- Atmen Sie im Ausfallschritt ein und setzen Sie den linken Fuß neben den rechten, sodass Sie in die Hundestellung kommen. Atmen Sie aus.
- Ihre Füße stehen etwas mehr als hüftbreit auseinander, Ihr Becken schwebt nach hinten oben zur Decke, Ihre Knie sind angehoben und Ihre Fersen bewegen sich auf und ab.
- Ziehen Sie den Nabel zur Wirbelsäule hin ein.

Liegestütz

- Gehen Sie beim Einatmen aus der Hundehaltung mit dem Kopf und der Brust nach vorn unten, sodass Ihr Körper vom Kopf bis zu den Fersen eine lange Linie bildet.

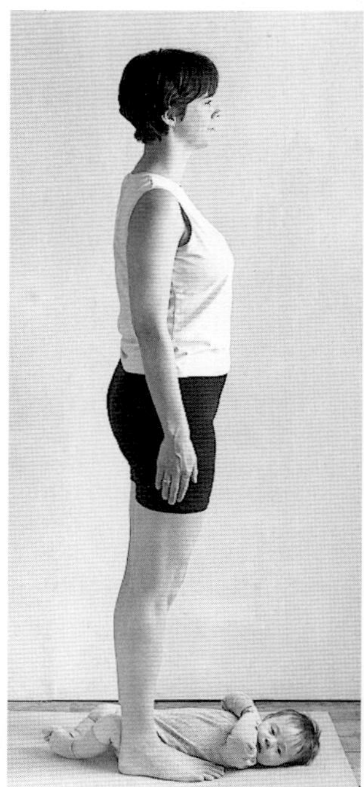

Berg

Intensive Streckung

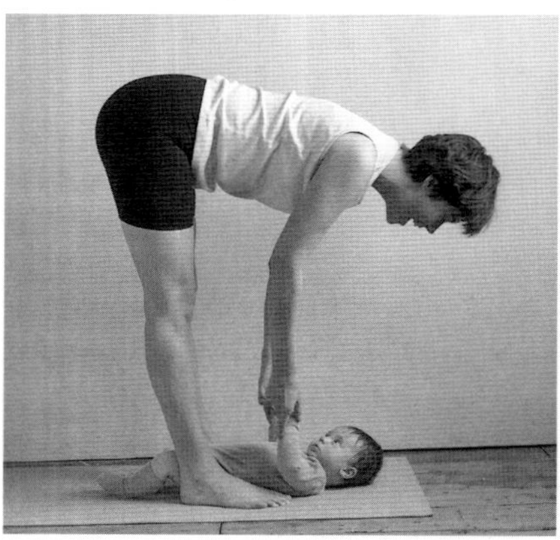

Ausfallschritt (mit dem Knie auf dem Boden)

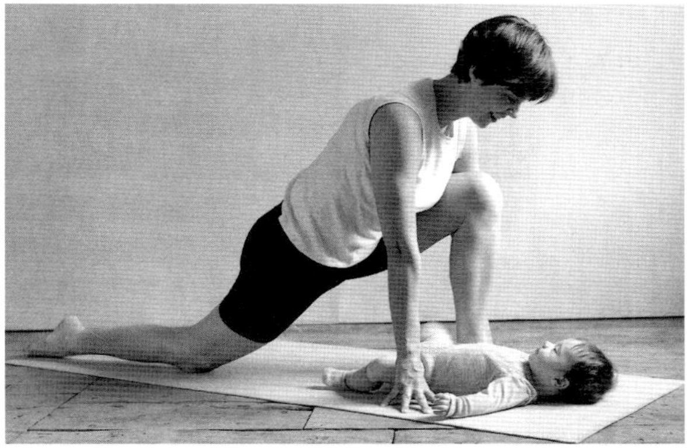

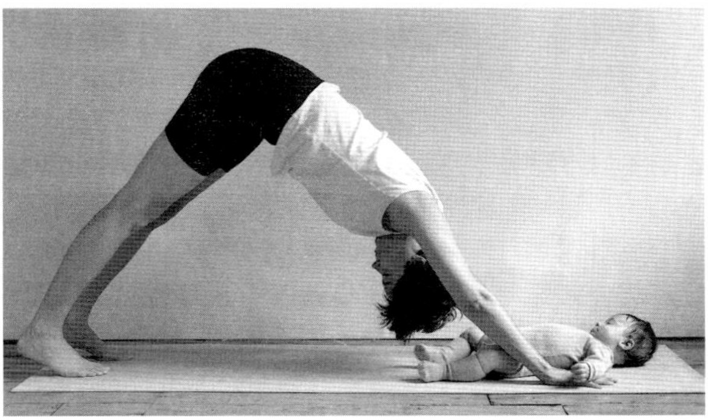

Hundestellung

BEENDEN

HUNDESTELLUNG MIT DEM KOPF NACH UNTEN
(Adho Mukha Svanasana)
Gehen Sie im Ausatmen zurück in den Hund.

LIEGESTÜTZ
Atmen Sie in der Hundestellung ein und führen Sie das rechte Bein neben die rechte Hand. Das linke Knie berührt den Boden.

INTENSIVE STRECKUNG *(Uttanasana)*
Atmen Sie ein, setzen Sie das linke Bein zur linken Hand und gehen Sie zurück in die Intensive Streckung. Atmen Sie dann aus.

BERG *(Tadasana)*
Atmen Sie ein und gehen Sie genau so zurück nach oben, wie Sie sich vorgebeugt haben. Atmen Sie aus und senken Sie die Arme an die Seiten Ihrer Oberschenkel.

Wiederholen Sie die gesamte Sequenz. Üben Sie das Ganze zwei- bis viermal. Zum Aufwärmen können Sie den Sonnengruß auch schneller üben.

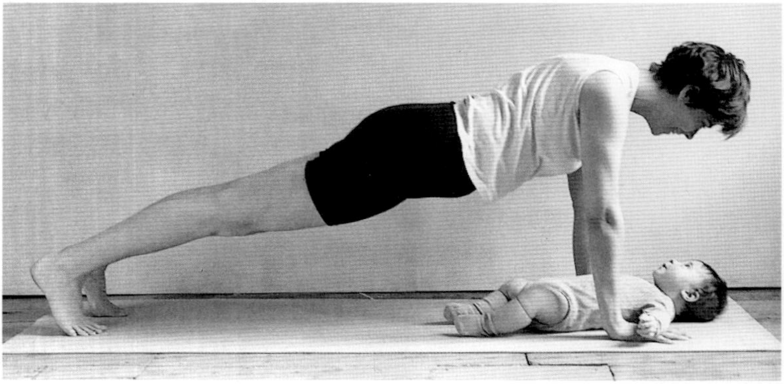

Liegestütz

Die Mächtige *(Utkatasana)*

MAMA

- Stellen Sie sich in die Berg-Haltung, die Füße hüftbreit auseinander.
- Beugen Sie bei einer Einatmung die Knie und knicken Sie in den Hüften ein, als ob Sie sich auf einen Stuhl setzen wollten.
- Ziehen Sie den Nabel zur Wirbelsäule hin ein. Verlagern Sie das Gewicht zu den Fersen und üben Sie *Mula Bandha*, das Beckenbodentraining.
- Atmen Sie in dieser Haltung gleichmäßig – dies ist eine schwierigere *Asana*.

- Wenn Sie Ihr Baby in dieser Haltung tragen, sollten Sie es in die Hüftbeuge nah an Ihre Körpermitte schieben. Falls es am Boden liegt, können Sie Ihre Arme (schulterbreit auseinander) über den Kopf strecken. Sie verlängern dann die Linie, die der Oberkörper bildet.
- Strecken Sie den Oberkopf und die Ohren weiter vom Steißbein weg, um zu verhindern, dass Sie nach hinten umfallen.

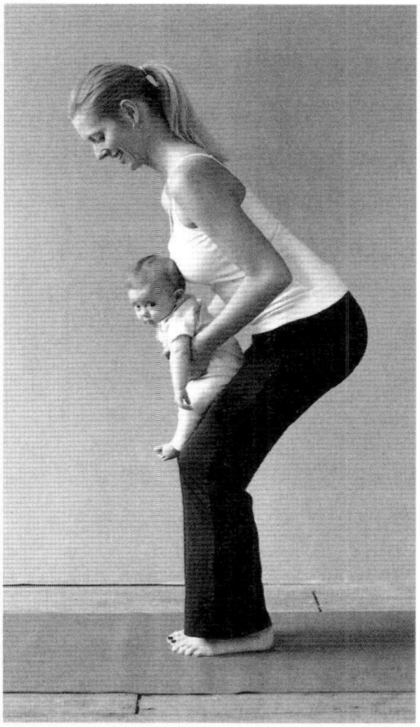

Die Mächtige

Baby

Ihr Baby kann in Ihrem Schoß sitzen und in den Raum blicken oder es kann zwischen Ihren Füßen am Boden liegen.

Ganz wichtig

Halten Sie die Beine parallel.

Was ist, wenn …

Wenn Sie im Lendenwirbelbereich Schmerzen bekommen, kann es sein, dass Sie den Rücken durchgedrückt und die untere Bauchmuskulatur nicht genügend angespannt haben. Ziehen Sie den Nabel zur Wirbelsäule hin ein, lockern Sie die vordere Hüfte und machen Sie das Kreuzbein lang.

Das Gute daran

Diese Haltung macht wirklich warm!

Drehvariation der Mächtigen *(Utkatasana)*

Wenn Sie die Standardversion beherrschen, können Sie diese Variante ausprobieren.

- Wenn Sie in der *Utkatasana*-Haltung sind, legen Sie die Handflächen vor Ihrem Herzen zusammen.
- Lassen Sie die Knie gebeugt und die Bauchmuskulatur angespannt.
- Drehen Sie Ihren Brustkorb um die Wirbelsäule um 90 Grad nach links herum, beugen Sie sich vor und stützen Sie den rechten Ellenbogen auf der Außenseite Ihres linken Knies ab.
- Atmen Sie sich weiter in die Drehung hinein und drehen Sie den Brustkorb noch weiter.
- Achten Sie darauf, dass Ihre Knie parallel bleiben.
- Schauen Sie Ihr Baby an.
- Wiederholen Sie die Übung auf der anderen Seite.

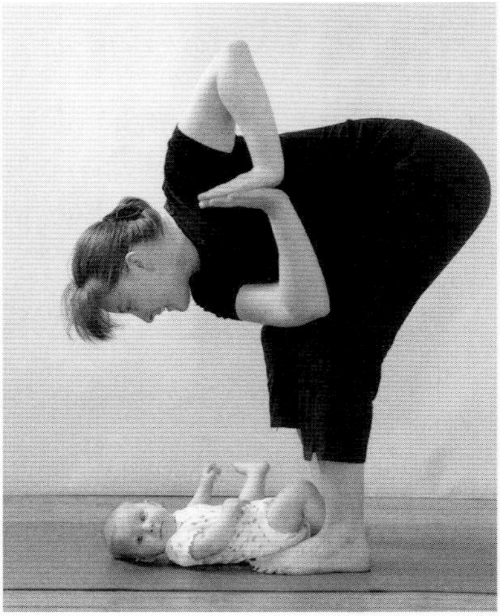

Drehvariation der Mächtigen

Baby-Übung: Kreisen

- Nehmen Sie Ihr Baby mit dem Gesicht zu Ihnen oder zum Raum auf den Arm. Setzen Sie die Füße einen großen Schritt auseinander und schaukeln Sie wie ein Pendel von einer Seite zur anderen. Machen Sie jedes Mal, bevor Sie zur anderen Seite schaukeln, eine kleine Bewegung nach unten. Machen Sie das so lange, wie es Ihnen angenehm ist.

- Lassen Sie das Schaukeln zu einem vollständigen Kreisen nach rechts werden. Kehren Sie zur Mitte zurück und wiederholen Sie den Kreis dreimal. Machen Sie vor jedem neuen Kreis eine kurze Pause. Wiederholen Sie die gesamte Übung auf der linken Seite.
- Wenn Sie die Übung vor dem Spiegel machen, hat Ihr Baby noch mehr Spaß. Achten Sie darauf, dass Sie vor jedem neuen Kreis lange genug anhalten, damit sich die Augen Ihres Babys wieder finden.

1. Krieger *(Virabhadrasana I)*

Mama

- Stellen Sie sich auf die Matte, die Füße etwa 1,20 m auseinander.
- Drehen Sie den rechten Fuß um 90 Grad und den linken um etwa 45 Grad.
- Drehen Sie Ihre Hüften und den Oberkörper zum rechten Fuß.

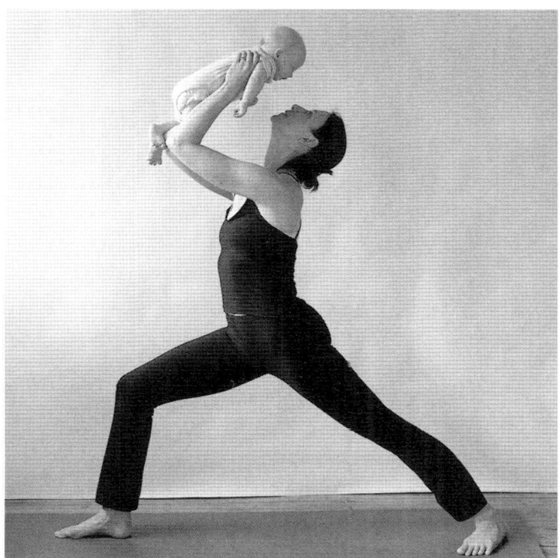

1. Krieger

- Beugen Sie das rechte Knie und versuchen Sie, den rechten Oberschenkel parallel zum Boden zu bringen. Lassen Sie Ihr Knie nicht vor den Fuß wandern. Falls es nötig ist, können Sie die Füße auch noch weiter auseinander bewegen.
- Halten Sie das hintere Bein gestreckt, die Ferse jedoch am Boden.
- Ziehen Sie das Schambein zum Bauchnabel, um mehr Halt zu haben, und machen Sie die Wirbelsäule lang.
- Machen Sie den Brustkorb breit und heben Sie Ihr Herz an.
- Wenn Sie Ihr Baby nicht auf dem Arm haben, sollten Sie Ihre Arme nach vorn oben zur Decke strecken.

BABY

Ihr Baby kann auf Ihrem vorderen Oberschenkel mit dem Gesicht zum Raum sitzen. Es kann üben, seinen Kopf zu halten und zu sitzen, während Sie Ihren Oberkörper zu ihm drehen. Versuchen Sie, es in der Haltung über Ihren Kopf zu heben. Beugen Sie die Arme, um es heranzuziehen und ihm ein Küsschen zu geben.

Ganz wichtig

Versuchen Sie die hintere Ferse am Boden zu lassen. Machen Sie sonst den Schritt kleiner.

Was ist, wenn …

Wenn Sie das Gefühl haben, Ihr Rücken würde zusammengestaucht, haben Sie vermutlich Ihre Schultern zu weit zurückgezogen. Halten Sie die Schultern genau über den Hüften und denken Sie daran, die untere Bauchmuskulatur anzuspannen und die Körpervorderseite anzuheben.

Das Gute daran

Es ist geradezu unmöglich, beide Hüften nach vorn zeigen zu lassen, Sie können das Ihr Leben lang üben.

Variation für die Arme

Wenn Sie Ihr Baby nicht auf dem Arm halten, sollten Sie versuchen, Ihre Hände hinter dem Kopf zu verschränken und die Ellenbogen dabei weit nach hinten zu ziehen. Das streckt die Brustmuskulatur und verbessert die Haltung im oberen Rücken.

Seitliche Intensive Streckung *(Parsvottanasana)*

Mama

- Stellen Sie sich auf, die Füße 90 cm bis 1,20 m weit auseinander.
- Drehen Sie den rechten Fuß um 90 Grad und den linken so weit, bis die Beine beinahe parallel stehen (der hintere Fuß bleibt leicht ausgestellt).
- Drehen Sie die Hüften und den Oberkörper zum rechten Fuß. Legen Sie die Hände an die Hüften und ziehen Sie so die Schultern lang und vom Nacken weg.

Seitliche Intensive Streckung

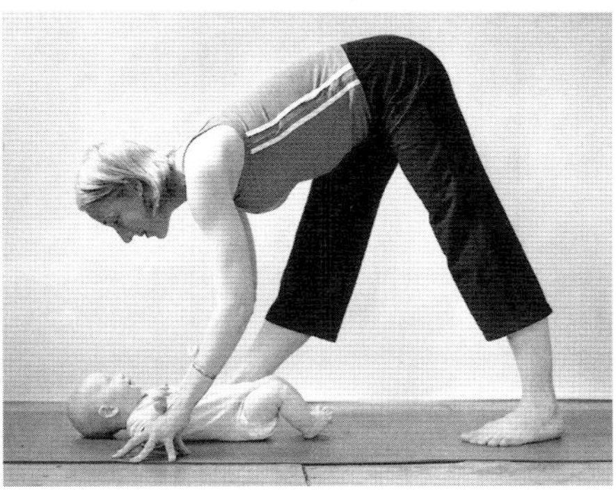

Variation für den Brustkorb

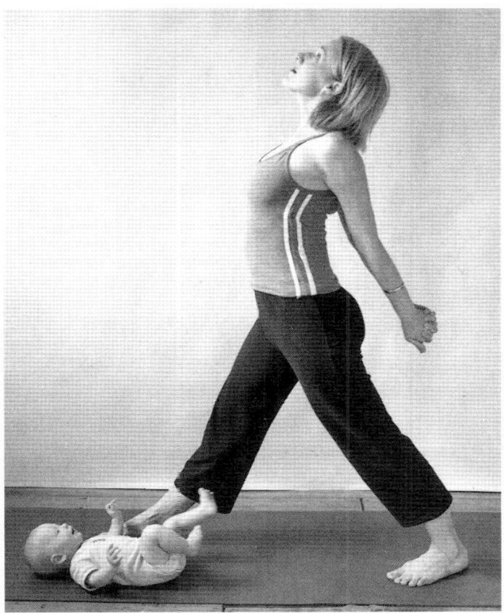

- Drücken Sie die hintere Ferse zum Boden, während Sie den Brustkorb heben und öffnen.
- Knicken Sie nun langsam in der Hüfte ab und beugen Sie sich mit geradem Rücken und geweitetem Brustkorb vor.
- Halten Sie auf halbem Weg zur Intensiven Streckung an, um die Wirbelsäule noch einmal lang zu machen und die Hüften gerade zu rücken. Versuchen Sie zu verhindern, dass Ihre rechte Hüfte nach vorn und zur Seite rutscht.
- Lockern Sie die Haltung und gehen Sie in eine tiefe Intensive Streckung. Das Brustbein streckt sich zum Knöchel, die Hände sind am Boden.
- Verteilen Sie das Gewicht gleichmäßig auf beide Füße.
- Lächeln Sie und küssen Sie Ihr Baby durch die Luft.
- Wiederholen Sie die Übung auf der anderen Seite.

Baby

Ihr Baby liegt auf dem Boden neben Ihrem vorderen Fuß. Beim Vorbeugen können Sie es bei den Händen fassen und seine Ärmchen schlenkern. Ihr Baby kann auch an Ihr Bein gelehnt üben zu sitzen, während Sie es mit den Händen stützen.

Ganz wichtig

Halten Sie Ihre Hüften gerade und zum vorderen Bein hin gerichtet.

Was ist, wenn …

Wenn Sie das Gefühl haben, Ihre Kniesehnen seien zu straff, um sich nach vorn zu beugen, können Sie sich so weit wie möglich mit geradem Rücken vorbeugen, bis Ihre Kniesehnen warm sind.

Das Gute daran

In den Kniesehnen des vorderen Beins können Sie die Dehnung genau spüren.

Variation für den Brustkorb

- Verschränken Sie die Hände unten hinter dem Rücken.
- Strecken Sie die Arme, legen Sie die Handflächen aneinander und heben Sie den Brustkorb.
- Wenn Sie die Hände nicht zusammenbekommen, können Sie auch hinter Ihrem Rücken Ihre Handgelenke oder Ellenbogen umfassen und den Brustkorb heben.
- Strecken Sie die Arme gerade nach hinten und machen Sie den Rücken gerade.
- Heben Sie die Hände zur Decke und öffnen Sie sich noch ein bisschen mehr.
- Lösen Sie die Arm- und Handhaltung und kommen Sie zurück in die aufrechte Haltung.

Gegrätschte Intensive Streckung

(Prasarita Padottanasana)

MAMA

- Stellen Sie sich aufrecht hin, die Füße parallel und etwa einen Meter auseinander.

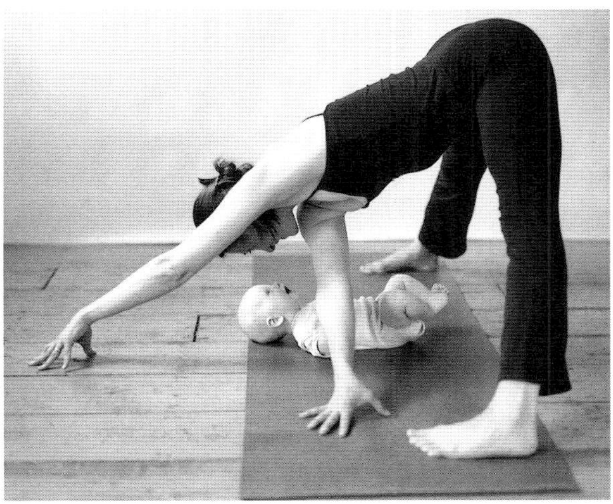

Gegrätschte Intensive Streckung (Variation mit Wirbelsäulendrehung)

- Machen Sie sich groß und heben Sie den Oberkörper über den Hüften, ohne ins Hohlkreuz zu gehen.
- Heben Sie die Kniescheiben und drehen Sie die Innenseiten der Oberschenkel nach hinten ein.
- Beugen Sie sich mit gerader Wirbelsäule zur Matte vor.
- Setzen Sie Ihre Fingerspitzen zu beiden Seiten neben Ihrem Baby am Boden auf.
- Ziehen Sie den Nabel zur Wirbelsäule hin ein.
- Ziehen Sie die Gesäßknochen nach oben und die Fersen nach unten, sodass Ihre Hüften genau über Ihren Fersen bleiben.
- Machen Sie den unteren Rücken breit und lockern Sie die Rückenhaltung. Senken Sie den Kopf zu Ihrem Baby.

Baby

Ihr Baby liegt auf der Matte zwischen Ihren Beinen oder ein wenig vor Ihnen. Streicheln Sie es und sehen Sie ihm in die Augen, während Sie sich vorbeugen.

Ganz wichtig

Halten Sie die Beine gestreckt, die Kniescheiben und den Fußgewölbe angehoben.

Was ist, wenn …

Wenn Sie mit den Händen nicht zum Boden kommen, können Sie die Beine breiter machen oder Ihre Hände auf einen Stuhl oder an die Wand legen.

Das Gute daran

Bei dieser Übung machen Sie eine Menge Dinge auf einmal. Die Hüften und der Rücken werden gut gedehnt, der Bauch wird straffer, der Geist kommt zur Ruhe und das Nervensystem ebenfalls. Außerdem kann man prima Guck-Guck spielen.

Variation mit Wirbelsäulendrehung

- Heben Sie aus der vorgebeugten Haltung Ihren Rücken mit gestreckter Wirbelsäule so an, dass er beinahe parallel zum Boden ist.
- Führen Sie die Hände nach vorn, halten Sie die Hüfte aber über Ihren Fersen.
- Strecken Sie sich von den Fingerspitzen bis zu den Gesäßknochen.
- Gehen Sie zurück in die Intensive Streckung und machen Sie dann eine Drehung mit dem Oberkörper, indem Sie den rechten Arm unter dem linken hindurchstrecken und mit den Fingern zum linken Fuß wandern.

Wirbelsäulendrehung im Sitzen *(Marichyasana III)*

MAMA

- Setzen Sie sich mit gestreckten Beinen auf die Matte.
- Winkeln Sie das rechte Knie zur Decke an und setzen Sie den rechten Fuß auf. Der rechte Knöchel berührt dabei die Innenseite des linken Oberschenkels
- Sitzen Sie aufrecht. Heben Sie den Brustkorb an und stützen Sie sich dabei mit den Händen am angewinkelten Knie ab.
- Drehen Sie sich nun zum angewinkelten Knie hin. Lassen Sie dabei die Wirbelsäule lang.
- Halten Sie sich mit dem linken Ellenbogen oder der Hand am Knie fest.
- Atmen Sie und verstärken Sie beim nächsten Ausatmen die Drehung.
- Lassen Sie die Schlüsselbeine gestreckt, die Taille lang, den Kopf zur Decke gestreckt und die Schultern von den Ohren weg nach unten gezogen.
- Wiederholen Sie die Haltung auf der anderen Seite.

BABY
Ihr Baby sitzt auf dem ausgestreckten Bein. Es blickt entweder nach vorn oder über Ihren linken Arm. Wenn es aufrecht sitzt, können Sie es mit dem Haltearm stützen und sich statt am Knie am Oberschenkel festhalten.

Ganz wichtig
Drücken Sie die Gesäßknochen nach unten und strecken Sie die Wirbelsäule lang nach oben, wenn Sie sich um Ihre Wirbelsäule drehen.

Was ist, wenn …
Wenn es schwer für Sie ist, mit einem gestreckten Bein aufrecht zu sitzen, können Sie sich auf ein Kissen setzen.

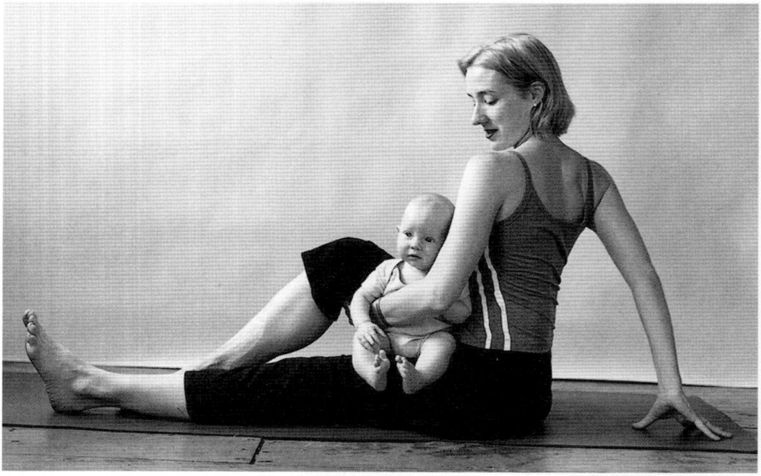

Wirbelsäulendrehung im Sitzen (ein Bein angewinkelt)

Das Gute daran
Da diese Haltung die Muskeln des mittleren und oberen Rückens trainiert, lindert sie auch Schmerzen im Nacken und in den Schultern.

Kopf-Knie-Stellung *(Janu Sirsasana)*

Mama

- Setzen Sie sich mit ausgestreckten Beinen hin. Winkeln Sie das linke Knie an und legen Sie es auf der Seite ab. Ziehen Sie das Knie so weit nach hinten, dass der Winkel zwischen Ihren Beinen mehr als 90 Grad beträgt.
- Der linke Fuß liegt locker auf dem Boden, die linke Ferse berührt den eigenen Oberschenkel in der Nähe des Damms.
- Drehen Sie den Bauch zum gestreckten Bein und strecken Sie den gesamten Oberkörper über das Bein, während Sie den Rücken lang lassen.
- Wenn Sie die Hände frei haben, strecken Sie sie zum Knöchel oder Fuß des gestreckten Beins aus.
- Lassen Sie das gestreckte Bein am Boden liegen und seine Kniescheibe zur Decke weisen.
- Wiederholen Sie die Haltung auf der anderen Seite.

Baby

Ihr Baby liegt auf dem Oberschenkel des angewinkelten Beins und hilft so dabei, das Bein am Boden zu lassen. So trainiert es seinen Rücken, Nacken und die Kopfhaltung.

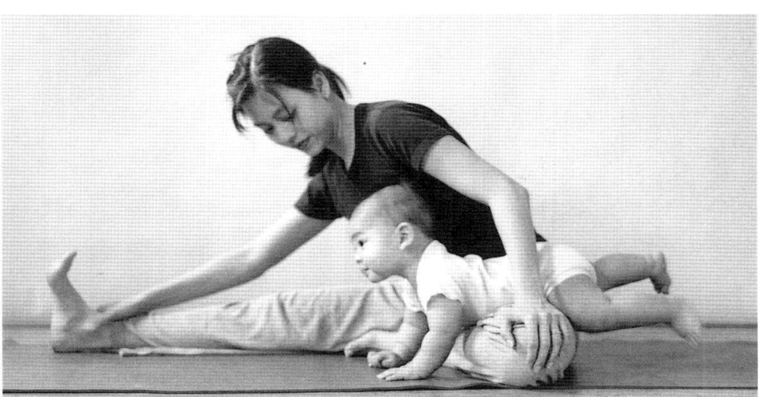

Kopf-Knie-Stellung

Ganz wichtig
Achten Sie darauf, dass Ihr Nabel über der Mitte des gestreckten Beins liegt. Ziehen Sie den Nabel aber zur Wirbelsäule hin ein.

Was ist, wenn …
Wenn Ihr angewinkeltes Bein oder die Hüfte nicht am Boden bleibt, lösen Sie die Drehhaltung, rücken Sie die Gesäßknochen zurecht und versuchen Sie es noch einmal.

Das Gute daran
Diese *Asana* ist eine gute Rückbildungsübung, denn Sie bringt Ihre während der Schwangerschaft verschobenen Organe zurück in die Körpermitte.

Heuschrecke *(Shalabhasana)*

Mama

- Legen Sie sich mit gestreckten und geschlossenen Beinen auf den Bauch.
- Legen Sie die Hände neben sich auf der Matte ab, die Handflächen zeigen nach oben.
- Drücken Sie mit dem Schambein gegen die Matte und strecken Sie den Lendenwirbelbereich. Heben Sie nun Oberkörper und Beine vom Boden ab.

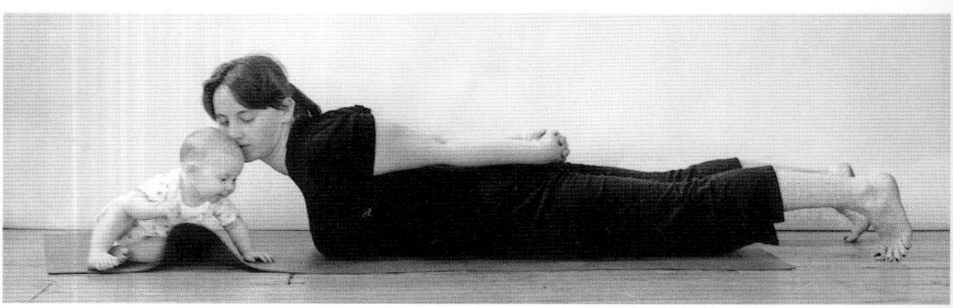

Heuschrecke mit Variation für den Brustkorb

- Strecken Sie die Knöchel lang nach hinten vom Körper weg und schieben Sie den Kopf nach vorn.
- Versuchen Sie die Schultern ebenso weit vom Boden abzuheben wie die Füße.

Baby

Ihr Baby liegt mit dem Gesicht zu Ihnen bäuchlings auf der Matte: Jetzt ist wieder Bauchlage angesagt!

Ganz wichtig

Halten Sie Ihren Kopf so, dass er die Linie, die Ihre leicht gebogene Wirbelsäule bildet, fortführt. Ihr Kopf soll nicht nach vorn absinken.

Was ist, wenn …

Wenn sich Ihre Beine auseinander bewegen, sollten Sie sie ein wenig senken und die Innenseiten der Oberschenkel zueinander ziehen. Versuchen Sie es nun noch einmal, die Beine höher zu heben.

Das Gute daran

Nicht zu glauben, wie anstrengend das sein kann!

Variation für den Brustkorb und die Beine

- Verschränken Sie die Hände hinter dem Rücken und strecken Sie die Arme.
- Strecken Sie die Hände weit weg von den Schultern, um Ihren Oberkörper zu heben und zu öffnen. Lockern Sie danach die Haltung wieder.
- Legen Sie die Hände unter Ihren Kopf und die Stirn darauf ab.
- Drücken Sie Ihre Beine zusammen und winkeln Sie die Knie so an, dass die Fußsohlen zur Decke zeigen.
- Heben Sie nun Ihre Knie und Oberschenkel von der Matte ab.

Baby-Übung: Heuschrecke

Wie gesagt sprechen nicht alle Babys gleich auf die Bauchlage an, aber mit ein bisschen gutem Zureden schaffen sie es meist. Interessanterweise mögen oft diejenigen Babys, die wegen ihrer Bauchschmerzen viel weinen, die Bauchlage gern, während die pflegeleichteren Babys sie nicht schätzen. Auch ein verstimmtes Baby wird sich daran gewöhnen und die Wirkung der Übung ist ein bisschen Aufwand allemal wert. Wenn Ihr Baby protestiert, sobald Sie es auf den Bauch legen, sollten Sie es anfangs mit ein paar Augenblicken bewenden lassen und es viel loben.

MAMA
Setzen Sie sich bequem hin.

BABY
Ihr Baby liegt auf dem Bauch mit den Füßen zu Ihnen.

FÜR BABYS BEINE

- Winkeln Sie sein rechtes Knie behutsam so weit an, dass Ober- und Unterschenkel einen rechten Winkel bilden und die Fersen zum Po zeigen.
- Halten Sie nun die Knöchel fest und beschreiben Sie kleine Kreise in beide Richtungen. Beugen und strecken Sie danach den Fuß.
- Lockern Sie dann das Bein und nehmen Sie das andere.
- Heben und strecken Sie jedes Bein abwechselnd dreimal.
- Führen Sie sanft die Fersen zusammen und reiben Sie dann die Zehen und danach die Fußsohlen gegeneinander.

MAMA
Legen Sie sich so auf den Bauch, dass Sie Ihrem Baby ins Gesicht schauen.

Für Babys Arme

- Ihr Baby liegt ebenfalls auf dem Bauch und sieht Sie an.
- Öffnen Sie seine Finger und legen Sie seine Handflächen neben seinen Schultern auf die Matte (siehe Seite 47).
- Wenn sich seine Finger nicht lösen, können Sie die Handöffnungs-Technik aus der Baby-Übung von Seite 46) anwenden.
- Bald schon wird Ihr Baby anfangen, sich mit den Händen vom Boden abzustemmen. Es wird den Kopf heben, um sich umzusehen.
- Spielen Sie Guck-Guck, während Sie beide in der Heuschrecken-Haltung sind.

Baby-Übung: Krabbeln

- Ihr Baby liegt auf dem Bauch mit den Füßen zu Ihnen.
- Legen Sie seine Hände davor auf den Boden und winkeln Sie seine Knie nun nacheinander sanft zu den Seiten hin an. Seine Füße kommen so an seinen Po.
- Legen Sie Ihre Handflächen nun gegen seine Fußsohlen und üben Sie sanften Widerstand aus, wenn es versucht, sich fortzubewegen. Sie können ein Spielzeug, das es gern mag, vor ihm auf den Boden legen. Wenn es dem näher kommt, wird ihm die Fortbewegung noch mehr Spaß machen.

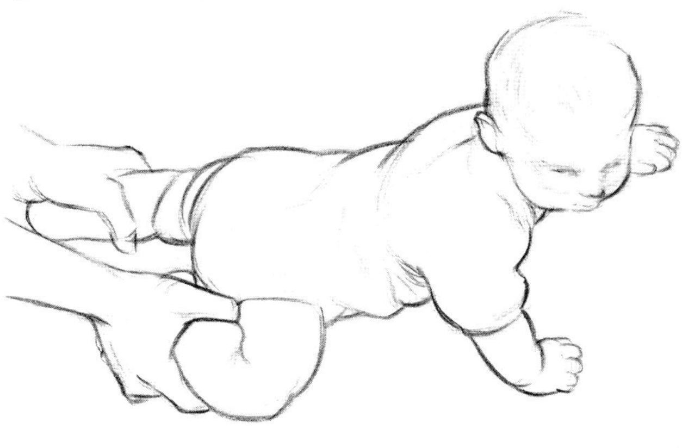

Krabbelndes Fröschchen

Bogen *(Dhanurasana)*

Mama

- Legen Sie sich entspannt auf den Bauch, die Beine liegen hüftbreit auseinander.
- Winkeln Sie die Beine zum Gesäß hin an und greifen Sie nach hinten, um mit den Händen Ihre Knöchel zu umfassen.
- Heben Sie den Kopf, den Brustkorb und die Oberschenkel vom Boden ab, sodass Ihr Körper einen Bogen beschreibt.
- Drücken Sie die Füße in Ihre Hände, um den Kopf und Brustkorb noch höher zu heben.
- Heben Sie Ihre Füße ebenso hoch wie Ihre Schultern.
- Drücken Sie das Schambein zur Matte, um den Lendenwirbelbereich flach zu lassen.
- Ziehen Sie die Schultern von den Ohren weg nach unten, machen Sie den Brustkorb groß und lassen Sie Ihre Schulterblätter im Rücken herabgleiten.
- Ihr Kopf strebt nach oben, nicht nach hinten.
- Achten Sie darauf, dass Ihre Knie nicht allzu weit auseinander gehen. Wenn Ihre Füße sich berühren können, können Sie das Spreizen so eingrenzen.

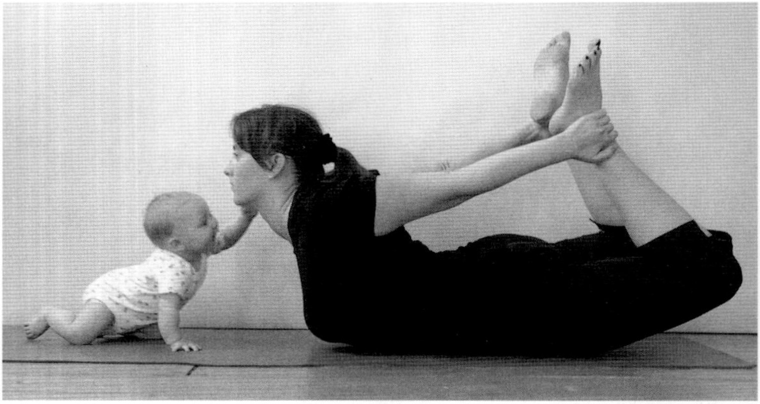

Bogen

- Lösen Sie mit einer Ausatmung die Haltung auf, indem Sie langsam zurück zum Boden gehen, bevor Sie die Hände von den Füßen lösen. Lassen Sie die Füße nicht einfach aus den Händen springen.
- Schaukeln Sie die Hüften hin und her, um den Lendenwirbelbereich zu lockern.
- Schieben Sie sich zurück in Kindstellung, um die Rückenmuskulatur zu entspannen.

BABY

Ihr Baby liegt auf dem Bauch mit dem Gesicht zu Ihnen. So kann es üben, sich auf alle viere zu stemmen.

Ganz wichtig

Drücken Sie das Schambein in die Matte, um mehr Halt zu haben. Heben Sie den Kopf und atmen Sie tief und gleichmäßig, während Sie die Schlüsselbeine breit machen. Vielleicht schaukeln Sie ja durch Ihren eigenen Atem vor und zurück.

Was ist, wenn …

Wenn Ihr Knie in dieser Haltung schmerzt, können Sie die Knie auch mehr als hüftbreit auseinander halten.

Das Gute daran

Ihr Baby und Sie schauen sich tief in die Augen.

Variation – nicht ganz so anstrengend

- Legen Sie sich wie beim Bogen flach auf den Bauch.
- Greifen Sie nun mit einer Hand den Fußknöchel derselben Seite und lassen Sie den anderen Arm und das andere Bein ausgestreckt.
- Drücken Sie den Fuß in die Hand, um so den Oberschenkel und den Brustkorb vom Boden abzuheben.
- Achten Sie darauf, dass Sie die Hüften gerade halten und das Steißbein zum Schambein hin strecken.

- Lassen Sie das gestreckte Bein am Boden und stützen Sie mit dem gestreckten Arm den Oberkörper ab.
- Ihr Kopf bildet zusammen mit der Wirbelsäule eine Linie. Wechseln Sie auf die andere Seite und wiederholen Sie die Übung.
- Versuchen Sie auch einmal, den gestreckten Arm und das gestreckte Bein gleichzeitig mit dem gebeugten Bein anzuheben.

Kamel *(Ushtrasana)*

Mama

- Knien Sie sich mit leicht geöffneten Beinen hin. Die Füße sind gestreckt, die Oberseite der Zehen und Fußballen drücken gegen die Matte. Halten Sie die Hüften genau über den Knien.
- Ziehen Sie die Oberschenkelmuskeln nach oben und machen Sie das Kreuzbein lang, um Ihr Becken über den Knien zu stabilisieren, während Sie das Brustbein zur Decke schieben. Ziehen Sie die Schulterblätter zurück, während das Brustbein nach oben gleitet, und halten Sie den Kopf auf einer Linie mit der Wirbelsäule. Sehen Sie an die Decke und machen Sie Ihren Brustkorb immer weiter.
- Greifen Sie hinter sich und fassen Sie mit den Händen Ihre Fersen.
- Achten Sie darauf, dass Ihre Wirbelsäule im Lendenwirbelbereich lang bleibt und Sie sie durch die Muskulatur unterstützen, damit der Rücken nicht zu stark belastet wird.
- Lösen Sie die Haltung, indem Sie mit den Augen an der Decke entlang nach vorn fahren, den Kopf folgen lassen und schließlich den Rücken in die Ausgangshaltung bringen. Setzen Sie sich auf Ihre Fersen, um den unteren Rücken zu entspannen.

Baby

Ihr Baby liegt entweder vor oder hinter Ihnen.

Ganz wichtig
Ihre Hüften müssen genau über den Knien sein, damit die Bänder im Knie nicht überansprucht werden.

Was ist, wenn …
Wenn Ihr Rücken im Lendenwirbelbereich schmerzt, sollten Sie die Hände nicht bis zu den Füßen herunterstrecken. Sie können sie zunächst auch am Po abstützen, wenn Sie sich zurückbeugen. Wenn Ihr Rücken und Ihr Bauch kräftiger und beweglicher werden, können Sie langsam anfangen, sich bis zur vollen Kamel-Haltung vorzuarbeiten.

Das Gute daran
In dieser Haltung lernen Sie, wie man den Brustkorb mithilfe der Rückenmuskulatur öffnet.

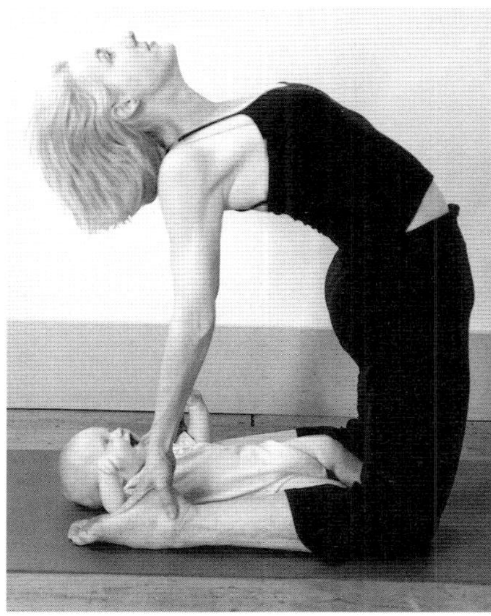
Kamel

Eine Brücke bauen (*Setu Bandhasana*)

Mama

- Legen Sie sich auf den Rücken, ziehen Sie die Knie an und setzen Sie die Füße nahe bei den Gesäßknochen auf. Atmen Sie ein und aus und ziehen Sie dabei den Nabel zur Matte hin ein. Ihre Hände liegen neben Ihnen.
- Halten Sie die Knie parallel und drücken Sie die Gelenke der großen Zehen zum Boden.

- Machen Sie sich an den Schlüsselbeinen breit und lassen Sie die Schulterblätter unter Ihren Körper gleiten. Pressen Sie die Füße auf die Matte, um die Hüften anzuheben, und rollen Sie den Rücken langsam über die Wirbelsäule nach oben.
- Stellen Sie sich vor, dass Ihre Hüftknochen zur Decke streben und Ihre Oberschenkel sich längs nach innen drehen.
- Bleiben Sie in der Haltung und spüren Sie, wie Ihre Beinrückseiten und Ihre Gesäßmuskeln arbeiten.
- Rollen Sie nun ganz langsam wieder ab und spüren Sie, wie ein Wirbel nach dem anderen die Matte wieder berührt.
- Wiederholen Sie die Haltung mehrmals.

Baby

Ihr Baby sitzt, von Ihren Händen und Oberschenkeln gestützt, auf Ihrem Bauch.

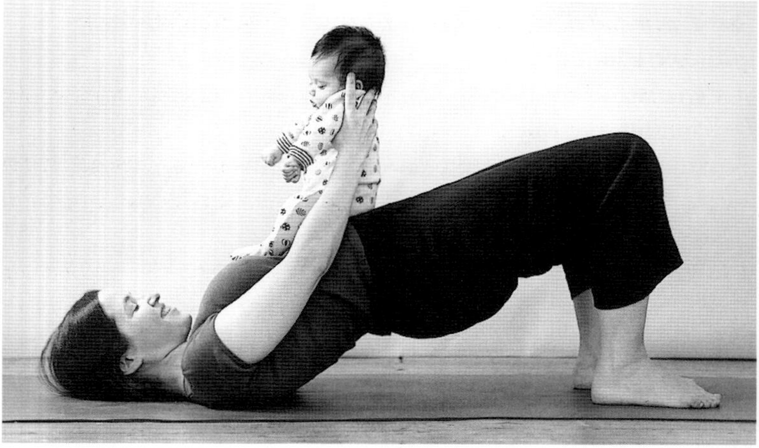

Eine Brücke bauen (mit angehobenen Hüften)

Ganz wichtig

Ziehen Sie den Bauch zur Wirbelsäule und machen Sie Ihr Steißbein lang, damit Sie fließend über die gesamte Wirbelsäule zurückrollen und Ihr Rücken sich nicht über dem Boden wölbt.

Was ist, wenn …
Wenn Ihr Lendenwirbelbereich sich stark beansprucht anfühlt, sollten Sie Ihre Füße stärker in die Matte pressen, damit Sie Ihren Rücken lang machen können. Üben Sie in diesem Fall nicht die Variationen dieser Haltung.

Das Gute daran
Diese *Asana* wirkt sehr tröstlich.

Variation zur Kräftigung der oberen Bauchmuskulatur (für Mamas)

- Ziehen Sie, flach auf dem Rücken liegend, mit einer Ausatmung den Nabel zur Wirbelsäule.
- Heben Sie den Kopf und schauen Sie Ihren Körper entlang, während Sie so die obere Bauchmuskulatur stärken.

Variation zur Kräftigung der unteren Bauchmuskulatur (für Mamas)

- Beginnen Sie in Rückenlage. Die Füße zeigen zur Decke, die Knie dürfen dabei leicht gebeugt sein.
- Ihr gesamtes Kreuzbein hat Kontakt zum Boden. Bringen Sie aus dieser Haltung ein Bein langsam zum Boden (es muss ihn aber nicht berühren).
- Heben Sie das Bein langsam wieder zum oben gebliebenen Bein an.
- Wiederholen Sie die Übung mit dem anderen Bein. Das ist dann ein Zyklus. Machen Sie drei ganze Zyklen.

Baby-Übung in der Brückenbau-Haltung

FLIEGER-BABY II

Diese Übungen bauen auf den Flieger-Übungen aus Kurs 1 auf. Diese Version beinhaltet etwas kompliziertere Bewegungen und enthält neue Aspekte für Mutter und Kind. Das Baby gleitet weiter durch den Raum und erfährt eine größere Zahl von Spiel- und Bewegungsmöglichkeiten und Sie werden die neu hinzugekommene Kraft in Armen, Beinen und im Oberkörper nutzen.

Diese Phase im Leben Ihres Babys ist eine gute Zeit, um diese Übungen zu probieren, denn es hat nun Kontrolle über seinen Kopf und trainiert die Beugung der oberen Wirbelsäule und des Rückens. Die Bewegungen ermutigen Ihr Baby, seine Gliedmaßen auszustrecken, und es macht Freude, ihm zuzusehen, wie es mit wachsendem Selbstvertrauen seine Umgebung erkundet.

Mama

Legen Sie sich auf den Boden. Ziehen Sie die Knie geschlossen bis zur Brust, die Füße bleiben locker.

Baby

- Ihr Baby liegt bäuchlings auf Ihren Schienbeinen. Ihre Hände halten es zu beiden Seiten seines Brustkastens fest.
- Lassen Sie es sanft auf Ihren Beinen auf und ab reiten. Variieren Sie den Ritt, mal schneller, mal langsamer, mal höher, mal niedriger, mit einer kleinen Pause und wieder von neuem.
- Ziehen Sie die Knie noch weiter zu sich heran und geben Sie Ihrem Baby einen Kuss. Machen Sie das dreimal.
- Strecken Sie Ihre Beine weit weg und ziehen Sie sie wieder heran und geben Sie Ihrem Baby bei jeder »Rückkehr« einen Kuss.

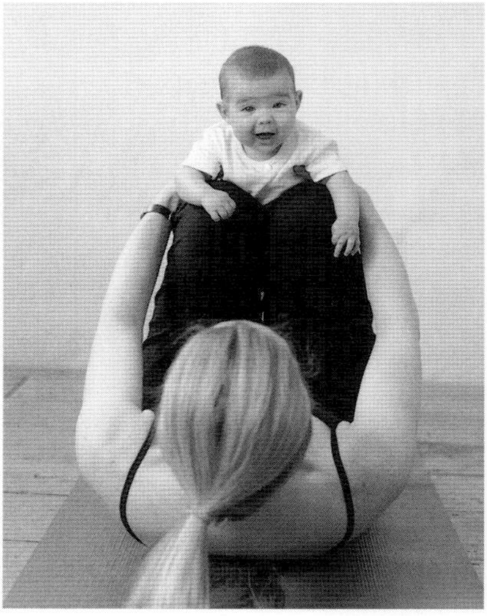

Flieger-Baby

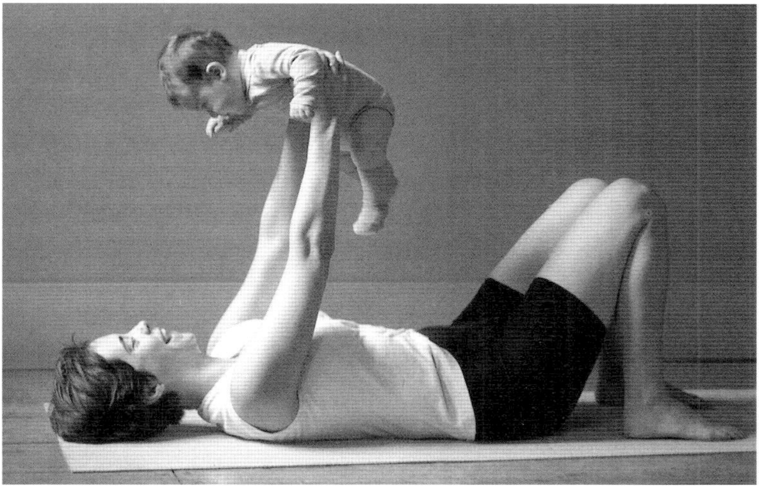

Baby-Presse

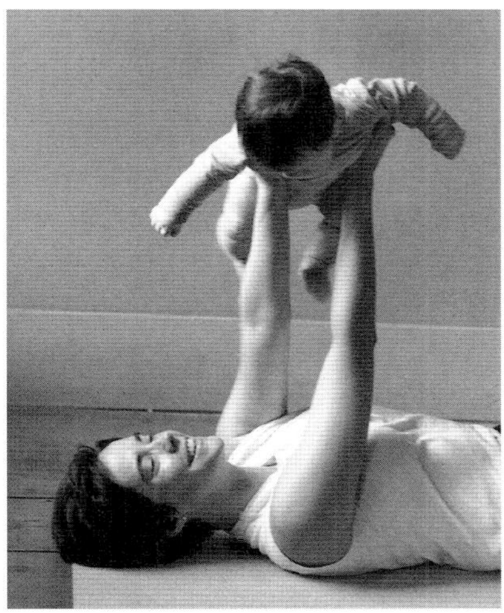

Baby-Presse (eine Acht beschreibend)

- Strecken Sie die Füße zur Decke und machen Sie dabei die Beine gerade.
- Ihr Baby wird dadurch Ihre Beine herabrutschen und geführt von Ihren Händen auf Ihrem Bauch landen. Wiederholen Sie das ein paar Mal.

Baby-Presse

- Nehmen Sie Ihr Baby, während Sie mit aufgesetzten Füßen auf dem Rücken liegen, hoch und halten Sie es mit beiden Händen an den Seiten seines Brustkorbes. Machen Sie nun ein paar Baby-Pressen, indem Sie es über Ihrer Brust hochheben und wieder absenken. Lassen Sie die Schulterblätter am Boden und arbeiten Sie nur mit den Armen.
- Ziehen Sie es zu sich herunter und geben Sie ihm viele Küsschen.
- Heben Sie es wieder hoch und beschreiben Sie mit seinem Kopf eine Acht an der Decke. Es fliegt!
- Führen Sie es zur Mitte zurück und ziehen Sie es zu sich herunter, um mit ihm zu schmusen. Wiederholen Sie die gesamte Übung.

Baby-Eskimorolle

- Umarmen Sie nach der Baby-Presse Ihr Baby auf Ihrer Brust.
- Stellen Sie sich vor, Ihr Körper wäre ein Kanu, rollen Sie hin und her.

Gedrehte Wirbelsäule

Mama

- Legen Sie sich auf den Rücken und setzen Sie die Füße so auf, dass die Beine hüftbreit auseinander sind.
- Legen Sie das rechte Knie über das linke und haken Sie den rechten Fuß um den linken Knöchel. Lassen Sie dann die Knie langsam zur linken Seite sinken, bis sie auf der Matte liegen.
- Ihre Knie sollten auf Taillenhöhe und Ihre Schultern auf gleicher Höhe liegen.
- Diese Übung dreht Ihr Becken nach links und verursacht so eine Drehung des gesamten Oberkörpers.
- Lassen Sie, so weit Sie können, Ihren Oberkörper ganz breit liegen. Ihre Schultern sollten auch beide am Boden liegen. Lassen

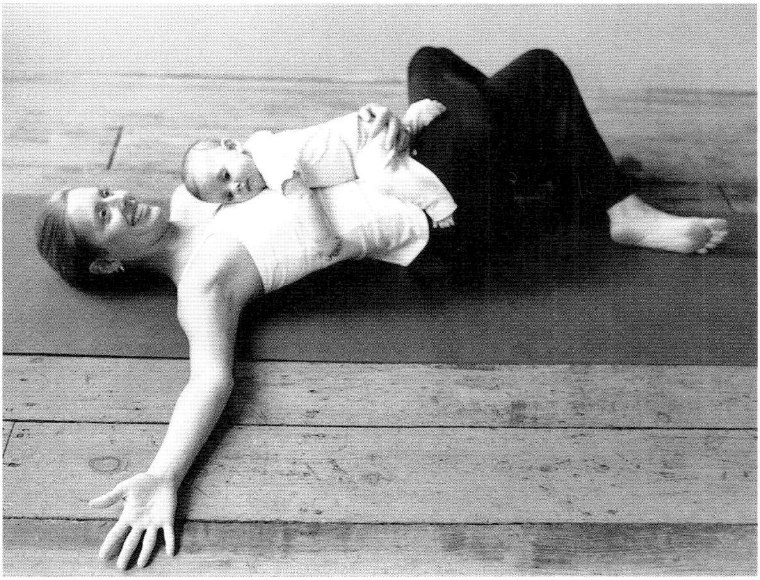

Gedrehte Wirbelsäule

Sie den Bauch locker und spüren Sie die Streckung auf der rechten Seite vom Knie bis zu den Fingerspitzen.

- Wiederholen Sie die Haltung auf der anderen Seite.

BABY

Ihr Baby kann auf Ihrer Brust liegen oder sitzen (das lockert den oberen Rücken) oder auch auf Ihrem Hüftknochen und dazu beitragen, dass Ihre Hüfte zu Boden sinkt und sich entspannt.

Ganz wichtig

Ihr oberer Rücken soll ganz auf der Matte liegen und Ihre Wirbelsäule gestreckt bleiben, damit die Drehung wirkungsvoller wird.

Was ist, wenn …

Wenn sich eine Schulter ständig vom Boden abhebt, können Sie sich ein Kissen unter die Knie legen.

Das Gute daran

Diese Drehübung kann Ischiasschmerzen und Schmerzen im Lendenwirbelbereich lindern. Die Beinhaltung kann bewirken, dass Schwellungen in den Beinen und eventuell sogar Krampfadern zurückgehen.

Ruhehaltung *(Savasana)* *mit unterstützten Beinen*

Mama

- Legen Sie sich mit einem großen Kissen unter den Knien auf den Rücken.
- Wenn Ihre Knie sich nach außen drehen, sollten Sie darauf achten, dass sie nicht vom Kissen fallen.
- Lassen Sie das gesamte Gewicht Ihres Körpers vom Boden tragen.
- Konzentrieren Sie sich auf die Ausatmung, die lang sein soll. Das verlangsamt Ihre Atmung automatisch.

Baby

Ihr Baby kann bäuchlings auf Ihrer Brust liegen, es kann dort trinken oder es kann auch neben Ihnen liegen.

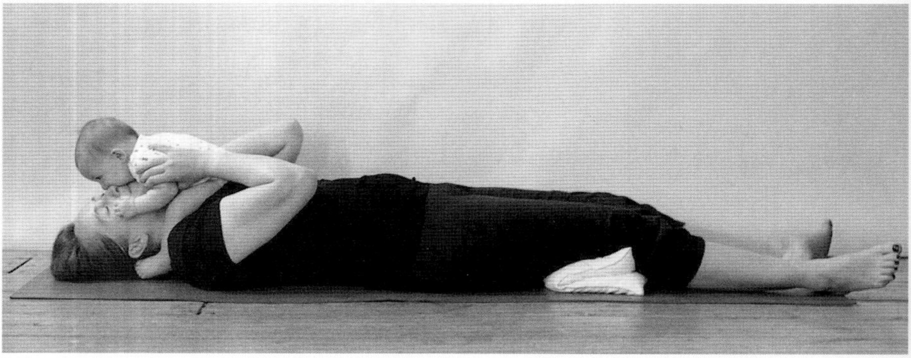

Ruhehaltung (Knie auf einem Kissen)

Ganz wichtig
Entspannen Sie den gesamten Körper und lassen Sie die zuvor geübten Haltungen in Ihrem Körper nachwirken.

Was ist, wenn …
Wenn Ihr Rücken im unteren Bereich schmerzt, können Sie die Knie ein wenig höher legen.

Das Gute daran
Sie können in dieser Haltung sogar ein bisschen dösen. Viele Yogalehrer sind der Ansicht, dass *Savasana* die wichtigste Haltung beim Üben der *Asanas* ist.

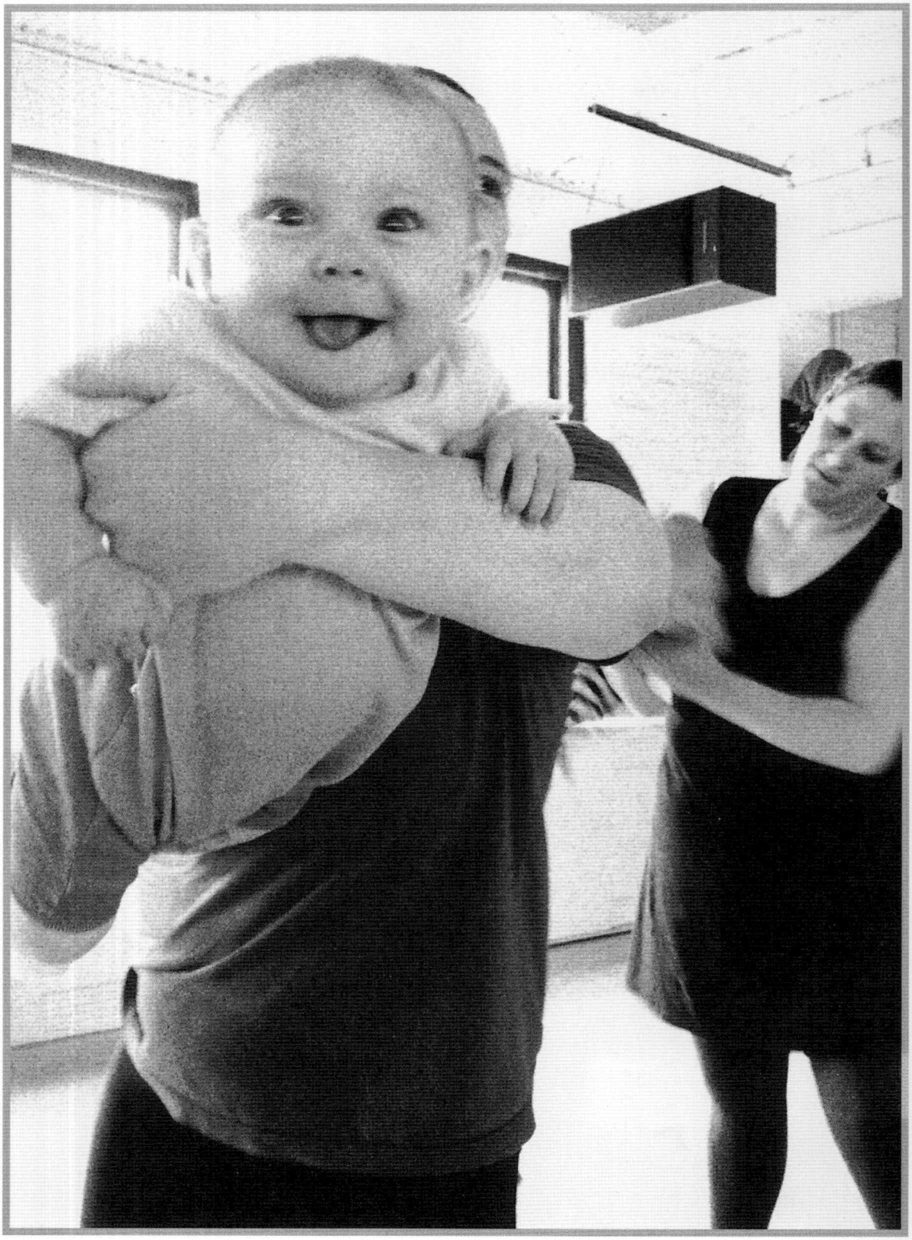

6

Kurs 3
Sechs bis zwölf Monate

Ein Kurs zur Eingewöhnung

Dauer: etwa 45 Minuten

Bleiben Sie drei bis acht Atemzüge lang in jeder Haltung.

- *Atemübung: Unterbrochene Atmung*
- *Sitzhaltung*
- *Gedrehter Aufrechter Winkel*
- *Halbe und ganze Bootshaltung mit Variation*
- *Sonnengruß Teil 3*
- *Dreieck*
- *Gedrehter seitlicher Winkel*
- *Gedrehtes Dreieck*
- *Vorübung zum Handstand und ganzer Handstand*
- *Kuhgesicht*
- *Schranke*
- *Kobra*
- *Bogen*
- *Eine Brücke bauen mit Variationen*
- *Die den Magen umdreht*
- *Kreuzbiegungshaltung*
- *Ruhehaltung*

Kommentar einer Mütter

Ich liebe Yoga und übe so regelmäßig wie möglich. Ich freue mich wirklich immer auf die Baby-Yogastunden, weil sie die richtige Mischung aus ernsthaftem Training und immer neuen *Asanas* sind, damit es nicht langweilig oder beliebig wird. Laura und Sarah schaffen es immer, jedem persönlich Aufmerksamkeit zu widmen, egal wie viele verschiedene Frauen mit unterschiedlichen Bedürfnissen da sind.

NATASHA, *Mutter von Uma*

Multitasking ist ein relativ neues Wort. Es bedeutet, mehrere unterschiedliche Aufgaben gleichzeitig zu bewältigen. Mütter und Kindermädchen von kleinen Kindern wissen seit Jahrhunderten, dass man, kurz nachdem ein Kind geboren wurde, lernen muss, mehrere Dinge gleichzeitig zu tun. Diese Fähigkeit hat man sich im Übrigen sehr schnell anzueignen. Multitasking ist gefragt, wenn man die Stromrechnung überweist, während man Kekskrümel wegfegt, sich fertig anzieht, aufpasst, dass das Baby nicht die kleinen Legosteine verschluckt, die sein großer Bruder mal wieder nicht weggeräumt hat. Ab dem Moment, wo Ihr Kind ein halbes Jahr alt ist, verselbstständigt sich alles.

Kurs 3 ist anstrengend. Wir haben ihn so gestaltet, dass Sie Ihren Körper und Ihre Energie in einer Weise einsetzen können, wie es Ihnen lange nicht möglich war. Der Kurs ist stark auf Dehnungen ausgerichtet, die unserer Beobachtung nach Mütter in dieser Phase sehr mögen. Die Tatsache, dass Sie nun mehr tun können, harmoniert gut mit der wachsenden Mobilität Ihres Kindes, das jetzt robbt, krabbelt oder sogar schon läuft. Genau in dem Moment, wo Ihr Baby sich dafür begeistert, alles zu erreichen, spüren Sie bei sich auch ein neues Gefühl der Beweglichkeit. Nach Monaten, in denen sowohl Ihr Bewegungsspielraum als auch der des Babys stark eingeschränkt waren, erscheinen Ihnen beiden nun die unbegrenzten Möglichkeiten wie ein Wunder.

Ihr Baby hat nun auch mehr davon, auf dem Boden zu spielen, sodass Sie ein gutes Yogagespann sind. Ihr Baby entwickelt seine eigene Art, dabei zu agieren und zu reagieren. Dies ist der Anfang einer wunderbaren, einzigartigen und schwierigen Beziehung. Wir haben den Kurs auf dieser Grundlage gestaltet. Die Haltungen sind nun etwas komplizierter und erfordern mehr Anstrengung, aber Sie bringen durch die Übung auch mehr Kraft. Atmen Sie tief und gleichmäßig und erfreuen Sie sich an Ihrem Körper.

Ihr Baby ist nun körperlich aktiver und benutzt vielleicht bei Standhaltungen Ihre Beine als Haltegriffe und bei Sitzhaltungen Ihren Körper als Klettergerüst. Vielleicht krabbelt es bei der Vorwärtsbeuge auch auf Ihren Rücken und bringt Sie so dazu, sich noch ein bisschen weiter vorzubeugen. Andererseits kann es auch sein, dass Ihr Baby Spaß daran hat, bei Partnerübungen wie in der Vorwärtsbeuge im Sitzen an Ihren Zehen zu knabbern. Lauras Sohn Dylan hat jedes Mal, wenn ihr Gesicht näher kam, mit dem größten Vergnügen ihre Nase gegriffen und liebevoll hineingebissen. Wie Ihr Verhältnis auch immer ist, denken Sie daran, dass all dies wertvolle Zeit ist, in der Sie Ihre Beziehung zueinander vertiefen können. Yoga hat seine ernsten Seiten, aber es sollte Ihnen beiden auch Spaß machen und eine Zeit sein, auf die Sie beide sich freuen.

Der Kurs

Kurs 3 fügt Elemente aus den anderen drei Kursen mit ihren speziellen Besonderheiten zusammen, sodass hier ein Kurs entsteht, der abwechselnd genug ist, um in dieser Phase eine

Herausforderung für Sie darzustellen. Der Sonnengruß macht Spaß und wärmt den Körper schön auf, damit Sie in die darauf folgenden Haltungen gut hineinkommen. Die Haltungen im Stand werden länger gehalten, was gut ist, um Kraft und Ausdauer zu trainieren und die wohltuende Wirkung jeder Haltung besser wirken zu lassen. Wir haben ein paar anspruchsvollere Drehübungen, wie das Gedrehte Dreieck und »Die den Magen umdreht« eingebaut. Sie setzen die begonnene Arbeit in der Bauchgegend durch innere Massage und bessere Durchblutung fort. Haltungen wie Gedrehter seitlicher Winkel und Schranke fühlen sich toll an und straffen und verlängern die Taille. Die Brückenbau-Haltung wird nicht jede von Ihnen mitmachen. Sie fühlt sich großartig an und ist einfach unschlagbar, wenn es darum geht, eine Gegenbewegung zu runden Schultern und einer allgemein krummen Haltung zu schaffen. Wenn aber bei Ihnen durch die Schwangerschaft die lange Bauchmuskulatur auseinander geschoben wurde, sollten Sie hier vorsichtig sein. Sind Ihre Schultern ein wenig steif, wird es schwierig für Sie, Ihre Hände richtig aufzusetzen. Brückenbau-Übungen sind spielerischer, bauen Sie ruhig alte oder neue Variationen ein. Jede Haltung baut entweder auf der vorangegangenen auf oder bildet die Gegenbewegung. Dieser harmonische Kurs kann vom sechsten bis zum zwölften Monat nach der Geburt und darüber hinaus geübt werden. Er kann, solange Sie wollen, das Herzstück Ihrer Yogaübungen sein. Viel Spaß!

Ihr Körper

Sechs bis zwölf Monate nach der Geburt fühlen sich manche Frauen wieder vollkommen hergestellt, die meisten aber haben das Gefühl, sie seien zumindest auf dem Weg dorthin. Wahrscheinlich hat Ihr Kind mittlerweile einen recht verlässlichen Schlafrhythmus und vermutlich hat sich ihr Tagesablauf auch einigermaßen eingespielt. Sie haben wieder das Gefühl, Prioritäten setzen und einen logischen Ablauf bestimmen zu können.

Dies ist auch eine Zeit, in der sich Haltungsgewohnheiten langsam bemerkbar machen. Wenn Sie beispielsweise Ihre Tochter immer auf derselben Hüfte tragen oder Ihr Telefon zwischen Schulter und Ohr klemmen, damit Sie die Hände frei haben, kann es sein, dass Sie nun ein halbseitiges Ziehen in der Wirbelsäule oder eine Verdrehung in der Telefonschulter spüren. Auf diese Weise macht Ihre Rechts- oder Linkshändigkeit Ihrem Körper zu schaffen. Versuchen Sie einmal, Ihre Gewohnheiten zu ändern und das Baby auf die andere Hüfte zu setzen oder mit der anderen Hand zu telefonieren. Das wird sich zunächst komisch anfühlen, aber Sie müssen mit dem zunehmenden Gewicht Ihres Babys umgehen lernen und Ihre Gewohnheiten werden Ihre Probleme nur verstärken. Egal, was Sie gerade tun, heben und drehen, den Kinderwagen zur U-Bahn heruntertragen oder den Kindersitz ins Auto hinein- und wieder herauswuchten, achten Sie darauf, wie Sie sich bewegen. Jede einseitige Bewegung verlangt nach der Gegenbewegung. Die ergibt sich im Leben nicht von allein, daher ist es notwendig, dass Sie beim Yoga eine neutrale Balance in Ihren Körper bringen.

Eine zusammengesunkene Haltung ist heimtückisch. Sie haben so viel zu tun, dass alle Ihre Aufgaben Sie förmlich niederdrücken. Auch Tänzer und Yogis sind übrigens nicht davor gefeit. Die Yogalehrerin Donna Farhi sagt, dass der gesamte Körperausdruck negativ davon bestimmt wird, wenn Herz und Brustkorb nach unten sinken. Das Beste, was Sie tun können, wenn die Schwerkraft und Ihr Kind an Ihnen zerren, ist, sich dieser Haltung zu widersetzen.

Es kann sein, dass Ihr Baby und Sie immer noch nicht durchschlafen. Wenn Sie das empfohlene Nickerchen machen können, solange Ihr Baby schläft, ist das prima, wenn Sie aber auch so den Schlaf nicht nachholen können, sollten Sie immer daran denken, dass Sie so viel tun wie noch nie zuvor. Zweifellos machen Sie all das, was Sie vorher auch schon geschafft haben (vielleicht arbeiten Sie Vollzeit oder halbtags), und dazu stillen Sie und kümmern sich gleichzeitig um einen anderen Menschen. Ein langer, langsamer Atemzug und ein paar Haltungen, die den Brustkorb weiten, helfen Ihnen, wenn Sie sich überfordert fühlen.

Dies ist auch ein guter Zeitpunkt, um die Ihre Fortschritte festzustellen und zu überlegen, an welchen Problemzonen Sie weiterarbeiten möchten. Sie fragen sich vielleicht, ob die Pfunde, die Sie immer noch mit sich herumtragen, jemals verschwinden werden oder ob das jetzt Ihre neue Figur ist. Geben Sie sich selbst noch ein bisschen Zeit und seien Sie vor allem nicht so hart zu sich selbst. Denken Sie daran, dass Ihre Muskeln immer kräftiger werden und ihre Haltung besser wird, dann gehen Sie zuversichtlicher an jede Yogastunde heran. Wir sprechen immer nach jeder Stunde darüber, was wir wieder gut geschafft haben. Tina, eine unserer Kursteilnehmerinnen und Tänzerin in einer Modern-Dance-Truppe, hatte ziemlich schnell wieder erstaunlich viel Kraft zurückerlangt, aber im sechsten und siebten Monat nach der Geburt hat sie jedes Mal gejammert, wenn wir Haltungen übten, bei denen Kraft im Oberkörper benötigt werden. Drei Monate später stand sie als eine der Besten im Liegestütz. Denken Sie daran, dass Sie mit jeder Übungsstunde einen Schritt hin zu Ihrem persönlichen Ziel machen.

Ihr Baby

Der Kurs 3 umspannt einen längeren Zeitraum als die vorangegangenen. Sie sind nun für Ihr Baby die Mitte des Universums und es verlangt nach Ihrer liebevollen und spielerischen Betreuung. Die Entwicklungsschritte scheinen immer schneller vor sich zu gehen. Die ersten Zähne treten zu Tage, und die Laune Ihres Babys spiegelt sein Unwohlsein, wenn der Kiefer schmerzt. Wahrscheinlich sitzt es schon, aber nicht besonders sicher, sodass Sie immer auf dem Sprung sind. Sobald es aber Sicherheit gewonnen hat, wird es anfangen zu robben und dann zu krabbeln. Jede Fertigkeit wird von einer Reihe von Sicherheiten und neuen Unsicherheiten begleitet. Sobald Ihr Baby nicht mehr vollständig auf Sie angewiesen ist, werden Sie jeden kleinen Fortschritt unglaublich und faszinierend finden.

Ihr Baby arbeitet hart daran, die Fähigkeiten, die es erreicht hat, zu perfektionieren und sogleich sein Repertoire zu vergrößern. Die Kraft im Nacken und im Rücken benutzt es nun, um sich im Sitzen aufrecht zu halten. Die Kraft in den Armen, die es trainiert hat, wenn es sich in die Kobra gestützt hat, ist notwendig, um sich auf alle viere zu stützen und dann zu krabbeln oder um sich im Sitzen abzustützen. Bevor sie krabbeln konnte, hat Sarahs Tochter Rosey eine tadellose Hundestellung zustande gebracht. Diese Haltung trainiert die Kraft in den Armen und bereitet die Babys aufs Krabbeln vor. Beim Krabbeln benutzen die Babys Arme und Beine über Kreuz, diese Übungen helfen, dies zu koordinieren. Manche Kinder arbeiten aber auch noch daran, sich mithilfe der Hände vom Bauch auf den Rücken oder, was schwieriger ist, vom Rücken wieder auf den Bauch zu rollen. Die Hände sind eine große Hilfe zur Fortbewegung. Die meisten Kinder wollen mit sechs Monaten stehen, können aber ihr eigenes Gewicht noch nicht tragen und brauchen Ihre Hände als Stütze.

Bei der Feinmotorik arbeiten sie daran, alles zu greifen und anzufassen, und üben den Pinzettengriff. Kinder sind ständig damit beschäftigt, Dinge anzufassen und wieder loszulassen. (Rosey beispielsweise war fasziniert davon, nach lackierten Fußnägeln zu greifen.) Sie können klatschen und haben Spaß an Fingerspielen. Mit neun bis zehn Monaten fangen sie an, sich hochzuziehen und eine Weile lang zu stehen. Ungefähr zu dieser Zeit beginnen sie auch, die Welt alleine zu erkunden. Sie können so viele neue Dinge und möchten sie alle ausprobieren. Die Übungen in Kurs 3 sprechen größeres räumliches Bewegen mit größeren, komplizierteren Bewegungen an. Ihr Baby ist auf dem Weg zur aufrechten Fortbewegung. In diesem Alter spielt es gern Guck-Guck und damit, sich kurz von Ihnen zu trennen, und liebt es, wenn Sie beim Sonnengruß nach unten abtauchen und sich dann wieder aufrichten. Die Rollübung für Babys, die wir in Kurs 2 eingeführt haben und die eine einzige Rollbewegung trainiert hat, wird nun zu einem längeren Rollen entlang Ihrer Beine. Mit Babys in diesem Alter Yoga zu üben macht viel Spaß. Ihr Baby wird Gefallen daran finden, Sie in Bewegung zu sehen und in ein Ereignis eingebunden zu sein, das sich um es herum abspielt.

Atemübung: Unterbrochene Atmung

Diese Atemübung ist besonders gut geeignet, um den Geist zu beruhigen und die Gedanken nicht mehr abschweifen zu lassen. Wie alle Atemübungen können Sie auch diese im Sitzen oder im Liegen machen. Wir empfehlen jedoch, diese in der *Savasana*-Haltung (Entspannungshaltung) auszuführen, weil sie recht anspruchsvoll ist und der Atem kurz angehalten werden muss. Entspannen Sie Ihren Körper und konzentrieren Sie sich auf Ihren Atem. Stellen Sie sich beim Einatmen vor, dass Sie die Luft langsam schlürfen, statt sie herunterzuschlingen. Lassen Sie die Luft beim Ausatmen langsam wieder entweichen, anstatt sie auszustoßen. Sie können zwischen den beeinflussten Atemzyklen auch, falls nötig, einen gleichmäßigen Atemzug machen und dann wieder in die Atemübung zurückkehren. Stellen Sie sich bei der Übung vor, dass Sie zuerst den Bauch und dann erst den Brustkorb mit Luft füllen.

- Legen Sie sich mit einem Kissen unter dem Rücken auf den Boden (siehe »Im Liegen den Brustkorb öffnen« Seite 220).
- Entspannen Sie Ihren gesamten Körper, besonders die Augen und die Kehle.
- Atmen Sie nur durch die Nase aus. Achten Sie beim Ausatmen darauf, dass die Luft langsam und kontrolliert entweicht.
- Atmen Sie durch die Nase ein und zählen Sie dabei bis zwei. Versuchen Sie nicht, die Lungen voll zu atmen. Machen Sie dann eine Atempause, in der Sie ebenfalls bis zwei zählen.
- Atmen Sie nochmals ein und zählen Sie dabei bis zwei und machen Sie danach noch eine Pause bis zwei. Ihr Atem steht nun höher in Ihrer Brust.
- Atmen Sie noch einmal bis zwei ein und machen Sie noch eine Pause bis zwei. Nun sind Ihre Lungen gefüllt.
- Atmen Sie alle Luft aus.
- Wiederholen Sie fünf ganze Zyklen (drei kurze Einatmungen und ein langes Ausatmen bilden einen Zyklus).
- Lassen Sie danach einige Atemzüge lang fließen.

Sitzhaltung *(Siddhasana)*

Mama

- Setzen Sie sich in den Schneidersitz oder eine andere Sitzhaltung mit gekreuzten Beinen.
- Heben Sie den Brustkorb und machen Sie sich entlang der Schlüsselbeine breit.
- Verteilen Sie Ihr Gewicht gleichmäßig auf beide Gesäßknochen.
- Lockern Sie die Schulterblätter in Ihrem Rücken.
- Machen Sie die Wirbelsäule vom Steißbein bis zum Scheitel lang.
- Atmen Sie durch die Nase ein und tönen Sie beim Ausatmen Ihrem Baby ein *Om* entgegen.
- Machen Sie danach Ihr Beckenbodentraining.

Baby

Ihr Baby kann entweder auf Ihrem Schoß sitzen oder vor Ihnen auf der Matte liegen. Halten Sie durch Berührungen, Blicke oder Töne Kontakt.

Ganz wichtig

Kommen Sie vor dieser Übung ganz zur Ruhe.

Was ist, wenn …

Wenn es Ihnen schwer fällt, aufrecht zu sitzen, können Sie sich ein Kissen unterlegen.

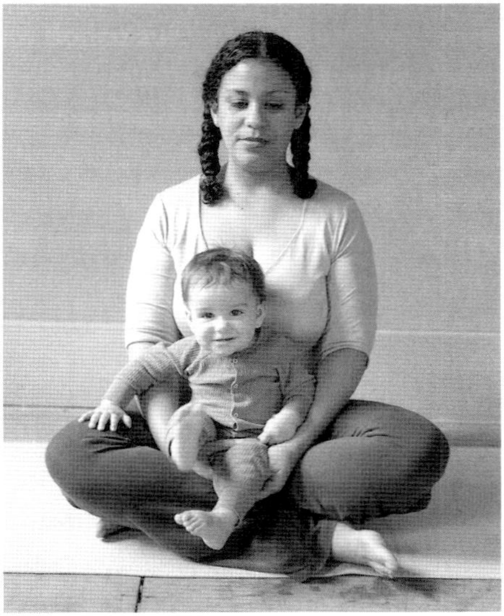

Sitzhaltung

Das Gute daran
Nach dieser Haltung fühlen Sie sich vollkommen friedlich.

Variation, um die Wirbelsäule aufzuwärmen

- Setzen Sie sich in *Siddhasana* hin.
- Heben Sie den linken Arm über den Kopf und lehnen Sie sich nach rechts.
- Die Schulterblätter gleiten abwärts, während Sie sich nach rechts dehnen.
- Gehen Sie zur Mitte zurück und neigen Sie sich dann nach links, den rechten Arm über dem Kopf.
- Kommen Sie wieder zur Mitte zurück und lehnen Sie sich zur ersten Seite. Statt dann über die Mitte die Seite zu wechseln, bringen Sie den linken Arm und den Oberkörper nach vorn und dann zur linken Seite. Heben Sie dann den rechten Arm nach links oben.
- Üben Sie jede Variation viermal.

Gedrehter Aufrechter Winkel *(Upavistha Konasana)*

MAMA

- Setzen Sie sich mit weit gespreizten Beinen auf den Boden. Die Beine sind gerade, die Knie und die Zehen zeigen nach oben.
- Drehen Sie den Oberkörper und legen Sie die Hände zu beiden Seiten des rechten Beins ab.
- Machen Sie die Wirbelsäule lang und verteilen Sie Ihr Gewicht gleichmäßig auf beide Gesäßknochen.
- Drücken Sie Ihre linke Hüfte in die Matte, während Sie sich nach rechts drehen. Drehen Sie beide Seiten des Brustkorbs zum Bein.
- Beugen Sie sich über das Bein, Ihr Nabel strebt zur Mitte des Oberschenkels, das Brustbein zum Knöchel.
- Lassen Sie die Arme am Bein entlangwandern. Spüren Sie, wie die Seiten Ihrer Wirbelsäule immer länger und flacher werden,

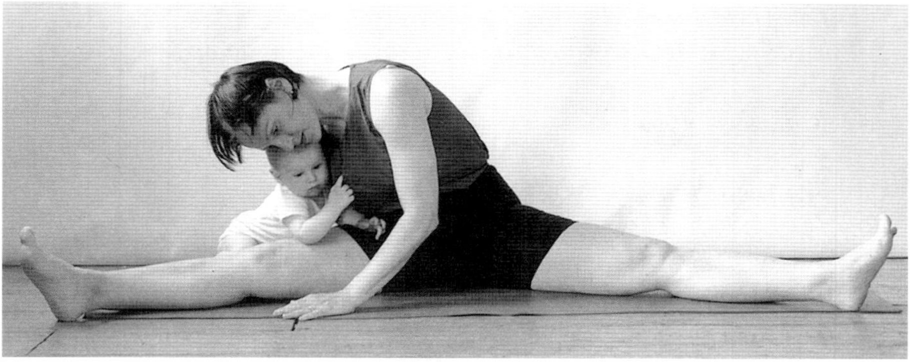

Gedrehter Aufrechter Winkel

je weiter Sie sich in die Haltung atmen. Die Vorderseite Ihres Körpers bleibt gestreckt.

- Lockern Sie den Bauch und die Hüften.
- Atmen Sie ein und wiederholen Sie die Haltung auf der anderen Seite.

Baby

Ihr Baby kann auf dem freien Bein liegen, seine Brust auf Ihrem Oberschenkel. Seine Arme greifen nach dem Boden, während auch Sie Ihren Oberkörper strecken. Sein Gewicht wird es Ihnen erleichtern, den Oberschenkel am Boden zu lassen, während es seinen Oberkörper kräftigt. Sie können Ihr Baby auch an die Innen- oder Außenseite des Beins legen, über das Sie sich beugen, und es kitzeln und Hallo sagen, wenn Ihr Gesicht ihm näher kommt.

Ganz wichtig

Lassen Sie die Wirbelsäule lang und drücken Sie beide Gesäßknochen in die Matte.

Was ist, wenn …

Wenn Ihr unterer Rücken in dieser Haltung rund wird, können Sie sich auf ein Kissen setzen, um die Hüften ein wenig anzuheben.

Das Gute daran

Je mehr Sie den Bauch entspannen, desto intensiver die Drehbewegung.

Halbe und ganze Bootshaltung *(Navasana)*

MAMA

- Setzen Sie sich auf die Matte, die Füße vor sich aufgestellt.
- Halten Sie sich mit den Händen an den Außenseiten der Oberschenkel fest und heben Sie den Brustkorb.
- Halten Sie die Bauchmuskulatur angespannt und den Brustkorb angehoben und heben Sie nun die Füße ein wenig vom Boden ab.
- Lassen Sie den Oberkörper leicht nach hinten kippen, um im Gleichgewicht zu bleiben. Lassen Sie den unteren Rücken nach oben innen wandern.
- Versuchen Sie, Ihre Schienbeine so weit anzuheben, dass Sie parallel zum Boden schweben und strecken Sie die Hände zu den Füßen aus.

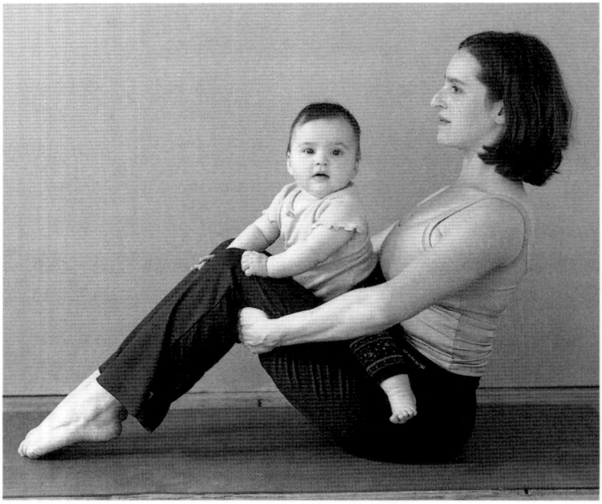

Halbe Bootshaltung

- Strecken Sie nun die Beine, sodass Ihre Silhouette ein V bildet (ganze Bootshaltung).

Baby

Ihr Baby sitzt auf Ihrem Schoß und blickt in den Raum. Wenn Sie die Hände frei haben, können Sie die Arme zu den Schienbeinen strecken. Die Handflächen weisen dabei nach innen. Zur Entspannung legen Sie Ihre Beine lang auf die Matte und bringen den Oberkörper in die Vorwärtsbeuge und geben Ihrem Baby einen Kuss.

Ganz wichtig

Der Lendenwirbelbereich muss angehoben bleiben.

Was ist, wenn …

Wenn Sie das Gefühl haben, nach hinten umzukippen, können Sie sich mit den Händen hinter den Hüften abstützen.

Das Gute daran

Das ist eine gute Übung für Ihren Bauch und die Wirbelsäule. Ihr Baby wird die Bewegung mögen.

Roll-Variation

- Ihr Baby liegt bäuchlings auf Ihren Schienbeinen.
- Halten Sie seinen Brustkorb fest.
- Krümmen Sie den unteren Rücken, rollen Sie sich langsam Wirbel für Wirbel ab und nehmen Sie Ihr Baby mit.
- Geben Sie ihm einen Kuss, während Sie abrollen.
- Benutzen Sie Ihre Bauchmuskulatur und das Gewicht Ihres Babys, um in die Sitzposition zurückzukehren.
- Wiederholen Sie die Übung fünfmal.

Baby-Übung in der Bootshaltung

Die Babys sind in Kurs 3 versetzt worden und dürfen nun während der Baby-Übungen auf Ihrem Schoß sitzen. In diesem zweiten halben Jahr seines Lebens strebt Ihr Baby nach Unabhängigkeit. Zunächst kann es vielleicht noch nicht ohne Ihre Hilfe sitzen, aber das wird schon bald kommen. Machen Sie diese Übungen hin und wieder vor dem Spiegel. Babys finden es toll, ihr Spiegelbild anzusehen. Viele der Übungen sind neu, einige sind Variationen von bekannten Übungen.

Baby

Setzen Sie sich mit gestreckten Beinen auf den Boden. Ihr Baby sitzt auf Ihrem Schoß.

Für Babys Arme: Hände öffnen und schliessen mit Variationen

- Nehmen Sie die Hände Ihres Babys und öffnen und schließen Sie sie sanft.
- Sie können die Arme auch übereinander legen und mal den einen, mal den anderen obenauf legen.
- Als Variation können Sie es auch in die Hände klatschen lassen.
- Drehen Sie seine Hände um die Querachse. Legen Sie ihm dann seine Hände auf den Bauch und lassen Sie sie über seinen Oberkörper zum Mund wandern und helfen Sie ihm, Kusshändchen zu werfen.
- Lassen Sie es ausprobieren, wie es sich anfühlt, das eigene Gesicht, die Ohren, Nase und die Bäckchen anzufassen.
- Halten Sie immer noch seine Hände und lehnen Sie sich ein wenig zurück, während Sie seine Arme öffnen und sein Rücken an Ihrem Bauch lehnt.
- Lassen Sie in dieser Haltung seine Arme kreisen. Wechseln Sie die Richtung.
- Bewegen Sie seine Arme auf und ab.

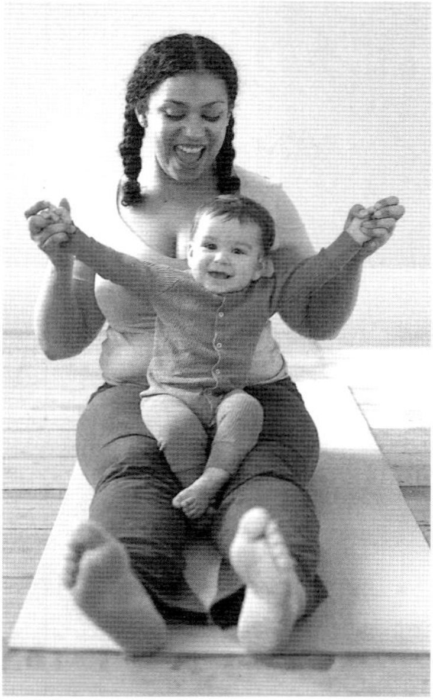

Babys Arme geöffnet

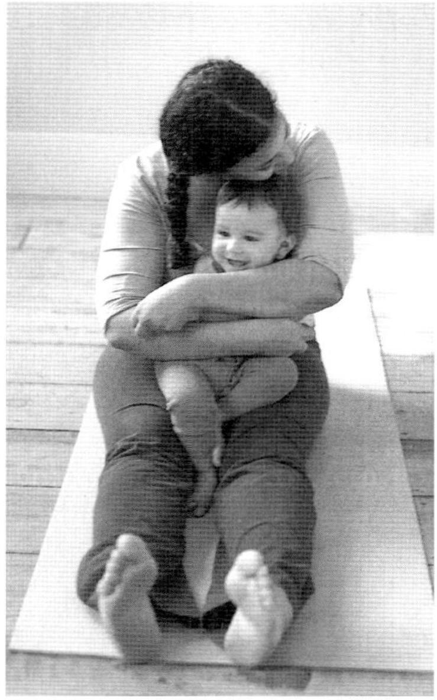

Babys Arme geschlossen

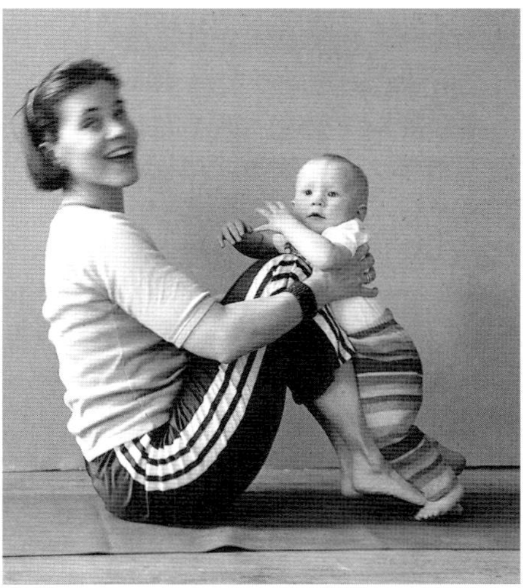

Bootshaltung und Roll-Variation (Mutter sitzt)

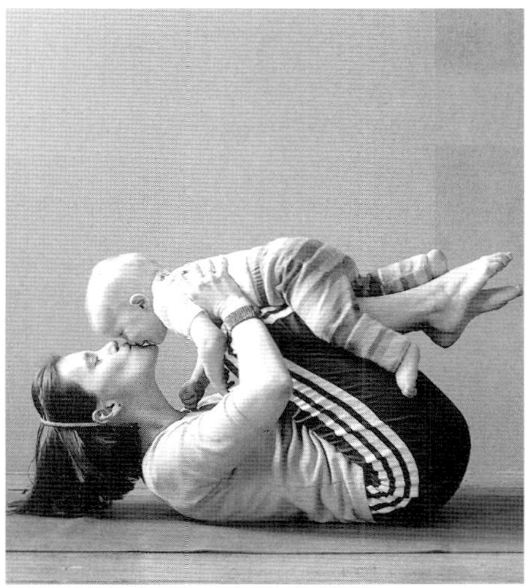

Bootshaltung und Roll-Variation (Mutter in Rückenlage)

Baby sitzt auf Mamas Oberschenkel mit dem Gesicht zum Raum oder zur Mama

BABY

- Ihr Baby sitzt auf Ihren Oberschenkeln.
- Halten Sie es an der Taille fest und wippen Sie Ihre Knie (und Ihr Baby) wie bei »Hoppe, Hoppe, Reiter« auf und ab – und unterbrechen Sie plötzlich. Es wird, wenn Sie weitermachen, mit Spannung auf die nächste Unterbrechung warten. Spielen Sie mit der Geschwindigkeit und der Heftigkeit, mit der Sie wippen.
- Halten Sie es weiter an der Taille fest und heben Sie Ihre Knie nacheinander, sodass Ihr Baby von einer Seite zur anderen schaukelt.
- Setzen Sie es nun auf Ihre Knie, halten Sie die Knie geschlossen und ziehen Sie Ihre Füße langsam zur Hüfte hin. Ihre Knie und Ihr Baby kommen dabei weiter nach oben. Schieben Sie dann Ihre Füße sanft nach vorn. Das gibt ein überraschendes »Plumps!«. Wiederholen Sie das dreimal.
- Ziehen Sie die Knie noch einmal heran. Diesmal schaukeln Sie Ihr Baby vor dem »Plumps« von einer Seite zur anderen.

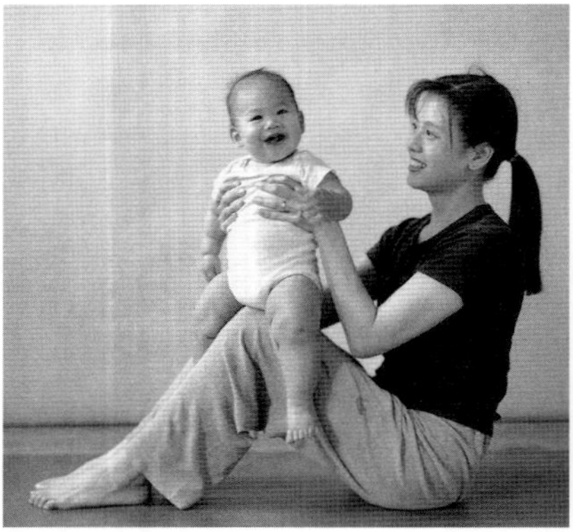

Baby-Variation (oben)

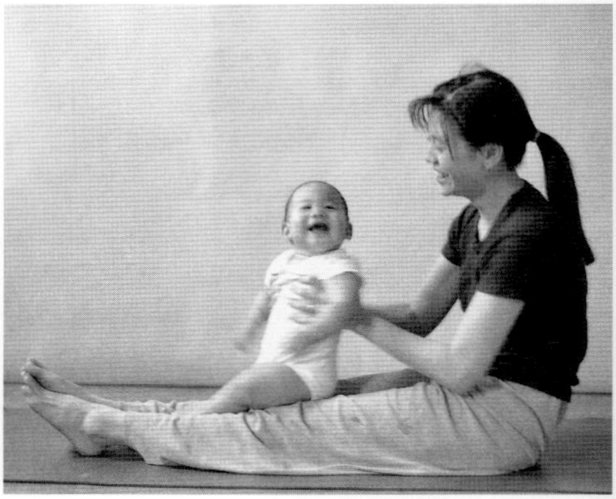

Baby-Variation (»Plumps«)

Vom Stehen zum Knien

Halten Sie Ihr Baby so fest, dass es steht. Fassen Sie mit Ihren Händen um seinen Brustkorb und lehnen Sie es leicht zu Ihnen. Zunächst wird es sich weigern, die Knie zu beugen, wird das aber bald lernen. Das ist eine wichtige Übung, bei der es herunterkommen lernt, wenn es irgendwo allein steht.

Vom Stehen zum Knien

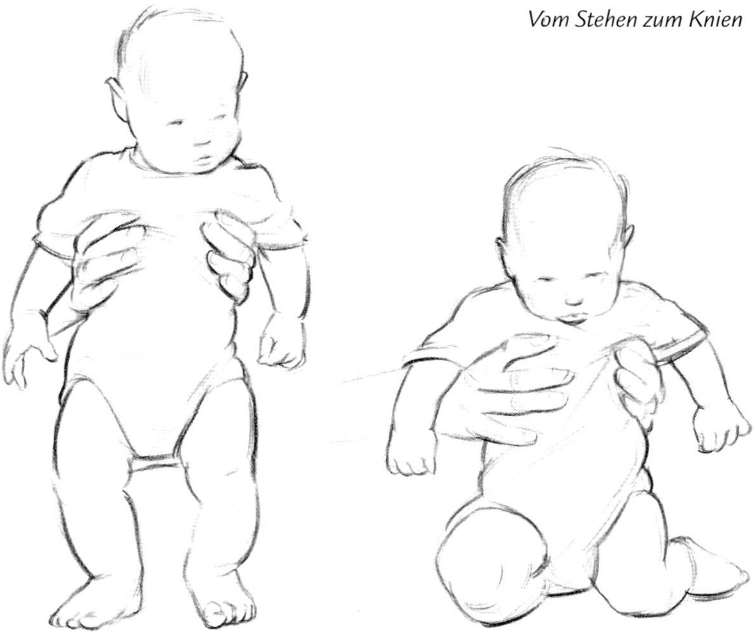

Baby-Salto

Baby

- Setzen Sie sich mit geschlossenen Beinen auf den Boden. Die Knie sind bequem angewinkelt und berühren sich. Die Füße stehen auf dem Boden.
- Setzen Sie Ihr Baby in Ihre Hüftbeuge mit dem Gesicht zu Ihnen.

- Fassen Sie es sanft bei den Hüften. Ihre Finger liegen auf seinem Bauch, Ihre Daumen an seinem Popo.
- Heben Sie es hoch und drehen Sie es in der Luft, sodass es mit dem Bauch auf Ihren Knien und Oberschenkeln liegt. Wahrscheinlich wird es sich mit dem Armen abstützen, um Sie anzusehen.
- Legen Sie die Beine ab und gratulieren Sie ihm zu seinem Salto.
- Wiederholen Sie die Übung. Wenn es so für Ihre Beine nicht bequem ist, können Sie sich auch aufs Bett setzen.

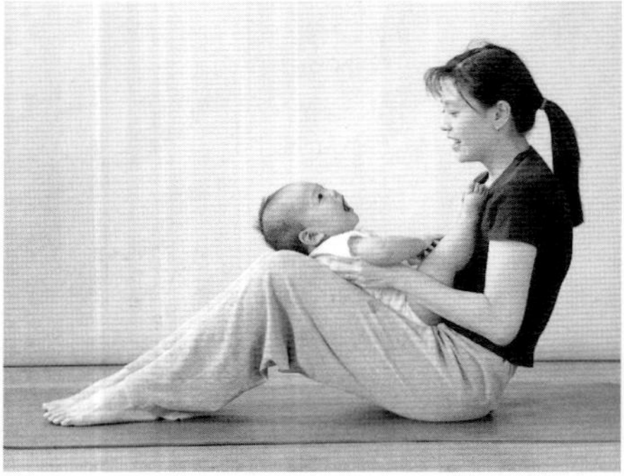

Baby-Salto (Ausgangsstellung)

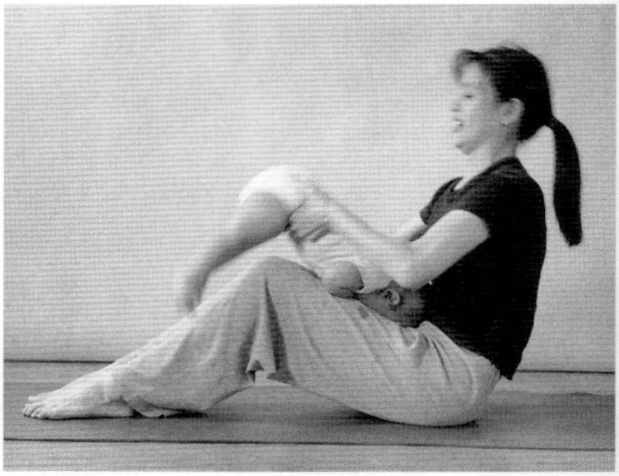

Baby-Salto (Endposition)

Sonnengruß Teil III *(Surya Namaskar)*

Dies ist ein weiterer Teil des Sonnengrußes, der ein vollständiges Aufwärmprogramm darstellt und Kraft wie Beweglichkeit trainiert. Stellen Sie sich auf das vordere Drittel der Matte, die Füße hüftbreit auseinander. Vielleicht sogar schmaler, da Sie ja langsam zu Ihrer alten Form zurückfinden.

Berg *(Tadasana)*

- Ihre Füße sind so weit auseinander, dass Ihr Baby dazwischen liegen kann, oder recht nah beieinander.

- Atmen Sie ein und führen Sie dabei die Arme über den Kopf. Die Handflächen kommen zusammen.

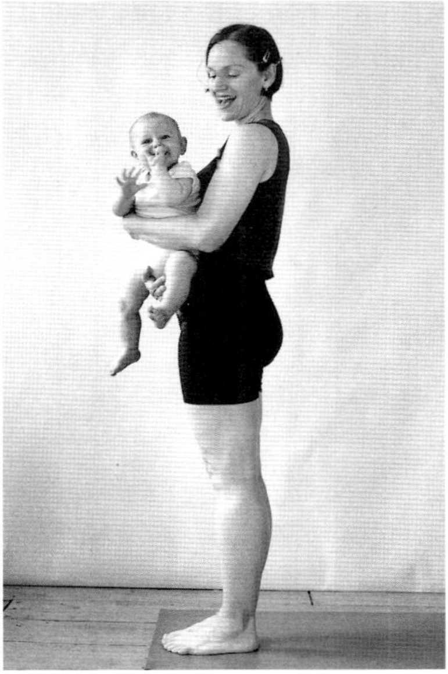

Berg

Intensive Streckung *(Uttanasana)* *und Ausfallschritt*

- Atmen Sie aus und beugen Sie sich mit gestreckten Beinen und langer Wirbelsäule nach vorn. Ihre Körpervorderseite sollte lang gestreckt und Ihr Bauch entspannt bleiben.
- Atmen Sie ein und machen Sie mit dem rechten gestreckten Bein einen Ausfallschritt nach hinten.
- Atmen Sie aus und dehnen Sie die Vorderseite des Oberschenkels, indem Sie Ihr Becken zum Boden bewegen.

Hundestellung mit dem Kopf nach unten

(Adho Mukha Svanasana)

- Atmen Sie im Ausfallschritt ein, führen Sie den linken Fuß neben den rechten und heben Sie die Hüften zur Hundestellung.

- Ihre Füße sollten etwas weiter als hüftbreit auseinander stehen, Ihr Becken zur Decke ziehen, die Kniescheiben angehoben sein und die Fersen nach hinten unten geschoben werden. Bleiben Sie fünf ganze Atemzüge lang in dieser Haltung.
- Achten Sie darauf, dass Ihr Nabel die gesamte Zeit über zur Wirbelsäule hin eingezogen bleibt, damit die Bauchmuskulatur angespannt wird.

Liegestütz

- Atmen Sie in der Hundestellung ein und schieben Sie den Oberkörper so weit nach vorn, bis Ihr Körper eine lange Linie bildet wie im Liegestütz.
- Üben Sie mit den Fußballen Druck gegen den Boden aus.

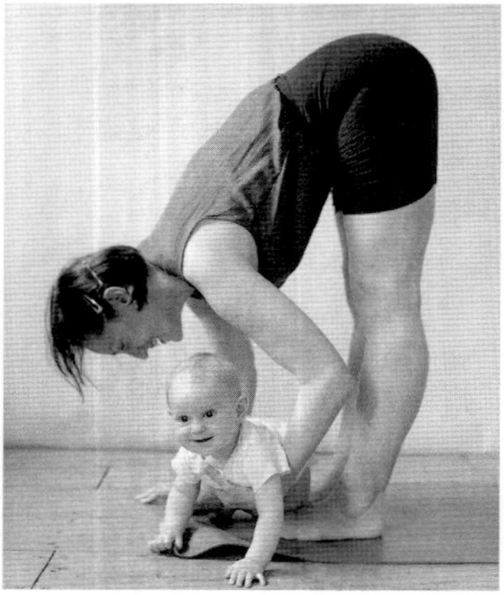

Intensive Streckung

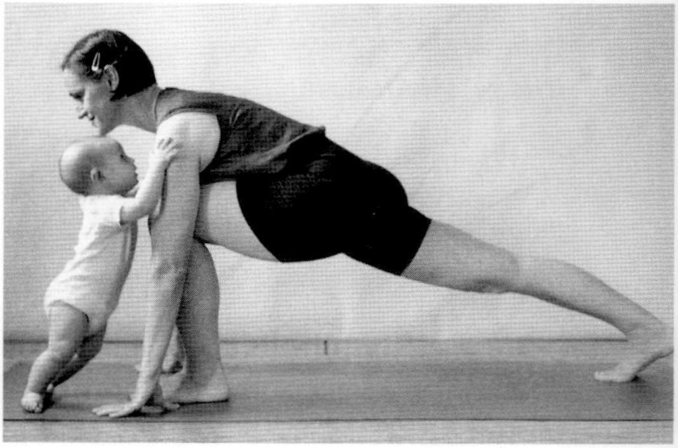

Ausfallschritt

Variation Stabstellung *(Mini-Chaturanga)*

- Atmen Sie aus und bringen Sie beide Knie auf die Matte. Drücken Sie die gebeugten Ellenbeugen in Ihre Seiten und halten Sie so Ihren Oberkörper ein paar Zentimeter über dem Boden. Achten Sie darauf, dass die Hüften in der Körperlinie bleiben.

- Ihre Schultern sollten nicht nach vorn rollen und der Kopf sollte auf einer Linie mit den Schultern bleiben.

Hundestellung mit dem Kopf nach oben

(Urdhva Mukha Svanasana)

- Atmen Sie ein und schieben Sie den Oberkörper nach vorn, strecken Sie Ihre Arme und Beine und stützen Sie Ihren gestreckten Körper nur mit den Händen und den Fußspitzen kurz über dem Boden. Ihre Schultern sollten entspannt sein und genau über Ihren Handgelenken, möglichst weit weg von Ihren Ohren sein.

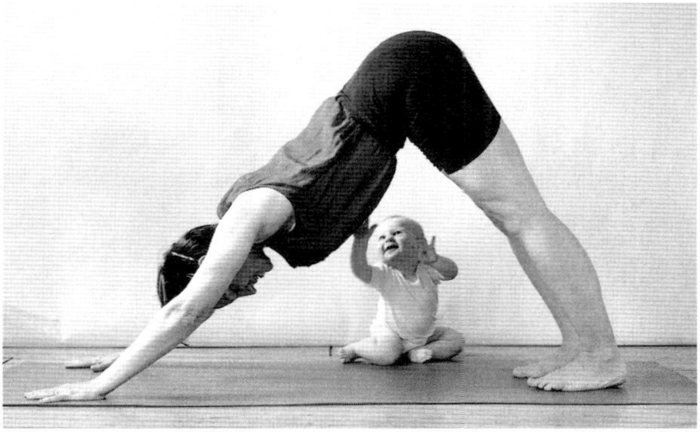

Hundestellung mit dem Kopf nach unten

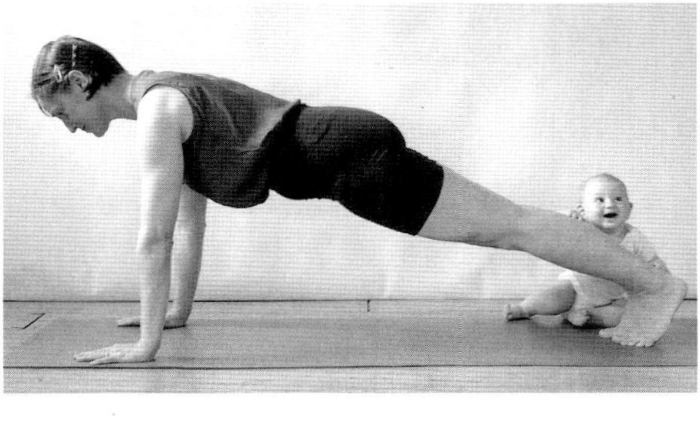

Liegestütz

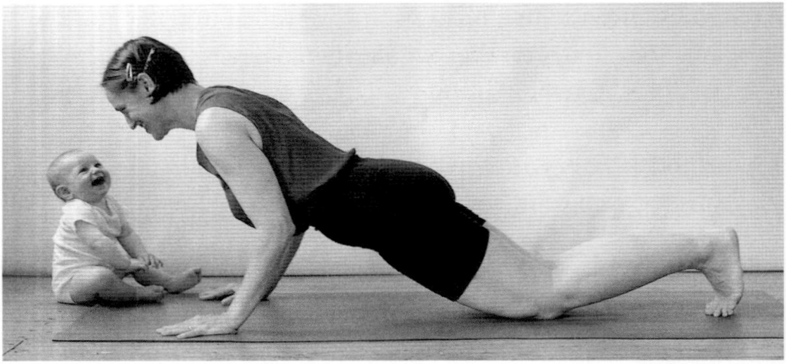

Mini-Chaturanga

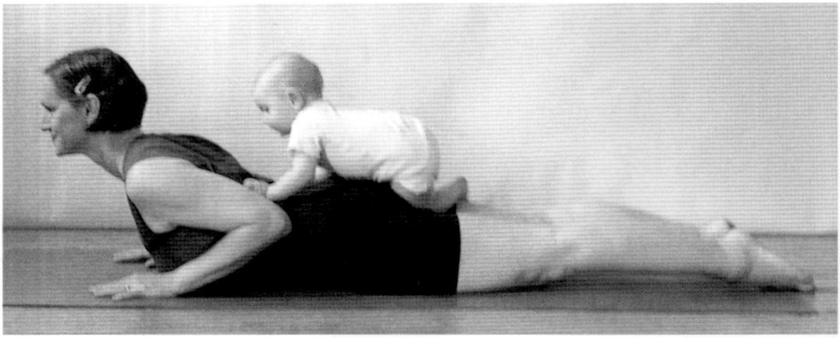

Kobra

- Alternativ können Sie auch in die Kobra (siehe Seite 191) gehen, indem Sie die Beine auf der Matte lassen und den Oberkörper mithilfe der Hände aufstemmen.

BEENDEN

Hundestellung Kopf nach unten

(Adho Mukha Svanasana)

Atmen Sie aus und gehen Sie dabei in die Hundestellung.

Ausfallschritt
Atmen Sie dann ein und bringen Sie das rechte Bein neben die rechte Hand. Das linke Bein bleibt gestreckt hinten. Atmen Sie aus.

Intensive Streckung *(Uttanasana)*

- Atmen Sie ein und holen Sie das linke Bein zum rechten vor und strecken Sie dann die Beine zur Intensiven Streckung.
- Atmen Sie aus.
- Atmen Sie ein und richten Sie sich langsam, Wirbel für Wirbel wieder auf zur Berg-Haltung.
- Lassen Sie beim Ausatmen beide Arme an Ihren Seiten herabgleiten.

Wiederholen Sie die gesamte Sequenz der Übungen so, dass nun das linke Bein zuerst nach hinten tritt. Machen Sie den gesamten Sonnengruß zwei- bis viermal.

Dreieck *(Trikonasana)*

Mama

- Stellen Sie sich aufrecht hin, die Füße 1,20 bis 1,50 m auseinander.
- Drehen Sie den rechten Fuß um 90 Grad nach außen und richten Sie die Zehen des linken Fußes leicht nach innen. Die Ferse des vorderen Fußes sollte auf gleicher Höhe mit dem Fußgewölbe des hinteren sein.
- Strecken Sie beide Arme auf Schulterhöhe gerade aus.
- Heben Sie die Taille und den Oberkörper von innen heraus an und machen Sie die Wirbelsäule lang.
- Halten Sie Ihre Seiten beide lang und beugen Sie den Oberkörper nach rechts über Ihr rechtes Bein. Ihre Hüften weisen noch immer nach vorn.
- Legen Sie die rechte Hand auf das Schienbein und strecken Sie die linke Hand zur Decke.
- Wiederholen Sie die Übung auf der anderen Seite.

Baby
Setzen, stellen oder legen Sie Ihr Baby neben den Fuß zu dem Sie sich beugen werden. (Wenn Sie die Seite wechseln, drehen Sie sich einfach um, sodass der andere Fuß näher am Baby ist.) Es wird sich freuen, dass Sie sich in ein Mobile verwandeln, indem Sie den Arm herabkreisen.

Ganz wichtig
Achten Sie darauf, dass Sie mit dem Oberkörper nicht nach vorn oder hinten abknicken. Er sollte auf gleicher Höhe mit Ihren Beinen bleiben, so als ob Sie nur zweidimensional wären oder sich zwischen zwei Glasscheiben bewegen würden.

Was ist, wenn …
Wenn das vordere Bein einschläft oder sich unbequem anfühlt, sollten Sie beide Seiten der Kniescheibe kräftig anheben. Sie können sich auch vorstellen, dass das Schienbein nach vorn gleitet, während sich der Oberschenkel nach hinten bewegt.

Das Gute daran
Dreiecks-Haltungen fühlen sich immer gut an.

Variation mit Armkreisen
- Bewegen Sie den oberen Arm in einem weiten Kreis. Beginnen Sie über dem Kopf, an Ihrem Baby vorbei und wieder hoch. Kitzeln Sie Ihr Baby im Vorbeikommen. Kreisen Sie dreimal.
- Wiederholen Sie das Ganze auf der andere Seite.

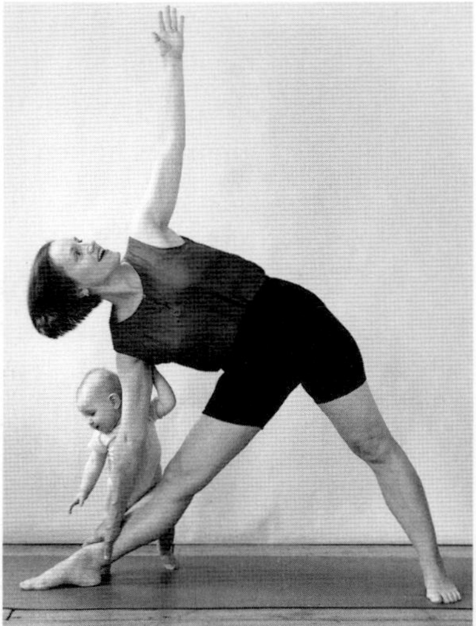

Dreieck

Gedrehter seitlicher Winkel *(Parsvakonasana)*

MAMA

- Stellen Sie sich hin, die Füße 1,20 bis 1,50 m weit auseinander.
- Drehen Sie den rechten Fuß um 90 Grad nach außen und die Zehen des linken Fußes leicht nach innen.
- Drücken Sie die Außenkante des rechten Fußes fest in den Boden.
- Winkeln Sie nun Ihr linkes Knie langsam bis zum rechten Winkel an (wie beim 2. Krieger).
- Strecken Sie den Oberkörper über das angewinkelte Bein und legen Sie den linken Unterarm auf dem linken Knie ab.
- Halten Sie den Brustkorb offen und die Schulterblätter tief im Rücken.
- Ihr Becken sollte immer nach vorn weisen und Ihre Wirbelsäule sollte lang bleiben.
- Stellen Sie sich eine lange gerade Linie vor, die von Ihrem Steißbein bis zu Ihren Fingerspitzen reicht.
- Um zur endgültigen Haltung zu gelangen, lösen Sie nun den linken Unterarm vom Knie und setzen die linke Hand hinter dem vorderen Fuß auf dem Boden auf.

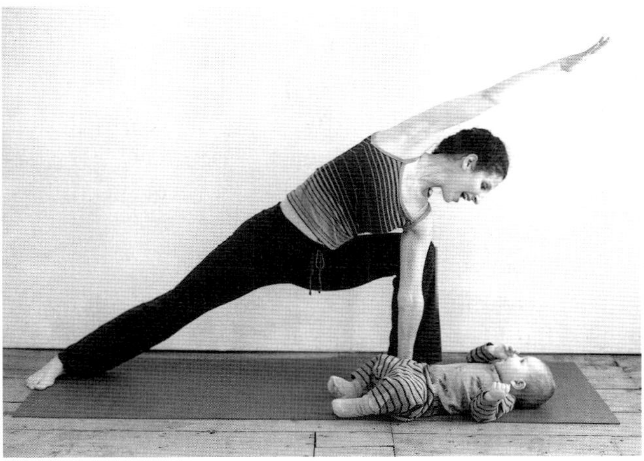

Gedrehter seitlicher Winkel

- Lassen Sie nun den rechten Arm in einem weiten Bogen kreisen und kitzeln Sie Ihr Baby im Vorbeigehen.
- Wiederholen Sie die Übung auf der anderen Seite.

BABY

Ihr Baby kann neben ihrem vorderen Fuß auf dem Boden liegen und versuchen, Ihre Finger zu fangen, während Sie den Arm kreisen lassen.

Ganz wichtig

Achten Sie darauf, dass Ihr Becken geöffnet bleibt. Öffnen Sie dazu die obere Hüfte und die Rippen zur Decke hin.

Was ist, wenn …

Wenn Ihr Oberkörper nach unten fällt, sollten Sie nicht in die endgültige Haltung gehen. Drehen Sie stattdessen Ihren Brustkorb zur Decke, machen Sie beide Taillen gleich lang und lassen Sie den Unterarm auf dem Knie.

Das Gute daran

Die Dehnung fühlt sich prima an, Sie kommen sich leichter vor und können danach freier atmen.

Variation der endgültigen Haltung

- Statt den Arm auf dem Oberschenkel abzulegen, stützen Sie Ihre Hand auf den Boden.
- Setzen Sie die Hand zunächst neben die *Innenseite* Ihres Fußes. Benutzen Sie den Druck des Arms gegen das Knie und die Innenseite des Oberschenkels, um den Brustkorb weiter zur Decke hin zu öffnen.
- Verändern Sie dann die Position Ihrer Hand und setzen Sie sie *außen* neben den Fuß. Halten Sie den Brustkorb geöffnet und strecken Sie den oberen Arm etwas weiter.
- Der obere Arm verlängert die Linie der Beine.

Gedrehtes Dreieck *(Parivrtta Trikonasana)*

Mama

- Stellen Sie sich aufrecht hin, die Füße etwa 1,20 m auseinander.
- Drehen Sie den linken Fuß um 90 Grad nach außen und die Zehen des rechten Fußes leicht einwärts.
- Legen Sie die Hände in die Taille und drehen Sie die Hüfte so, dass Sie zum rechten Fuß weist.
- Verlagern Sie Ihr Gewicht gleichmäßig durch die Füße nach unten.
- Beugen Sie den Oberkörper parallel zum Boden nach vorn (nicht nach unten!) und strecken Sie sich mit geradem Rücken über das linke Bein. Es hilft, wenn man sich vorstellt, dass man die linke Hüfte nach hinten von sich wegschiebt.
- Lassen Sie die Wirbelsäule lang und drehen Sie Ihren Oberkörper im Uhrzeigersinn um die Achse zwischen Ihrem Kopf und Ihrem Steißbein.
- Ihre rechte Hand berührt nun den Boden, Ihren Knöchel oder Ihr Schienbein.
- Strecken Sie den linken Arm zur Decke hoch, wenn Sie den Brustkorb so geöffnet halten können. Andernfalls lassen Sie die linke Hand auf der linken Hüfte liegen und konzentrieren Sie sich auf das Öffnen des Brustkorbs.
- Der Brustkorb bleibt geweitet und der Rücken geöffnet.
- Wiederholen Sie die Übung auf der anderen Seite.

Baby

Ihr Baby kann am Boden sitzen oder liegen oder sich an Ihren Beinen hochziehen.

Ganz wichtig

Die Hüften müssen parallel zum Boden bleiben, damit Sie die Wirbelsäule gleichmäßig strecken können.

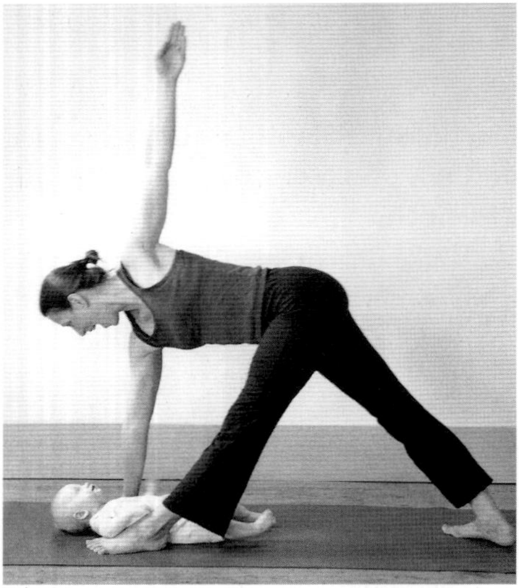

Was ist, wenn …
Wenn Sie die obere Schulter nicht drehen können, können Sie den Körper leicht anheben, indem Sie die rechte Hand auf dem Bein etwas weiter nach oben schieben.

Gedrehtes Dreieck

Das Gute daran
Drehübungen bringen den Bauch besonders gut in Form. Sie lassen nach und nach den von der Schwangerschaft »weichen Bauch« verschwinden.

Vorübung zum Handstand

Mama

- Stellen Sie sich mit dem Gesicht zur Wand, die Füße hüftbreit auseinander.
- Drücken Sie Ihre Handflächen in Hüfthöhe gegen die Wand, die Finger zeigen nach oben.
- Bewegen Sie nun langsam die Füße nach hinten, bis Oberkörper und Arme gänzlich gestreckt und parallel zum Boden sind. Die Hände bleiben die ganze Zeit über an der Wand.
- Strecken Sie die Gesäßknochen von Ihren Händen an der Wand weg.
- Ihr Kopf ist auf einer Höhe mit Ihren Armen.

- Lassen Sie die Beine parallel und ganz gestreckt, die Kniescheiben angehoben.
- Verlängern Sie den Oberbauch nach oben. Stellen Sie sich vor, Ihre Gebärmutter würde zu den Gesäßknochen wandern.
- Machen Sie einen Schritt nach vorn, um die Haltung zu lösen.

Baby

Ihr Baby liegt auf dem Boden und schaut zu Ihnen auf.

Ganz wichtig

Achten Sie darauf, dass Ihre Rippen nicht herausstaken.

Was ist, wenn …

Wenn Ihre Kniesehnen oder Ihre Schultern sehr stark angespannt sind, können Sie die Hände an der Wand ein wenig nach oben bewegen und dort in der Haltung bleiben, bis es einfacher wird.

Das Gute daran

Sie strecken Ihre Wirbelsäule, indem Sie sich vom Handgelenk bis zur Hüfte dehnen. Mit der Dehnübung bauen Sie eine Brücke, unter der Ihr Baby hindurchkrabbeln kann.

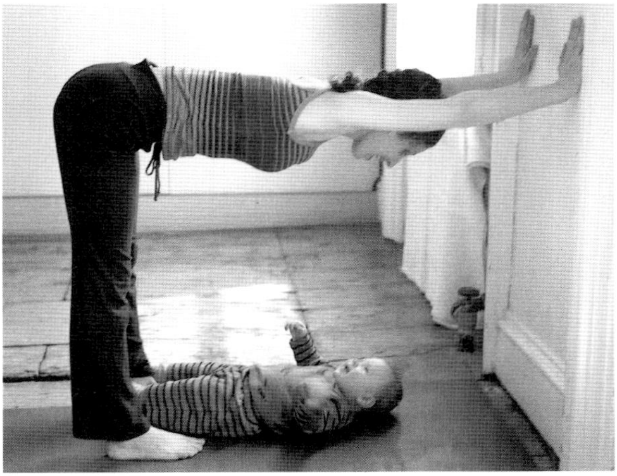

Vorübung zum Handstand

Handstand *(Adho Mukha Vrksasana)*

Mama

- Ausgangsposition ist die Hundehaltung mit dem Kopf nach unten, wobei die Hände etwa 7 cm vor der Wand liegen und die Finger zur Wand hin zeigen.
- Bewegen Sie die Füße nach und näher zu den Händen hin.
- Halten Sie die Schultern genau über den Handgelenken.
- Schauen Sie zwischen Ihre Hände auf den Boden oder auf Ihr Baby.
- Strecken Sie ein Bein und beugen Sie das andere leicht, um sich gleich hochzuschwingen.
- Machen Sie ein paar kleine Hopser zur Vorbereitung, indem Sie das gerade Bein zur Decke schwingen und sich mit dem gebeugten vom Boden abstoßen.
- Vergewissern Sie sich, dass die Schultern über den Handgelenken sind, schwingen Sie sich hoch und strecken Sie die Ferse des geraden Beins an die Wand (das gebeugte Bein kommt hinterher).
- Lehnen Sie beide Fersen an die Wand und drücken Sie mit den Händen gegen den Boden, während Sie die Füße zum Himmel strecken.
- Strecken Sie das Steißbein den Füßen entgegen und machen Sie Ihre Taille lang.
- Bleiben Sie ein paar Atemzüge lang in dieser Haltung.
- Lösen Sie die Haltung, indem Sie mit einem Fuß nach dem anderen zu Boden gehen. Sobald

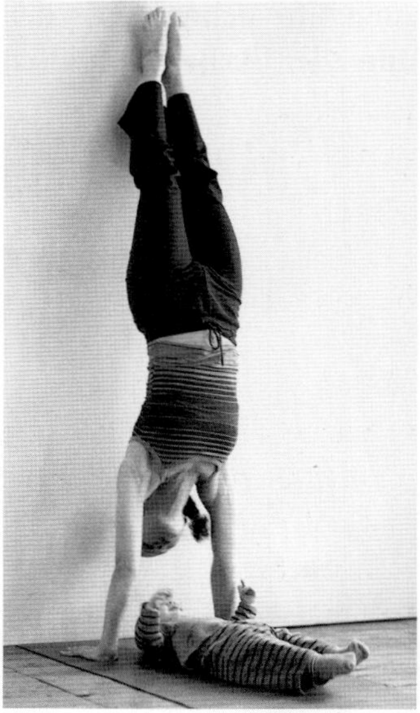

Handstand

beide Füße auf dem Boden sind, beginnen Sie, sich *langsam*, Wirbel für Wirbel, aufzurichten.

- Glückwunsch! Versuchen Sie, sich beim nächsten Mal mit dem anderen Bein abzustoßen.

BABY

Wenn Sie sich in der Übung sehr sicher fühlen, kann Ihr Baby zwischen Ihren Händen liegen, andernfalls können Sie ihm die ganze Matte überlassen und selbst ein Stück entfernt an der Wand üben.

Ganz wichtig

Ihre Arme müssen vom Handgelenk bis zu den Schultern gestreckt sein.

Was ist, wenn …

Wenn Sie das Gefühl haben, dass Ihre Arme nicht stark genug sind, um Sie zu tragen, sollten Sie üben, von der Hundestellung mit dem Kopf nach unten direkt in den Liegestütz zu gehen, jedes Mal ein bisschen länger, damit Sie Kraft aufbauen.

Das Gute daran

Es fühlt sich einfach großartig an, umgedreht zu sein und (zur Abwechselung) auf den Händen zu stehen.

Kuhgesicht *(Gomukhasana)*

MAMA

- Setzen Sie sich auf den Boden, die Knie angewinkelt und so übereinander gelegt, dass das rechte oben liegt. Zunächst können Sie sich mit den Händen auf der Matte neben dem Körper abstützen.
- Setzen Sie sich zwischen Ihre Füße.
- Der linke Fuß liegt neben der rechten Hüfte, der rechte Fuß neben der linken Hüfte.

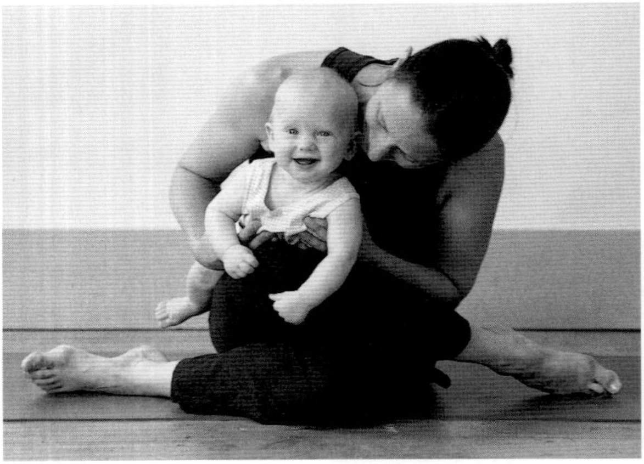

Kuhgesicht

- Verteilen Sie Ihr Gewicht gleichmäßig auf beide Gesäßknochen.
- Entspannen Sie die Hüften.
- Sie sollten mit aufgerichteter Wirbelsäule und geweiteten Schlüsselbeinen sitzen. Ihre Schulterblätter sollten tief im Rücken sein.
- Es mag genügen, einfach nur zur sitzen, falls möglich können Sie aber den Oberkörper nach vorn beugen. Lassen Sie dabei aber die Vorderseite Ihres Körpers und den Rücken lang sowie den Bauch entspannt.

Baby

Ihr Baby sitzt auf Ihrem Schoß, vielleicht macht es auch Ihre interessante Haltung nach.

Ganz wichtig

Die Wirbelsäule muss aufgerichtet und das Becken gekippt bleiben.

Was ist, wenn …

Wenn Ihnen das leicht fällt, können Sie die Schienbeine von den Hüften wegschieben. Im Idealfall liegen sie auf einer Höhe mit den Knien, aber dazu braucht man eine *sehr* offene Hüfte.

Das Gute daran
Das ist eine hervorragende Stillposition.

Variation, falls Sie die Hände frei haben

- Führen Sie die rechte Hand mit der Handfläche nach außen auf Ihren Rücken. Beugen Sie den Ellenbogen und schieben Sie die Hand die Wirbelsäule entlang nach oben.
- Heben Sie den linken Arm zur Decke und beugen Sie den Ellenbogen so, dass Ihre Hand hinter Ihrem Kopf ist. Strecken Sie den Ellenbogen gerade zur Decke.
- Wenn sich Ihre Hände treffen, können Sie die Finger verhaken oder Sie legen die Finger beider Hände nur zusammen.
- Lassen Sie die Schlüsselbeine gerade und geweitet.
- Strecken Sie den Oberkörper über die Beine.

Schranke *(Parighasana)*

Mama

- Beginnen Sie im Knien. Ihre Hüften sind über Ihren Knien und der Oberkörper über den Hüften.
- Strecken Sie das rechte Bein zur Seite, wobei der Fuß auf einer Linie mit dem Bein und dem linken Knie bleibt.
- Heben Sie den Oberkörper, machen Sie die Taille lang und lassen Sie die Hüften genau über dem angewinkelten Knie.
- Beugen Sie sich von der Hüfte ab seitlich über das gestreckte Bein. Die rechte Hand ruht auf dem rechten Schienbein, während die linke über Ihren Kopf hinweg zum rechten Fuß strebt.
- Ziehen Sie das Steißbein und das Kreuzbein nach innen.
- Strecken Sie beide Taillenseiten gleichmäßig.
- Atmen Sie mit geöffneten Rippen besonders tief ein.

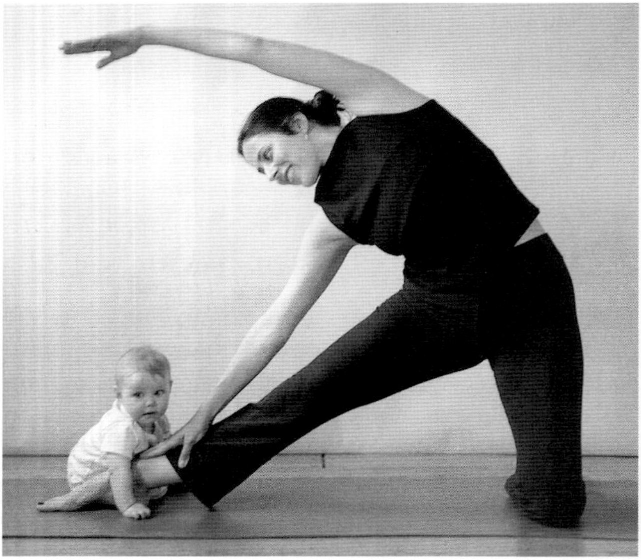

Schranke

Baby

Ihr Baby kann auf Ihrem gestreckten Bein sitzen und, von Ihrem unteren Arm gehalten, zum Fuß schauen oder vor dem angewinkelten Knie auf dem Boden ruhen.

Ganz wichtig

Achten Sie darauf, dass nicht das ganze Gewicht auf dem gestreckten Bein lastet. Bleiben Sie in der Mitte und dehnen Sie sich von dort aus.

Was ist, wenn…

Wenn das Knien wehtut, können Sie sich ein Handtuch als Polster unter das Knie legen.

Das Gute daran

Nach dieser Haltung fühlt sich der Oberkörper viel leichter und offener an.

Kobra *(Bhujangasana I)*

Mama

- Legen Sie sich mit gestreckten Beinen bäuchlings auf die Matte.
- Winkeln Sie die Arme an und legen Sie die Hände genau unterhalb der Achselhöhlen auf den Boden.
- Drücken Sie die Hände fest in den Boden und richten Sie den Oberkörper nach vorn oben auf. Stellen Sie sich vor, dass Sie sich selbst nach vorn ziehen.
- Machen Sie das Kreuzbein lang, ziehen Sie es zum Schambein und drücken Sie das gegen die Matte.
- Strecken Sie die Beine.
- Schieben Sie das Brustbein vor und atmen Sie ein, während Sie den Brustkorb nach oben und zu Ihrem Baby hin recken.
- Lassen Sie die Schultern locker nach unten fallen und ziehen Sie die Schulterblätter zusammen und nach unten in den Rücken.

Baby

Ihr Baby liegt auf dem Bauch mit dem Gesicht zu Ihnen. Sie liegen Nase an Nase.

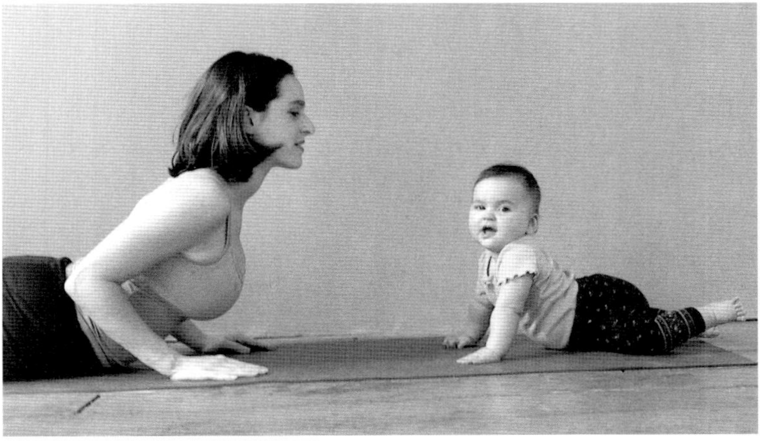

Kobra

Ganz wichtig
Ihre Schultern müssen sich nach unten, von den Ohren weg, bewegen.

Was ist, wenn …
Wenn Sie Schmerzen im Lendenwirbelbereich bekommen, sollten Sie den Oberkörper senken, das Schambein zum Boden drücken und die Wirbelsäule in beide Richtungen lang machen.

Das Gute daran
Sie machen dasselbe wie Ihr Baby!

Baby-Übung in der Kobra

In dieser Phase wird sich Ihr Baby wahrscheinlich schon rollen oder sich auf alle viere stemmen wie ein Turner, vielleicht ist es aber auch mit ruhigeren Spielen in Bauchlage vollkommen zufrieden. Sie können ihm das Liegen auf dem Bauch versüßen, indem Sie sich dazu legen und ebenfalls in die Kobra gehen, oder Sie können mit ihm rollen und seine Variationen der Bauchlage mitmachen, vor allem die perfekte Rückenkrümmung, wenn es seinen Kopf und den Rücken hebt. Es kann gut sein, dass Ihr Baby einigen Frust erlebt, wenn es ein Spielzeug vor sich sieht, es aber nicht erreichen kann, sich vielleicht sogar noch weiter davon wegbewegt, weil es sich nach hinten schiebt. Es hilft ihm dabei, auf der Yogamatte zu liegen, denn dort rutscht es nicht weg, sondern findet mit den Zehen Halt und kann sich nach vorn schieben. Eine andere Meisterleistung, die Sie in dieser Phase sehen können, ist ein Baby in Hundestellung oder im Liegestütz.

MAMA
Legen Sie sich mit dem Gesicht zu Ihrem Baby auf den Bauch.

Baby

- Ihr Baby liegt mit dem Gesicht zu Ihnen ebenfalls auf dem Bauch. Seine Handflächen liegen ausgebreitet neben seinen Schultern auf dem Boden auf.
- Rücken Sie so nah, dass Sie Nase an Nase liegen und gehen Sie in die Kobra. Machen Sie das dreimal.
- Spielen Sie Guck-Guck, wenn Sie mit Ihrem Gesicht näher kommen und wieder verschwinden.
- Wenn Ihr Baby schon krabbeln kann, können Sie versuchen, es auf Ihrem Rücken reiten zu lassen. Das macht ihm Spaß und gibt ihm eine völlig neue Perspektive.

Schubkarre schieben

Knien Sie sich hin und legen Sie sich Ihr Baby auf den Schoß. Schieben Sie seinen Oberkörper so weit nach vorn, dass es sein Gewicht selbst mit den Händen trägt. Halten Sie es an den Hüften fest und gehen Sie mit, wenn es die Hände nach vorn bewegt. So baut es Kraft in den Armen auf und erlebt eine Bewegung nach vorn aus eigener Kraft, statt sich immer nur nach hinten zu schieben.

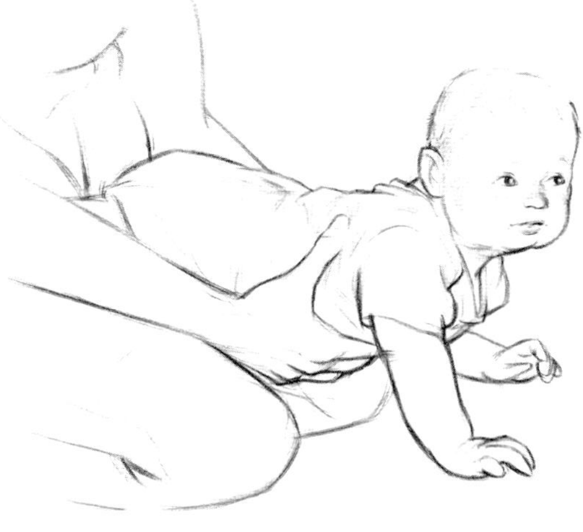

Schubkarre schieben

Bogen *(Dhanurasana)*

Mama

- Legen Sie sich auf den Bauch, die Füße hüftbreit auseinander.
- Winkeln Sie die Knie an und ziehen Sie die Fersen zum Gesäß. Greifen Sie mit beiden Händen nach hinten, um die Knöchel zu umfassen.
- Heben Sie den Kopf, den Brustkorb, die Knie und die Oberschenkel vom Boden ab. Stellen Sie sich vor, Ihre Knie würden sich von den Hüften wegbewegen.
- Drücken Sie die Füße fester nach hinten, um so den Kopf und den Brustkorb noch höher zu heben.
- Ihre Füße sollten mit den Schultern auf gleicher Höhe sein.
- Drücken Sie das Schambein in die Matte, um den Rücken lang zu machen. Ihre Schultern sollten sich von den Ohren weg nach hinten unten bewegen und Ihr Brustkorb sollte breit bleiben.
- Ihr Kopf sollte nach oben, nicht nach hinten ziehen.
- Halten Sie die Beine parallel und hüftbreit auseinander.
- Gehen Sie langsam zurück zum Boden, bevor Sie die Knöchel loslassen. Lösen Sie die Hände langsam von den Füßen, lassen Sie sie nicht herausspringen.

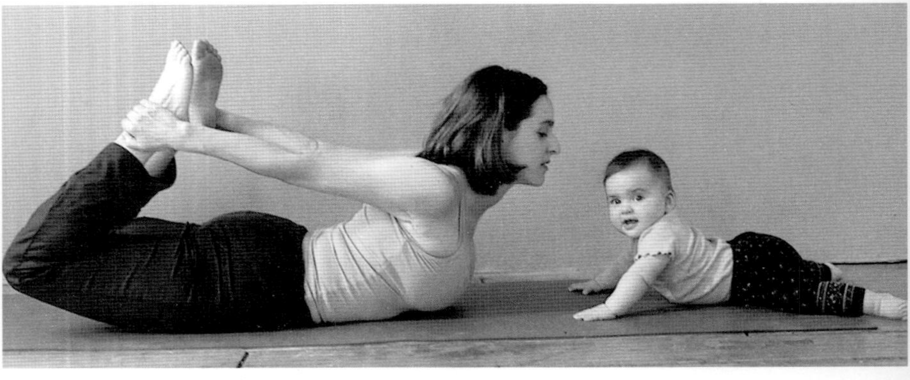

Bogen

- Rollen Sie über die Hüften von einer Seite zur anderen, um den unteren Rücken zu entlasten.

Baby

Ihr Baby liegt mit dem Gesicht zu Ihnen auf dem Bauch.

Ganz wichtig

Drücken Sie das Schambein in die Matte und heben Sie den Kopf, während Sie in den Brustkorb atmen und sich an den Schlüsselbeinen breit machen.

Was ist, wenn …

Wenn Ihre Knie schmerzen, können Sie die Beine auch weiter als hüftbreit auseinander nehmen.

Das Gute daran

Auch wenn sie anstrengend ist, kann diese Haltung etwas Spielerisches haben: Versuchen Sie sich durch Ihren Atem nach vorn und hinten schaukeln zu lassen.

Eine Brücke bauen *(Setu Bandhasana)*

Mama

- Legen Sie sich mit angezogenen Knien auf den Rücken. Die Füße bleiben am Boden, möglichst nah beim Gesäß. Ziehen Sie beim Ausatmen den Nabel näher zum Boden.
- Halten Sie die Knie parallel und drücken Sie die großen Zehen nach unten.
- Lassen Sie die Schlüsselbeine geöffnet und ziehen Sie unter Ihrem Körper die Schulterblätter zusammen. Die Arme bleiben dabei neben dem Körper liegen.
- Stemmen Sie die Füße in den Boden, um nun die Hüften anzuheben und den Rücken über die Wirbelsäule hochzurollen.
- Strecken Sie das Becken zur Decke.

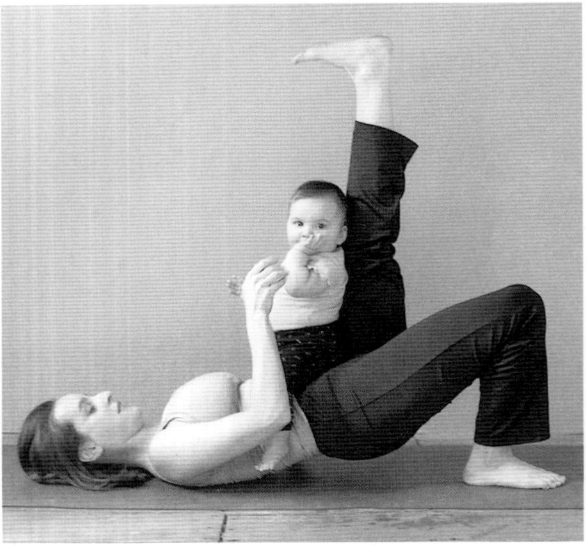

Eine Brücke bauen (mit Variation)

- Rollen Sie sich wieder ab und versuchen Sie jeden einzelnen Wirbel zu spüren, wenn er die Matte wieder berührt.
- Wiederholen Sie das mehrere Male.
- Beim letzten Mal bleiben Sie ein paar Atemzüge lang in der Haltung und spüren, wie die Rückseiten Ihrer Beine und die Gesäßmuskeln arbeiten. Wenn Sie möchten, können Sie Ihre Hände unter Ihrem Rücken verschränken und sie in den Boden drücken, um sich noch weiter hochzudrücken.

Baby

Setzen Sie Ihr Baby auf Ihr Becken, solange Sie auf und ab rollen. Legen Sie es danach auf Ihre Schienbeine, um die Flieger-Baby-Übung zu trainieren.

Ganz wichtig

Spannen Sie den Bauch an und machen Sie das Steißbein lang, damit Sie wirklich über die Wirbelsäule rollen und Ihr Rücken sich nicht nach oben krümmt.

Was ist, wenn …
Wenn Ihr oberer Rücken sich verspannt, sollten Sie die Füße fester in den Boden drücken, damit Sie den Rücken lang machen können. Üben Sie in diesem Fall auch nicht die Variationen.

Das Gute daran
Bei dieser *Asana* lernen Sie, Ihre Beine hart zu trainieren, ohne den unteren Rücken zu strapazieren.

Variation für die Beine
- Strecken Sie, wenn Sie in der Brückenbau-Haltung sind, ein Bein gerade zur Decke. Ihr Baby kann dabei auf Ihrem Becken sitzen und sich an das gestreckte Bein lehnen. Versuchen Sie, Ihr Gewicht so weit wie möglich in der Mitte zu halten, und drücken Sie den unteren Fuß in den Boden.
- Machen Sie das drei ganze Atemzüge und lösen Sie dann die Haltung, um nun das andere Bein zu heben.

Variation für den Unterbauch
- Hier sind beide Beine zur Decke gestreckt, die Knie dürfen leicht gebeugt sein.
- Formen Sie mit Ihren Händen ein kleines Polster unter Ihrem Kreuzbein. Die Handflächen liegen dabei am Boden. Das unterstützt Ihren Lendenwirbelbereich.
- Legen Sie nun ganz langsam beide Beine gleichzeitig am Boden ab.
- Heben Sie die Beine wieder in die Ausgangsposition.
- Wiederholen Sie diese Variation fünf- bis zehnmal.

Baby-Übung in der Brückenbau-Haltung

Diese Übungen beinhalten Aspekte des Guck-Guck-Spiels. So kann Ihr Baby auf eine spielerische Art lernen, dass Sie mal ganz nah bei ihm und dann wieder weiter weg sind. Wenn Ihr Baby anfängt, seine Vorlieben und Fähigkeiten kundzutun, benutzt es Sie manchmal als Turngerät und manchmal als Sicherheitsposten, während Sie einer ganz eigenen Beschäftigung nachgehen. Sowohl das Spielen nebenbei wie auch das Toben mit der Mama sind großartige Dinge. Die folgenden Übungen ergänzen die bekannten Flieger-Übungen. Diese Übungen sind sehr interaktiv und die meisten Babys lieben die damit verbundene Aufregung. Abgesehen davon, trainieren diese Übungen auch zusätzlich Ihren Bauch und Ihre Beine.

FLIEGER-BABY III

Mama

Legen Sie sich mit angezogenen Beinen auf den Rücken.

Baby

- Legen Sie Ihr Baby bäuchlings auf Ihre Schienbeine.
- Lassen Sie Ihre Schienbeine (und Ihr Baby) in wechselndem Rhythmus hüpfen.
- Ziehen Sie Ihre Knie zu Ihrer Nase heran, um ihm ein Küsschen zu geben.

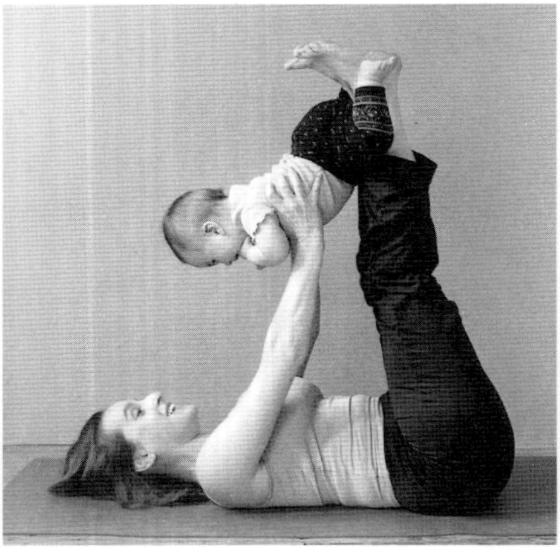

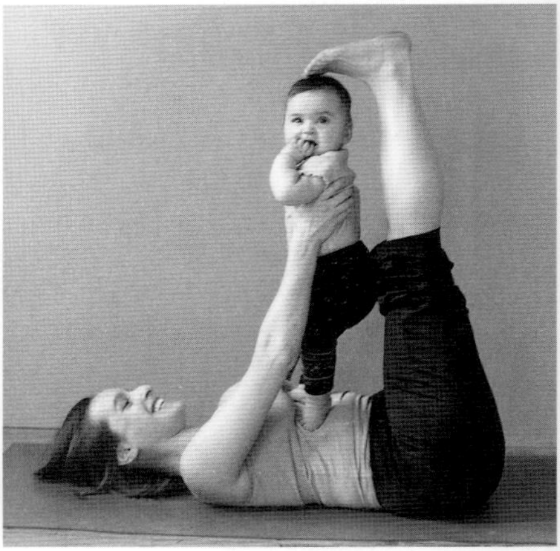

Flieger-Baby III (die Beine entlanggleiten)

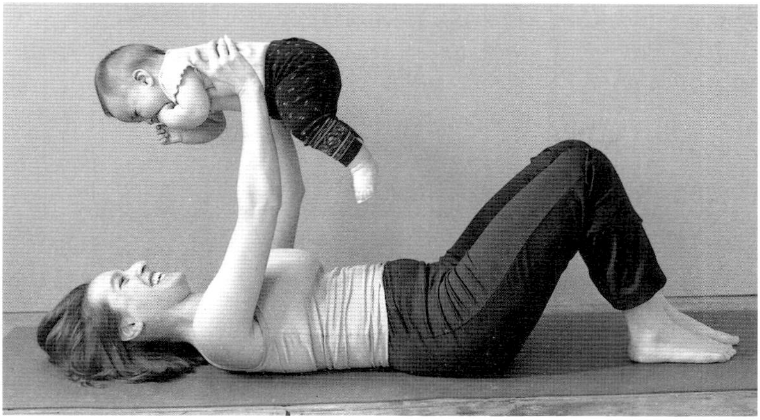

Baby-Presse

- Strecken Sie, wenn Sie den Kopf angehoben haben, die Beine so weit von sich weg wie möglich. Halten Sie Ihr Baby dabei aber fest. Ziehen Sie die Knie wieder heran. Machen Sie das noch fünfmal.
- Halten Sie Scheinbeine und Baby parallel zum Boden und heben Sie Kopf und Schultern an. Halten Sie Ihr Baby fest und strecken Sie die Füße zur Decke. Dabei gleitet es Ihre Beine entlang auf Ihre Brust. Es wird begeistert sein, wenn Sie es mit einem Viertelsalto in die Endhaltung hinstellen. Wiederholen Sie das dreimal.
- Rollen Sie sich mit Ihrem Baby auf den Beinen nach vorn in eine Sitzposition (das Gewicht Ihres Babys hilft dabei). Seine Füße werden gleichzeitig mit Ihren den Boden berühren. Gehen Sie gleich in die Kreuzbiegungshaltung *(Paschimottanasana)* und küssen Sie den Bauch Ihres Babys.
- Machen Sie noch einen Baby-Salto (siehe Seite 173).
- Machen Sie noch ein paar Baby-Pressen – falls Ihr Baby nicht zu schwer ist (siehe Seite 152).

Große Brücke *(Urdhva Dhanurasana)*

Mama

- Legen Sie sich mit angewinkelten Knien auf den Rücken. Die Füße sind am Boden in der Nähe des Beckens und stehen etwa hüftbreit auseinander.
- Setzen Sie die Hände mit den Handflächen nach unten am Boden auf, die Daumen zeigen zu den Ohren. Ihre Ellenbogen und Unterarme sollten parallel stehen.
- Atmen Sie ein paar Mal ruhig ein und aus und lassen Sie die Schultern locker fallen.
- Stemmen Sie mit einer Einatmung die Hände und Füße in den Boden und heben Sie so Ihre Hüften, Schultern und den Kopf vom Boden ab.
- Ihre Taille und Ihr Becken sollten gerade in die Höhe gehen und nicht nach vorn oder hinten ziehen.
- Lassen Sie den Kopf locker hängen und atmen Sie in den Brustkorb.
- Um die Haltung zu lösen, ziehen Sie das Kinn zur Brust und bringen Sie die Schultern als Erstes zum Boden. Rollen Sie sich dann langsam über die Wirbelsäule ab.
- Zwischen zwei Rückwärtsbeugen sollten Sie immer mehrere ganze Atemzüge machen. Wenn Ihr Atem sehr schnell geht, sollten Sie warten, bis er sich wieder normalisiert hat, bevor Sie die Haltung wiederholen.

Baby

Ihr Baby liegt auf dem Boden hinter Ihrem Kopf, sodass es Sie aus einer völlig neuen Perspektive sieht, wenn Sie sich nach oben drücken.

Ganz wichtig

Halten Sie die Beine parallel, indem Sie die Innenseiten der Oberschenkel locker lassen. Dadurch haben Sie auch mehr Platz im Lendenwirbel- und Kreuzbeinbereich.

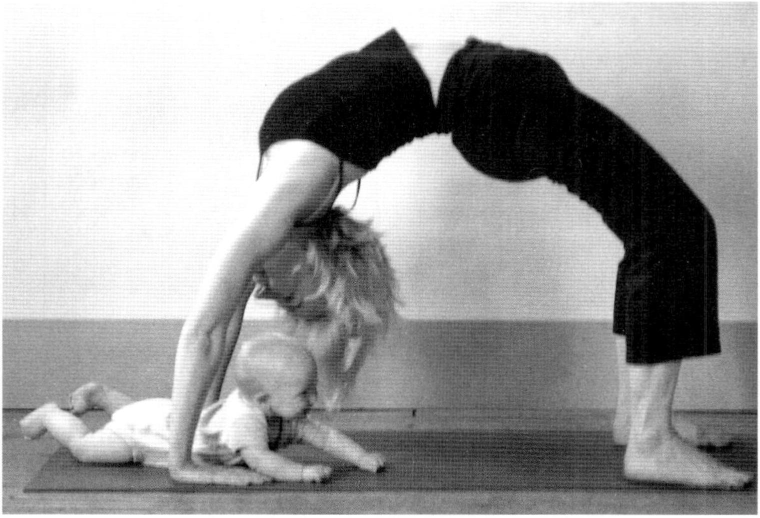

Große Brücke

Was ist, wenn …

Wenn Sie sich nicht ganz nach oben stemmen können, sollten Sie die Brückenbau-Haltung und die folgenden Variationen trainieren. Wenn Ihre Arme kräftiger und Ihre Schultern offener werden, wird Ihnen diese Übung leichter fallen.

Das Gute daran

Diese Haltung öffnet, wie alle Rückwärtsbeugen, den Brustbereich. Nach ein paar Großen Brücken werden Sie sich richtig erholt fühlen.

Variation für die Arme

Üben Sie die Armhaltung, ohne Gewicht auf die Arme zu verlagern, damit Sie die Beweglichkeit in den Schultern vergrößern können. Drücken Sie sich dann hoch und stützen Sie sich auch mit dem Oberkopf am Boden ab. Das ist eine gute Vorübung zur Großen Brücke.

Die den Magen umdreht *(Jathara Parivartanasana)* *mit angewinkelten Beinen*

MAMA

- Legen Sie sich auf den Rücken und winkeln Sie die Beine zur Brust an.
- Spüren Sie die ganze Länge der Wirbelsäule. Strecken Sie die Arme auf Schulterhöhe zu beiden Seiten aus.
- Lassen Sie beide Schultern am Boden liegen.
- Rücken Sie Ihre Hüften etwa fünf Zentimeter nach links, damit sie auf einer Linie mit dem Oberkörper bleiben, wenn Sie die Beine zur rechten Seite bewegen.
- Bringen Sie nun beide Beine nach rechts neben Ihren Körper, aber legen Sie sie nicht am Boden ab.
- Lassen Sie die Knie geschlossen und auf Hüfthöhe.

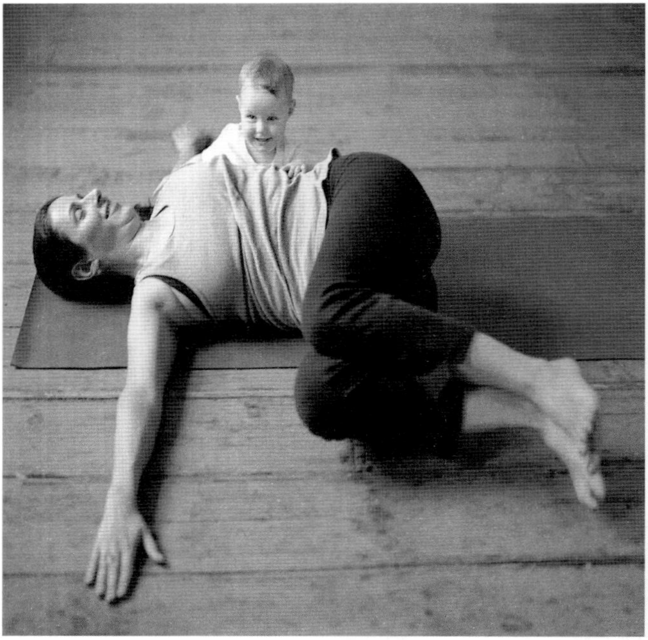

Die den Magen umdreht

- Ihr Bauch und Ihr Lendenwirbelbereich bleiben lang.
- Bleiben Sie ein paar Atemzüge lang in dieser Haltung und bringen Sie dann mithilfe der Bauchmuskeln die Beine wieder zur Mitte zurück.
- Wiederholen Sie die Haltung auf der anderen Seite.

Baby

Ihr Baby kann auf Ihnen herumklettern und krabbeln. Wir empfehlen, es neben der Schulter zu postieren, die den Beinen gegenüberliegt. So hilft es, diese Schulter am Boden zu lassen.

Ganz wichtig

Die Innenseiten Ihrer Oberschenkel müssen zusammenliegen und Ihre Knie auf einer Höhe bleiben.

Was ist, wenn …

Wenn Sie es nicht schaffen, die Knie kurz über dem Boden schweben zu lassen, ohne Ihren Lendenwirbelbereich zu verspannen oder zu überanspruchen, sollten Sie die Knie so weit heben, bis Sie Ihre Wirbelsäule wieder ganz lang machen können.

Das Gute daran

Diese *Asana* kräftigt Ihren Bauch und Ihren unteren Rücken. Man sagt, dass sie die Verdauung anregt, weil die Verdauungsorgane dabei massiert werden.

Variation mit gestrecktem Bein

Statt mit angewinkelten Beinen können Sie diese *Asana* auch mit geraden Beinen üben.

- Beginnen Sie mit zur Decke gestreckten Beinen. Rücken Sie die Hüften zu einer Seite.
- Achten Sie darauf, dass Ihre Fersen zusammenbleiben.
- Ihre Füße sollten dann auf Schulterhöhe fünf Zentimeter über dem Boden bleiben.

- Diese Haltung ist für den gesamten unteren Bereich des Oberkörpers sehr viel anstrengender, deshalb sollten Sie ganz langsam vorgehen. Ihre Wirbelsäule muss ganz gestreckt bleiben, während Sie die Bauchmuskulatur anspannen, wenn Sie diese Variation üben.

Festgehaltener Winkel *(Baddha Konasana)*

Mama

- Setzen Sie sich auf die Matte und legen Sie die Fußsohlen zusammen und ziehen Sie die Füße so nah wie möglich ans Schambein heran.
- Ziehen Sie das Schambein vom Nabel weg und bringen Sie den Lendenwirbelbereich nach vorn.
- Lassen Sie die Außenkanten Ihrer Füße zusammen und lassen Sie Ihre Knie sich von den Hüften weg öffnen. So wird die Dehnung in den Hüften und den Innenseiten der Oberschenkel stärker und Ihre Knie werden von Ihrem Körper weg zur Matte gezogen.
- Beugen Sie sich nach vorn über die Beine, das Brustbein will zur Matte. Lassen Sie aber den Bauch und die Oberschenkel locker.

Baby

Ihr Baby kann an Ihren Füßen sitzen oder stehen oder vor Ihnen sitzen, wenn Sie sich vorbeugen. Wenn es sich schon alleine fortbewegt, kann es auch hinter Sie gehen, sich an Ihren Schultern festhalten und auf Ihrem Rücken reiten, während Sie sich nach vorn dehnen.

Ganz wichtig

Lassen Sie den Hüftbeuger vorn in der Hüfte locker.

Was ist, wenn …

Wenn Ihre Knie noch sehr weit vom Boden entfernt sind, sollten Sie sich auf ein Kissen setzen.

Festgehaltener Winkel

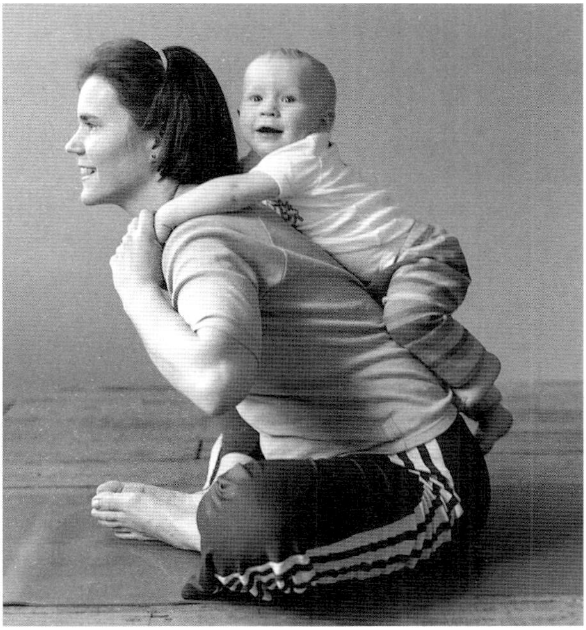

Das Gute daran

Gita Iyengar, eine der wichtigsten Vertreterinnen des Iyengar-Yoga, ist der Ansicht, dass dies eine der drei wichtigsten *Asanas* für Frauen ist. Sie dehnt den gesamten Beckenbereich und soll auch den Geschlechtsorganen gut tun.

Kreuzbiegungshaltung *(Paschimottanasana)*

MAMA

- Setzen Sie sich mit geraden geschlossenen Beinen auf den Boden. Die Knie zeigen zur Decke.
- Machen Sie die Wirbelsäule lang und drücken Sie die Beinrückseiten auf den Boden.
- Lassen Sie den Oberkörper lang und legen Sie sich über Ihre gestreckten Beine.

- Ihre unteren Rippen streben zu den Knien, das Brustbein und der Kopf zu den Füßen.
- Lassen Sie die Schlüsselbeine geweitet und die Schulterblätter den Rücken herabfallen.
- Strecken Sie die Arme zu den Außenkanten Ihrer Füße.

Baby

Ihr Baby liegt auf Ihren Beinen oder auf Ihrem Rücken wie beim Festgehaltenen Winkel. Es kann auch an Ihren Füßen sitzen und nach Ihren Händen greifen, wenn Sie diese nach vorn strecken. Machen Sie auch die folgende Rollübung.

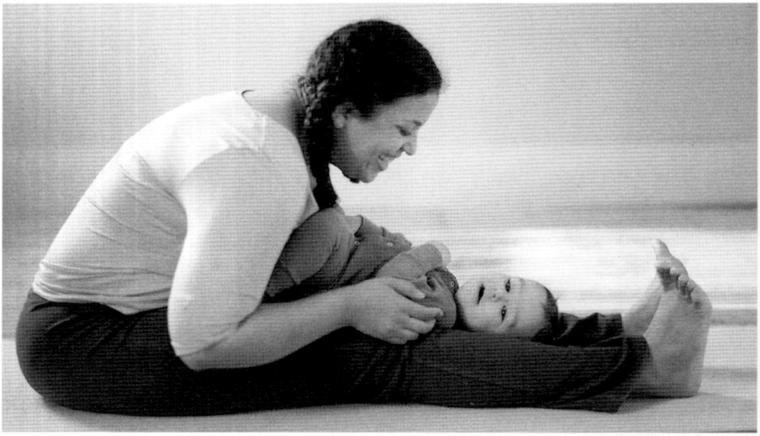

Kreuzbiegungshaltung

Ganz wichtig

Bewegen Sie sich mit der Ausatmung sanft nach vorn, statt vornüber zu fallen. Die Beinrückseiten bewegen sich immer weiter zum Boden.

Was ist, wenn …

Wenn Sie das Gefühl haben, Sie kämen nicht nach vorn, oder wenn Sie ein Ziehen in der Kniekehle spüren, sollten Sie sich auf ein Kissen setzen. Sie können in diesem Fall die Knie auch leicht beugen.

Das Gute daran

Achten Sie mal darauf, wie viel beweglicher Sie geworden sind und was für ein guter Trainingspartner Ihr Baby ist.

Variation mit Baby

- Lassen Sie Ihr Baby hinter Ihren Beinen sitzen, mit seinem Bäuchlein an Ihren Füßen.
- Halten Sie sich an den Händen und kitzeln Sie seinen Bauch mit Ihren Zehen.

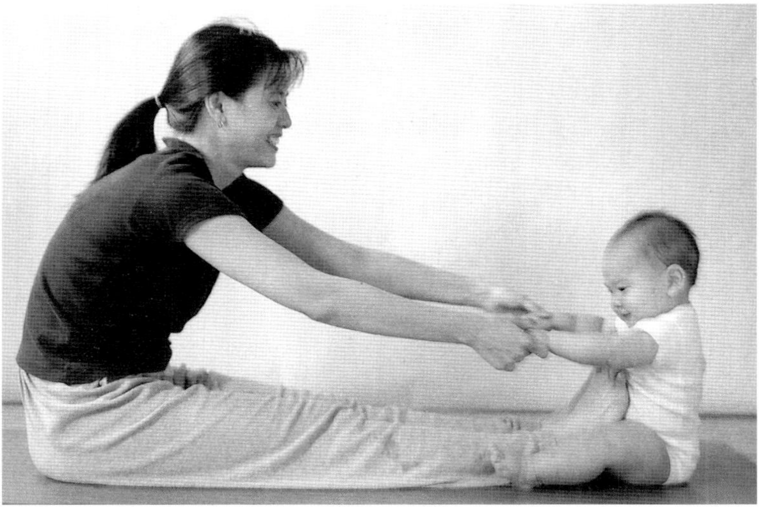

Kreuzbiegungshaltung (Händchenhalten mit dem Baby)

Baby-Übung: Rollen

Mama

Setzen Sie sich mit gestreckten, beinahe geschlossenen Beinen auf den Boden.

Baby

- Ihr Baby liegt bäuchlings quer auf Ihren Oberschenkeln.

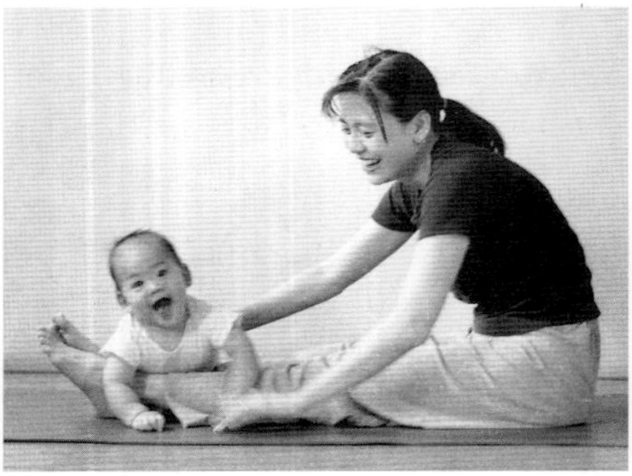

Rollübung (I)

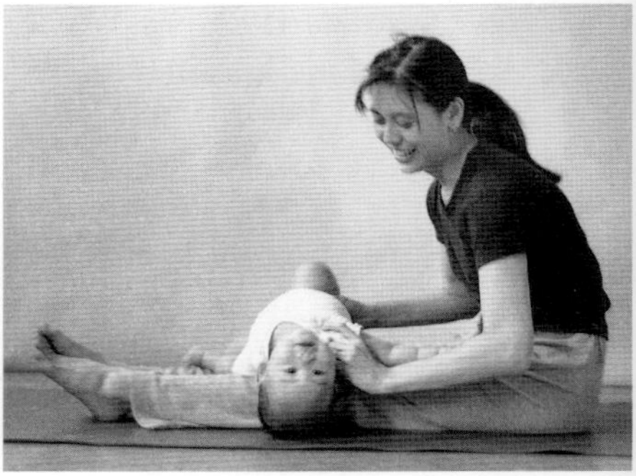

Rollübung (II)

- Heben Sie sanft die Schulter und die Hüfte, die Ihnen näher ist, und rollen Sie es Ihre Beine hinunter.
- Helfen Sie ihm, seine Handflächen zum Boden zu bringen, damit es sich selbst abstützen kann.
- Rollen Sie es wieder hoch.

Ruhehaltung *(Savasana)*

Mama

- Legen Sie sich auf den Rücken.
- Entspannen Sie den ganzen Körper.
- Konzentrieren Sie sich darauf, gleichmäßig ein- und auszuatmen.
- Dirigieren Sie Ihren Atem an der Oberkante der Nasenlöcher entlang.

Baby

Sie können Ihr Baby stillen oder es kann sich neben Ihnen ausruhen.

Ganz wichtig

Lassen Sie das Gewicht Ihres Körpers in den Boden gleiten.

Was ist, wenn …

Wenn es für Sie im Rücken unbequem ist, können Sie sich ein Kissen unter die Knie legen oder die Unterschenkel auf einen Stuhl legen.

Das Gute daran

Savasana ist ein guter Katalysator. Wenn Sie aufhören, ohne zum Schluss die Ruhehaltung eingenommen zu haben, kann es sein, dass Ihr Geist noch mit den letzten paar *Asanas* beschäftigt ist. *Savasana* verbindet die Energie all der *Asanas*, die Sie geübt haben, das macht Sie viel ausgeglichener und erholter.

Savasana-Variation für den Rücken

- Setzen Sie die Füße in einem angenehmen Winkel auf dem Boden auf.
- Lassen Sie die Knie nach innen fallen, sodass sie gegeneinander lehnen.
- Wenn Ihr Baby nicht auf Ihnen liegt, schlingen Sie die Arme um Ihren Brustkorb, sodass jede Hand an der gegenüberliegenden Schulter ruht.
- Entspannen Sie sich vollkommen.

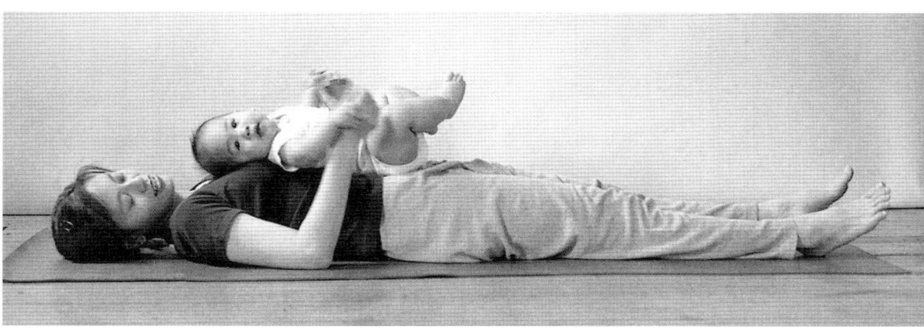

Ruhehaltung

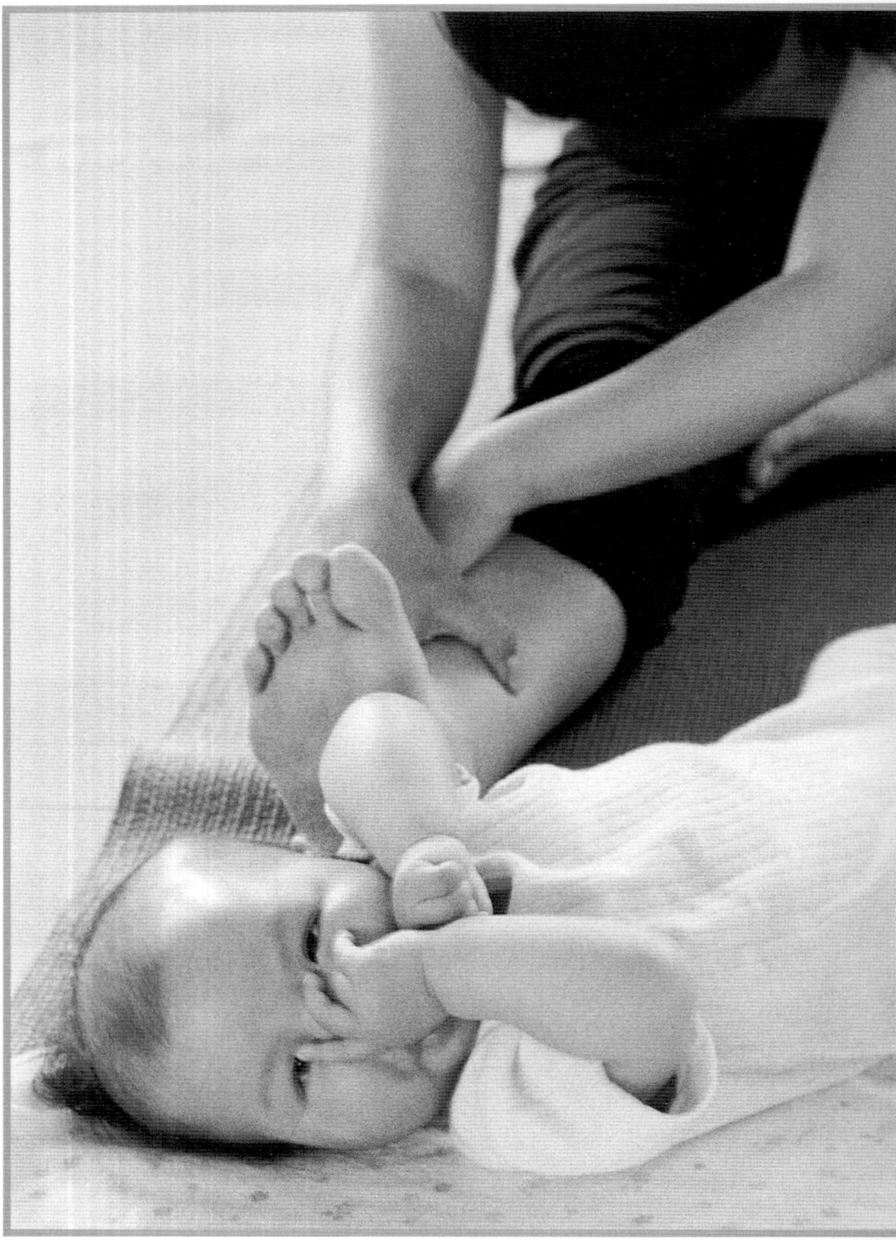

7

Kurs 4
Nach einem Kaiserschnitt

Wieder herstellende Übungen, die es erleichtern, die eigene Mitte zurückzuerlangen und den Körper wieder gerade aufzurichten.

Dauer: etwa 30 Minuten

Bleiben Sie in jeder Haltung drei bis fünf Atemzüge lang.

- *Atemübung: Gleichmäßige Atmung*
- *Im Liegen den Brustkorb öffnen*
- *Eine Brücke bauen*
- *Nabelschwingen*
- *Unsere Sphinx-Variation*
- *Die Glückliche*
- *Gedrehte Sitzhaltung*
- *Katze*
- *Kindstellung*
- *Intensive Streckung*
- *Gegrätschte Intensive Streckung*
- *Dreieck*
- *Hundestellung mit dem Kopf nach unten*
- *Der Weise*
- *Beine an der Wand*

Wenn wir uns auf die Geburt unseres Kindes vorbereiten, denkt keine von uns, dass sie ihr Kind mit einem Kaiserschnitt zur Welt bringen wird. Die meisten von uns glauben, dass dies etwas ist, das nur anderen passiert. Schon allein der Begriff Kaiserschnitt ruft unbehagliche Gefühle, Bilder von OP-Messern und Ärzten in Kitteln hervor.

Als Laura schwanger war, erzählte ihre Freundin Vicky, selbst Mutter einer dreijährigen Tochter, dass die meisten Menschen dem Geburtsprozess einfach zu viel Bedeutung zumessen. Damals schien das eine eigenartige Feststellung zu sein, weil die Geburt schließlich *das* Ereignis ist, auf das man als Schwangere hinfiebert. Während der Schwangerschaft träumen wir von der Geburt oder stellen sie uns vor, in Geburtsvorbereitungskursen und zu Hause üben wir den Prozess endlose Male. Man sagt uns, dass die Geburt anstrengend und schmerzhaft sein kann, aber dass sie mit einer Operation endet, wollen wir einfach nicht glauben. Laura jedenfalls erlebte, wie wahr Vickys Worte waren. Nach 16 Stunden Wehen brachte Laura, wie so viele Frauen, ihr Kind per Kaiserschnitt zur Welt.

Da die *Asanas* Übungen sind, die Körper und Geist verbinden, könnte man meinen, dass uns die Yogaübungen während der Schwangerschaft auf ein effizientes Selbstmanagement für die Geburt vorbereiten. Yoga stärkt zwar die inneren Organe und hilft, die Konzentrationsfähigkeit zu vergrößern, aber auch dieses Bollwerk löst sich auf, wenn man bedenkt, dass sich eine Geburt vollkommen unserer Kontrolle entzieht. Sarah konnte bei Roseys Geburt von ihren Yogaübungen profitieren, aber keine Übung der Welt hätte bei Laura die Notwendigkeit eines Kaiserschnitts vorhersagen oder verhindern können.

Im allgemeinen Umgang mit dem Thema Geburt hat sich in den vergangenen Jahren einiges getan, vieles hat damit zu tun, dass heute mehr die Gebärenden als die Ärzte im Zentrum der Aufmerksamkeit stehen. Einige der Informationen, die Schwangeren unterbreitet werden, sind eigentlich altbekannt und längst überfällig, andere sind schlicht blödsinnig. Sarah besuchte beispielsweise einen Geburtsvorbereitungskurs nach Lamaze, wo die Frauen aufgefordert wurden, sich auf die eine Seite des Raumes zu stellen, wenn Sie planten, sich während der Geburt Medikamente geben zu lassen; diejenigen, die das nicht vorhatten, sollten auf die andere. Laura dagegen hörte viele Märchen über Kaiserschnitte, wie etwa, dass man den Frauen dabei die Hände festbindet. Das Ergebnis von solchen Fehlinformationen ist oft Angst oder ein vollkommen übersteigertes Verantwortungsgefühl.

Viele Frauen nehmen an Geburtsvorbereitungskursen teil, wo sie einen Plan für die bevorstehende Geburt aufschreiben sollen. So wird die Erwartung geschürt, dass der Körper sich auch folgsam an das hält, was man sich erträumt hat. Man fördert so die Vorstellung, dass wir uns selbst als Regisseur, Star und Kostümbildner des eigenen Geburtsszenarios sehen. Wenn alles nach Plan läuft, beglückwünscht man uns zu einer natürlichen Geburt. Weicht sie aber vom Drehbuch ab, benötigt man Schmerzmittel oder wehenfördernde Medikamente, begegnet man uns bestenfalls mit Mitgefühl, vielleicht aber auch mit Geringschätzung. Dieser Druck kann dazu führen, dass wir denken, mit einem Kaiserschnitt hat man es einfach nicht geschafft, etwas so Natürliches wie eine normale Geburt hinzukriegen. Der Gedanke aber, dass ein Kaiserschnitt Ihr eigenes Verschulden sein könnte, ist einer der Irrtümer, die gleich aus der Welt geschafft werden sollten. Wir können es nicht oft genug sagen: Wenn Sie Ihr Kind per Kaiserschnitt zur Welt gebracht haben, heißt das nicht, dass Sie einen Fehler gemacht oder versagt haben.

Kaiserschnitte sind heute öfter an der Tagesordnung als früher und von daher auch Routineeingriffe. »Geburtsstillstand« ist die häufigste Diagnose. Nach der Entbindung haben die meisten Frauen gemischte Gefühle, weil sie sich fragen, ob sie oder ihr Baby tatsächlich in Gefahr waren und ob der Eingriff überhaupt notwendig war. Wenn Sie aus diesem Grund Ihr Kind per Kaiserschnitt zur Welt gebracht haben, fühlen Sie sich vielleicht um eine natürliche Geburt betrogen oder sind verärgert, weil Sie den Eingriff für unnötig halten. Wenn aber Ihr Leben oder das Ihres Kindes in Gefahr war, lösen sich die Gedanken um den Kaiserschnitt bald in Erleichterung darüber auf, dass alles gut gegangen ist. Lise Eliot, die Autorin von *Was geht hier drinnen vor?*, gibt als häufigste Diagnosen für geplante Kaiserschnitte eine nicht normal entwickelte Plazenta, eine Nabelschnurumschlingung, die Größe des Babys im Verhältnis zum mütterlichen Becken oder eine ernsthafte Erkrankung der Mutter an. Oft, aber nicht immer, wird auch bei einer Steißlage oder Mehrlingsgeburt ein Kaiserschnitt angesetzt.

Wenn Sie schon viele Stunden lang Wehen hatten, kann ein Notkaiserschnitt dazu führen, dass Sie sich körperlich und seelisch traumatisiert fühlen. Andererseits ist es auch möglich, dass Sie sich nach einem geplanten Kaiserschnitt von einer natürlichen Geburt mit Wehen ganz ausgeschlossen sehen. Es ist schwierig, mit dieser Ausgeschlossenheit umzugehen, nachdem man in der Schwangerschaft so eng mit dem Baby verbunden war. Beides sind harte Ausgangspunkte für den Start als Mutter. Deshalb weisen wir nochmals darauf hin, dass es nicht *den* einen richtigen Weg der Geburt gibt, sondern viele verschiedene.

Wenn Sie zu den Millionen von Frauen gehören, die ihr Kind per Kaiserschnitt zur Welt gebracht haben, können wir Ihnen aus eigener Erfahrung versichern, dass Ihr Körper wieder verheilen wird und Sie die Entbindung von einem gesunden Kind trotzdem als wunderbare, erfüllende und gefühlsintensive Erfahrung erlebt haben können. Michelle, eine unserer Kursteilnehmerinnen, machte immer Witze über die Größe ihrer Tochter Kaitlin und darüber, dass Sie sie nicht durch den Geburtskanal pressen konnte. Der Kaiserschnitt hatte in keiner Weise das ergreifende Gefühl während der ersten Schreie ihrer Tochter gemindert.

Kommentar einer Mutter

Niki hat richtig Spaß am Baby-Yoga gehabt. Wenn wir nach Hause kamen, schlief sie gleich vier Stunden am Stück. Ich persönlich fühlte mich nach dem Kurs erfrischt und hatte das Gefühl, dass die Stunde mich geistig und körperlich wieder auf Kurs gebracht hat.

JENNIFER, *Mutter von Niki*

Der Kurs

Ein Kaiserschnitt bedeutet für den Körper in Bezug auf die Heilung eine große Herausforderung. Eine Operation ist ein Schock für Ihren Körper. Ihre Muskeln sind danach schwach und verkrampft und Sie sind unsicher, inwieweit Sie sich überhaupt körperlich betätigen sollen. Schon allein das Baby zu tragen kann eine sehr anstrengende Tätigkeit sein. Wir wissen das und haben diesen Kaiserschnitt-Kurs so konzipiert, dass diese Probleme angesprochen werden. Das Wichtigste aber ist, dass Sie mindestens sechs Wochen nach der Entbindung warten, bis Sie mit den Übungen beginnen, und zusätzlich die Zustimmung Ihres Arztes einholen. Wenn Sie zu früh anfangen, kann das die Heilung der Narbe beeinträchtigen. Sobald Sie aber loslegen können, werden die ersten *Asanas* in Kurs 4 Ihrem Körper sanft helfen, wieder Grundkondition, Offenheit und das Gefühl der Einheit zurückzugewinnen. Wir vermeiden hier Ausfallschritte nach hinten, Rückwärtsbeugen und breitbeinige Haltungen im Stehen, weil diese den Bauch und das Becken dehnen und dadurch an der Narbe ziehen. Achten Sie aber auch selbst auf die Zeichen Ihres Körpers: Wenn Sie beim Üben ein Ziehen spüren, sollten Sie sofort aufhören und in der Übung so weit zurückgehen, bis Sie kein Ziehen mehr stört.

Als zusätzliche Vorsichtsmaßnahme sollten Sie so lange nicht zu Kurs 2 übergehen, wie Sie um die Narbe herum nicht völlig schmerzfrei sind. Kurs 2 konzentriert sich auf Rückwärtsbeugen, die einem kaiserschnittgeschädigten Körper besonders zusetzen. Wenn Sie nach drei Monaten noch immer Schmerzen haben, sagt Ihr Körper Ihnen, dass Sie es langsamer angehen lassen sollten. Üben Sie dann mit Kurs 4 weiter oder wechseln Sie diese Stunde mit Kurs 1 ab und gehen Sie erst nach und nach zu Kurs 2 über. Hören Sie auf die Bedürfnisse Ihres Körpers!

Ihr Körper

Die *Asanas* in diesem Kurs werden dazu beitragen, dass Ihr Körper seine Beweglichkeit und Kraft zurückerlangt. Um die Haltung auf Dauer wieder herzustellen, sollten Sie besonders langsam trainieren. Nach einem Kaiserschnitt erleben Sie all die ganz normalen Wochenbettprobleme, haben aber zusätzlich Komplikationen aufgrund der Operation. Nach einigen Tagen im Krankenhausbett und mitunter auch einer strikten Diät fühlen sich Ihre Muskeln verkrampft und ausgelaugt an. Ihr Bauch ist vor lauter Luft im Darm aufgebläht und aufgrund der Narbe können Sie wochenlang nicht richtig aufrecht stehen. Auch wenn Ihre Erholung nach der Entbindung insgesamt länger dauert, gibt es auch etwas Positives: Ihr Körper hat am Beckenboden und der Vagina weniger Traumatisches erlitten als bei einer »normalen« Geburt.

Vielleicht haben Sie das Gefühl, Ihr Körper sei zweigeteilt und Ihr Ober- und Unterkörper nicht mehr miteinander verbunden. Ein Kaiserschnitt ist ein großer Eingriff, und es kann gut sein, dass Ihr Körper sich besser und länger daran erinnert als Ihr Geist. Ihre Körpermitte wird auch mehr geschwächt sein als ein Körper nach einer natürlichen Geburt. Sie müssen die Bauchmuskulatur neu trainieren, um Ober- und Unterkörper wieder zu verbinden und um den Lendenwirbelbereich und die Bauchdecke zu unterstützen. Da sich durch Ihr Becken kein Baby gedrängt hat, müssen Sie sich um überdehnte Bänder im Becken keine Gedanken machen. Trotzdem spüren Sie vielleicht, dass Ihre Beckenregion sich nach Operation, Medikation und langsamerer Erholung steif anfühlt. Sie sollten das Beckenbodentraining fortführen, um den Druck, der in der Schwangerschaft auf der Blase und der Harnröhre lastete, auszugleichen.

Zusätzlich kann es sein, dass Sie durch die Schmerzen an der Narbe und die Nebenwirkungen der Medikamente niedergeschlagen sind. Ihre körperliche Schwäche vergrößert vielleicht sogar Ihre Angst im Umgang mit Ihrem Baby. Alles, was Sie mit Ihrem Kind unternehmen, vermag dazu beizutragen, sich von diesen Gefühlen überwältigen zu lassen und sogar Ihren Erholungsprozess zu beschleunigen.

Nach der Schwangerschaft ist es immer seltsam und ungewohnt, auf dem Bauch zu liegen, aber Sie haben durch die Narbe zusätzlich ein unangenehmes Gefühl. Seien Sie also gewarnt und beginnen Sie langsam. Warten Sie, bis diese Position Ihnen angenehm ist. Wenn Ihr Bauch in den Übungen, die den Brustkorb öffnen, in die Matte gedrückt wird, kann Ihnen dieser Druck auf den Bauch durchaus schon willkommen sein.

Ihr Baby

Wissenschaftliche Studien haben ergeben, dass Kindern, die per Kaiserschnitt zur Welt gekommen sind, ein paar der wichtigen positiven Wirkungen einer vaginalen Geburt fehlen. Einige dieser Wirkungen gehen auf die Hormone zurück, die durch die Wehen bei der Mutter freigesetzt werden, andere auf die Kontraktionen der Gebärmutter und das Zusammengedrücktwerden im Geburtskanal. Deshalb sind wir der Meinung, dass es ein paar Dinge gibt, die besonders den Kaiserschnittbabys gefallen werden. Eng in ein Tuch eingewickelt zu werden, soll beispielsweise für sie sehr tröstlich sein. Lauras Sohn Miles, der wegen seiner Steißlage mit einem geplanten Kaiserschnitt zur Welt kam, liebte es, eingewickelt zu werden. Abgesehen vom Saugen an der Brust selbst, heißt es, dass sich auch Schnuller sehr gut auswirken, weil sie den Verdauungstrakt beruhigen. Ein Kaiserschnittbaby profitiert auch ganz besonders von der Babymassage. Darüber hinaus sind wir natürlich der Meinung, dass alle Babys massiert werden sollten, egal, wie sie auf die Welt gekommen sind.

Der Kaiserschnitt-Kurs ist so konzipiert, dass Mutter und Kind noch mehr Nähe erleben. Frühchen und Kaiserschnittbabys werden gern über einen längeren Zeitraum hinaus getragen und beschmust. Deshalb können Sie einen Großteil der Übungen in Kurs 4 auch ganz langsam und besänftigend mit Ihrem Baby an oder auf Ihrem Körper machen. Wenn Ihr Baby gern und viele Stunden lang eingewickelt liegt, müssen Sie sich keine Sorgen machen. Bis zum Ende des dritten Monats bekommen Neugeborene einen großen Teil Ihrer Reize aus dem visuellen Bereich. Eingewickelt zu sein, behindert ihre körperliche Entwicklung nicht und schränkt sie auch nicht ein. Es kann sie sogar entspannen und so zu mehr – und nicht weniger – Teilnahme am Geschehen führen.

Kommentar einer Mutter

Meine Möglichkeiten, mich zu bewegen, sind ziemlich reduziert, weil ich während der Schwangerschaft einen Leistenbruch hatte. Yoga bietet mir daher eine großartige Kombination von Muskeltraining und Dehnungen, die ich genau auf meine persönlichen Bedürfnisse abstimmen kann. Ich finde Baby-Yoga gleichzeitig entspannend und belebend. Ich habe nicht nur mehr Energie für meine aktive Tochter, sondern auch das Gefühl, gut trainiert zu haben. Baby-Yoga hat mir geholfen, mich von meinem Kaiserschnitt zu erholen.

Nach der Geburt meiner Tochter fühlte ich mich schwach und auf eigenartige Weise meinem eigenen Körper entfremdet.

Die Yogaübungen schulten mein Körperbewusstsein, das mir wiederum geholfen hat, Körper und Geist wieder ins Lot zu bringen und miteinander zu verbinden. Yoga hat mich auch unterstützt, bestimmte Teile meines Körpers zu isolieren und zu kräftigen, vor allem meinen Bauch und meine Hüften, die in der Schwangerschaft stark beansprucht waren. Die kurze Meditation am Ende der Stunde ist mir eine Oase der Ruhe in meinem oft chaotischen Alltag.

Baby-Yoga ist leicht zu lernen, und es ist schön, es mit meiner Tochter gemeinsam zu machen. Meiner Tochter macht es Spaß beim *Navasana* auf meinem Schoß zu hüpfen und beim Flieger-Baby III meine Beine entlangzurutschen. Sie kichert und kreischt, wenn bei der Hundestellung meine Haare durch ihr Gesicht streichen. Manchmal beobachte ich, dass sie meine Bewegungen nachmacht oder an ihnen teilnimmt, indem sie meine Beine und Füße berührt. Ich kann ihre Begeisterung, meinen Körper zu erkunden, förmlich spüren, und durch diese Erfahrung lernt sie auch ihren eigenen Körper kennen. Zusätzlich zu dieser Begeisterung entsteht auch eine Ruhe aus dem Üben. Yoga ist eine ganz besondere Zeit für uns, in der unser Gefühl der Nähe und unsere Bindung verstärkt werden. Mein Lieblingsteil beim Yoga ist das, wo ich meiner Tochter dafür danke, dass sie mitgemacht hat. Dieses Mitmachen bei den Bewegungen zusammen mit dem Gefühl der Nähe macht Baby-Yoga einzigartig und unschätzbar wertvoll.

ANDREA, *Mutter von Katie*

Gleichmäßiges Atmen

Die Atemübung, die wir nach einem Kaiserschnitt empfehlen, nennt sich Gleichmäßiges Atmen. Sie können die Übung auch im Sitzen machen, aber wir finden, dass sie besser wirkt, wenn man sie in der unten beschriebenen Rückenlage macht. Gehen Sie in die Haltung und entspannen Sie sich dann vollkommen.

- Entspannen Sie Mund, Kiefer und Hals und lassen Sie die Hände geöffnet, die Handrücken sind schwer, der Bauch entspannt.
- Atmen Sie in einem langen, langsamen Atemzug durch die Nase ein.
- Atmen Sie genauso lang durch die Nase wieder aus.
- Es ist hilfreich, wenn Sie still die Atemlänge zählen. Zählen Sie beispielsweise beim Ein- und beim Ausatmen jeweils bis drei.

Variation

Sie können üben, den Atem in den Rücken zu leiten (dorthin, wo er aufliegt) oder woanders hin, wo Sie eine Verspannung fühlen. Benutzen Sie Ihren Atem, um jeden Körperteil zu weiten und zu lösen.

Im Liegen den Brustkorb öffnen

Mama

- Legen Sie sich so auf ein paar Kissen zurück, dass Ihr oberer Rücken höher liegt und Ihre Schultern und Hüften am Boden sind.
- Entspannen Sie den Lendenwirbelbereich und das Gesäß zu den Fersen hin.
- Lösen Sie die Schultern und lockern Sie den Nacken.
- Strecken Sie die Beine aus, zunächst geschlossen, dann auseinander gehend.
- Entspannen Sie sich und lösen Sie den Körper langsam, Atemzug für Atemzug.

Baby

Ihr Baby kann auf Ihrer Brust oder neben Ihnen auf der Matte liegen.

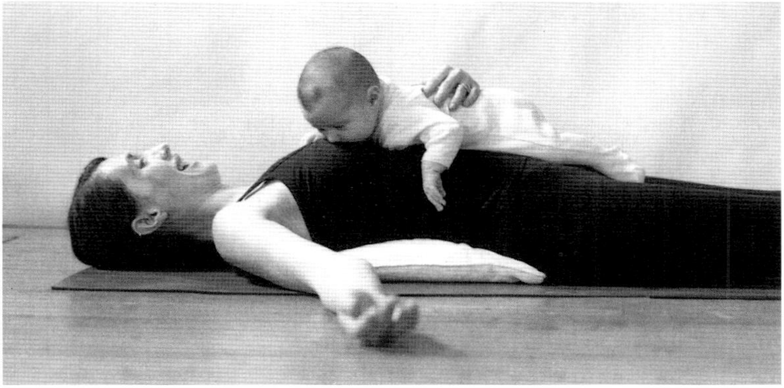

Im Liegen den Brustkorb öffnen

Ganz wichtig

Ihr Brustkorb muss erhöht sein.

Was ist, wenn …

Wenn Sie nicht spüren, dass sich Ihr Brustkorb öffnet, können Sie ein weiteres Kissen unterlegen und den Kopf ebenfalls mit einem Kissen unterstützen. Drehen Sie die Arme nach außen, die Handflächen nach oben.

Das Gute daran

Je länger Sie in dieser Haltung bleiben können, desto besser. Sie hilft, Erschöpfung und Niedergeschlagenheit zu lindern.

Variation

- Wenn Ihr Baby neben Ihnen auf dem Boden liegt, strecken Sie die Arme so weit über den Kopf, bis die Knöchel den Boden hinter Ihnen berühren.
- Verhaken Sie die Daumen und strecken Sie sich von den Fingern bis zu den Zehen.
- Wenn genug Platz ist, können Sie die Arme in einer Kreisbewegung über den Boden wieder zurückbringen.

Eine Brücke bauen *(Setu Bandhasana)*

Mama

- Legen Sie sich mit angezogenen Beinen auf den Rücken. Setzen Sie die Füße nah bei den Gesäßknochen auf.
- Atmen Sie ein und ziehen Sie mit der nächsten Ausatmung den Nabel kräftig zum Boden. Spannen Sie dabei die Bauchmuskulatur an.
- Halten Sie die Knie parallel und drücken Sie die Gelenke der großen Zehen in die Matte.
- Bleiben Sie an den Schlüsselbeinen weit und ziehen Sie die Schulterblätter zusammen.
- Stemmen Sie die Füße in die Matte, um die Hüften anzuheben. Rollen Sie sich ein paar Mal langsam hoch und dann wieder zurück nach unten.
- Bleiben Sie beim letzten Hochrollen mehrere Atemzüge lang oben und spüren Sie, wie Ihre Beinrückseiten und die Gesäßmuskeln arbeiten.

Baby

Setzen Sie Ihr Baby auf und lehnen Sie es an Ihre Oberschenkel oder legen Sie es auf Ihre Brust. Dort wird es durch die Übung auf und ab reiten.

Ganz wichtig

Benutzen Sie Ihre Bauchmuskulatur und machen Sie Ihr Steißbein lang, sodass Sie fließend über die Wirbelsäule rollen. Achten Sie darauf, dass Ihr Rücken sich, wenn Sie in der Ruheposition sind, nicht vom Boden hochreckt.

Was ist, wenn …

Wenn Sie im Lendenwirbelbereich ein unangenehmes Gefühl haben, sollten Sie die Füße fester in den Boden stemmen, um den Rücken besser lang machen zu können. Außerdem sollten Sie den Rücken in diesem Fall nicht mehr als ein paar Zentimeter vom

Boden abheben. Die Variationen sollten Sie nicht üben, solange Ihnen diese Haltung nicht bequem ist. Wenn Ihnen die Baby-Übungen unangenehm sind, können Sie sie weglassen, bis Sie wieder bei Kräften sind und Ihre Narbe verheilt ist.

Das Gute daran

Dies ist eine gute Haltung, die bewirkt, dass sich die Bauchmuskeln wieder verknüpfen. Sie bringt außerdem die Beinrückseiten in Form. Abgesehen davon, dass diese *Asana* die Körpermitte kräftigt, wird durch das Auf- und Abrollen über die Wirbelsäule auch Ihr Rücken massiert.

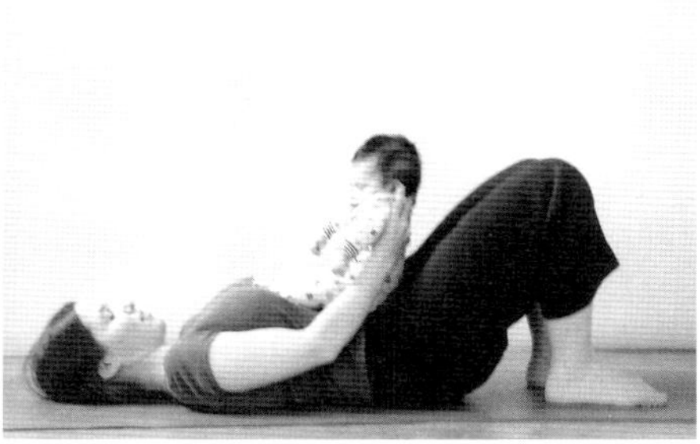

Eine Brücke bauen (Hüften unten)

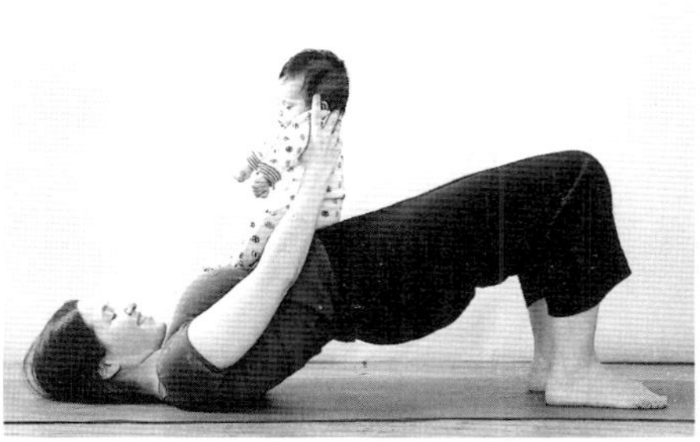

Eine Brücke bauen (Hüften oben)

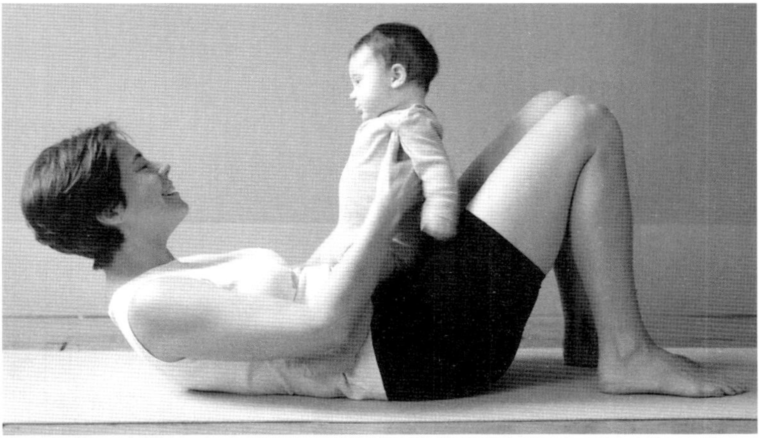

Eine Brücke bauen Variation (Kopf oben)

Variation für die Bauchmuskulatur

- Atmen Sie aus, während Sie mit dem ganzen Rücken am Boden liegen, und ziehen Sie den Nabel zur Wirbelsäule.
- Heben Sie den Kopf und blicken Sie Ihr Baby an. (Lassen Sie den Nabel eingezogen.)
- Legen Sie den Kopf wieder locker am Boden ab. (Machen Sie fünf bis zehn Wiederholungen.)

Variation ohne Baby

- Ziehen Sie die Knie zur Brust an und senken Sie dann langsam die Füße zum Boden.
- Machen Sie den Rücken lang und ziehen Sie den Nabel zur Wirbelsäule. Wiederholen Sie das fünfmal.

Baby-Übung in der Brückenbau-Haltung

Diese Übungen sind die einfachsten der Flieger-Baby-Übungen. Sie bieten Ihnen zusätzliches Bauchmuskeltraining und Ihrem Baby einen völlig neuen Aussichtspunkt, von dem aus es Sie betrachten kann. Babys lieben solche aktiven Spiele, sie machen allen Beteiligten Spaß. Fügen Sie nach eigenem Ermessen Variationen hinzu.

FLIEGER-BABY I

MAMA

- Legen Sie sich zunächst mit angezogenen Beinen und aufgesetzten Füßen auf den Rücken.
- Ziehen Sie die Knie zur Brust.

BABY

- Ihr Baby liegt bäuchlings auf Ihren Schienbeinen.
- Umfassen Sie mit gespreizten Fingern seine Seiten und seine Rippen.

- Lassen Sie Ihr Baby sanft auf und ab schaukeln, indem Sie Ihre Schienbeine in langsamem Takt auf und ab bewegen.
- Vergrößern Sie nach und nach den Radius und die Geschwindigkeit der Schaukelbewegungen. Richten Sie sich danach, wie viel Spaß Ihr Baby hat und wie sicher Sie sich fühlen.
- Heben Sie den Kopf und ziehen Sie Ihre Knie (und sein Gesicht) zu Ihrer Nase heran, um ihm ein Küsschen zu geben.
- Wiegen Sie Ihre Beine sanft von einer Seite zur anderen (nicht zu weit!).
- Wenn Sie sich kräftig genug fühlen, können Sie Ihre Knie ein wenig von sich wegschieben und wieder heranziehen. Das beansprucht die untere Bauchmuskulatur.

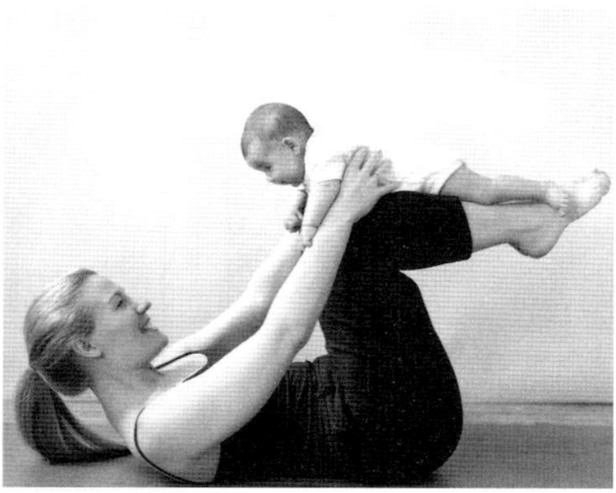

Flieger-Baby (Haltung I)

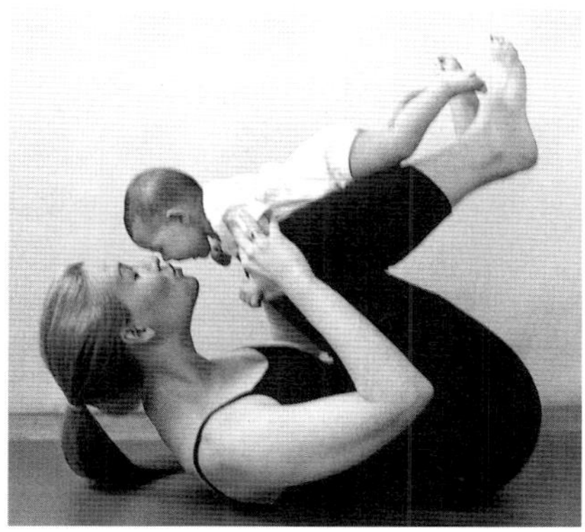

Flieger-Baby (mit Küsschen)

Nabelschwingen

Mama

- Legen Sie sich mit angezogenen Beinen und aufgesetzten Füßen rücklings auf die Matte.
- Strecken Sie das rechte Bein am Boden aus.
- Ziehen Sie den Nabel zur Wirbelsäule. Spannen Sie dabei die Bauchmuskulatur an und heben Sie das rechte gestreckte Bein zur Decke.

- Senken Sie das Bein im größtmöglichen Bogen wieder zum Boden.
- Wenn es am Boden ankommt, beugen Sie das Knie und ziehen es zur Brust an. Strecken Sie dann das Bein auch am Boden aus und beginnen Sie von neuem.
- Achten Sie darauf, dass die Hüftrückseiten am Boden bleiben, während Sie das Bein zur Decke heben.
- Lassen Sie Ihren Unterbauch lang gestreckt, und achten Sie darauf, dass das Kreuzbein am Boden bleibt, wenn das Bein angezogen ist (das hebt die Hüften).
- Wiederholen Sie das drei- bis fünfmal.
- Wechseln Sie dann das Bein.

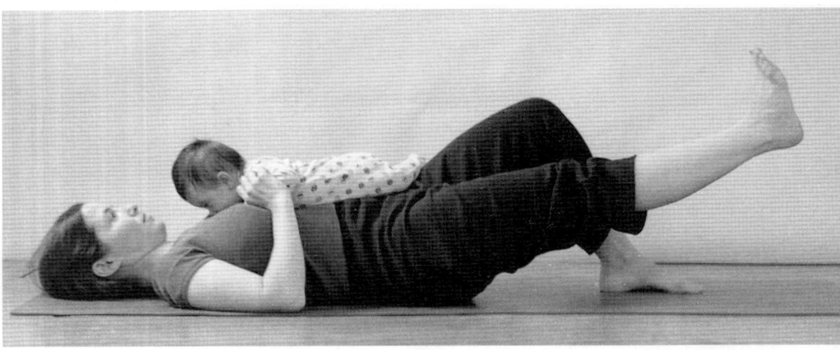

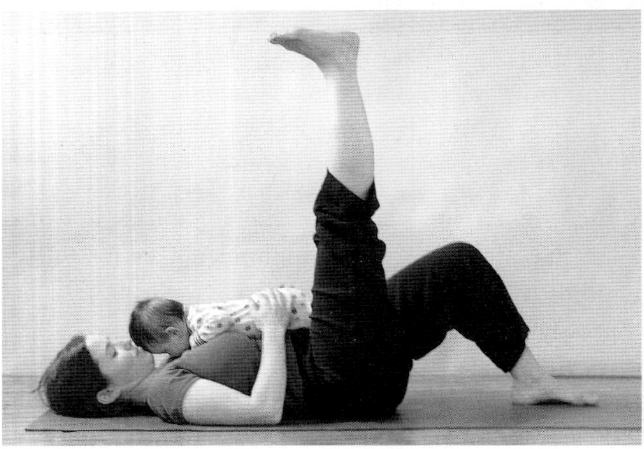

Nabelschwingen

Baby

Ihr Baby sitzt entweder auf Ihrer Brust und schaut nach unten zu Ihnen oder es liegt, Herz an Herz, auf Ihrer Brust.

Ganz wichtig

Lassen Sie den Rücken lang und den Hals entspannt.

Was ist, wenn …

Wenn sich Ihr Rücken vom Boden abhebt, sollten Sie den Nabel oder die Bauchmuskulatur weiter einziehen und die Übung ganz langsam machen.

Das Gute daran

Diese kräftige, aber sanfte Bauchmuskelübung stammt noch aus unseren Tanz-Zeiten.

Unsere Sphinx-Variation

Mama

- Legen Sie sich bäuchlings auf die Matte und stützen Sie sich mit den Ellenbogen und Unterarmen am Boden ab. Die Ellenbogen sind etwa schulterbreit auseinander.
- Heben Sie den Brustkorb, machen Sie sich an den Schlüsselbeinen breit und lassen Sie die Schulterblätter in den Rücken hinuntergleiten.
- Halten Sie Ihren Kopf so, dass er die Verlängerung der Wirbelsäule darstellt.
- Heben Sie nun langsam Ihre Hüften vom Boden ab (die Knie bleiben unten), indem Sie die untere Bauchmuskulatur zur Wirbelsäule ziehen. Diese Bewegung ist zwar nur klein, aber wirkungsvoll.
- Lassen Sie den Rücken lang und den Brustkorb geöffnet.
- Lassen Sie die Hüften wieder sinken.
- Drücken Sie die Handflächen in den Boden und heben Sie so das Brustbein zur Decke. Die Ellenbogen berühren Ihre Seiten.

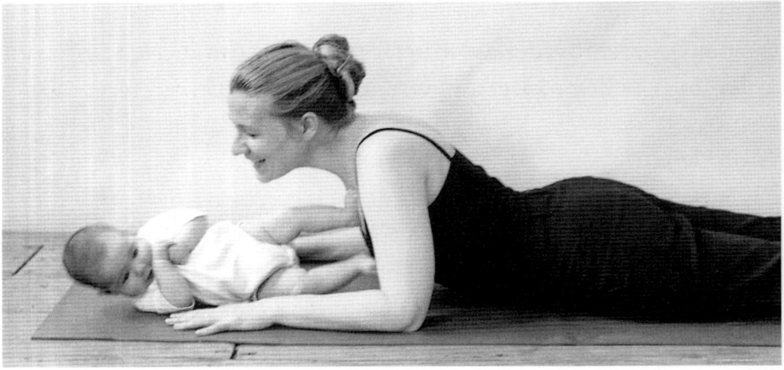

Sphinx-Variation (Hüften am Boden)

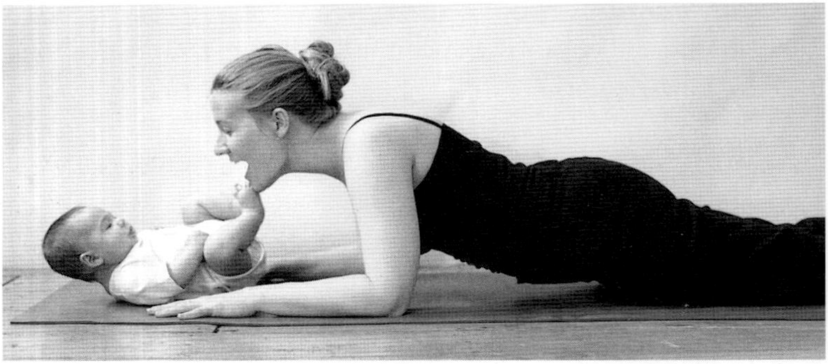

Sphinx-Variation (Hüften oben)

- Lösen Sie die Haltung, atmen Sie normal und wiederholen Sie die Übung dann mehrmals.
- Üben Sie zunächst mit den Knien am Boden. Wenn Ihnen das leichter fällt, können Sie es auch mit gestreckten Beinen versuchen. Das bedeutet für die Bauchmuskulatur allerdings viel mehr Arbeit, übertreiben Sie es also bitte nicht.

Baby

Ihr Baby liegt auf dem Rücken und bekommt von Ihnen liebevoll Knüffe und Küsschen.

Ganz wichtig
Achten Sie darauf, dass Sie die Unterarme immer in den Boden drücken und den Brustkorb die ganze Übung hindurch angehoben lassen.

Was ist, wenn …
Wenn Sie das Gefühl haben, Ihr unterer Rücken würde gestaucht, sollten Sie das Schambein zur Matte schieben.

Das Gute daran
Diese Haltung öffnet den Brustkorb und trainiert gleichzeitig die Bauchmuskulatur.

Baby-Übungen: Spielen in der Sphinx-Haltung

In dieser Sphinx-Variation liegen Sie beide auf dem Bauch. Wenn Ihr Baby jünger als acht Wochen ist, können Sie es gern auf ein Kissen legen und so seinen Brustkorb anheben. Die Sphinx-Variation fühlt sich für Sie wahrscheinlich auch ungewohnt an. Die Erinnerung an Ihren dicken Bauch und Ihr Reflex, ihn zu schützen, sind vermutlich noch stark, aber diese Übung ist eine gute Möglichkeit, Ihrem Baby die Haltung vorzumachen und gleichzeitig Rücken und Bauch zu trainieren. Ihr Baby kann zwischen Ihren Händen, nah an Ihrem Gesicht liegen. Es ist sehr wichtig, dass Ihr Baby auch mal auf dem Bauch liegt, deshalb sollten Sie mit ihm diese einfachen Übung machen. Bald werden Sie dann gemeinsam in der Sphinx-Haltung liegen.

Mama
Setzen Sie sich in den Schneidersitz.

Baby
Ihr Baby liegt mit dem Gesicht zu Ihnen auf dem Bauch. Sie können seinen Oberkörper gern mit einem Kissen abstützen.

Für Babys Arme

- Versuchen Sie, seine Finger zu lösen, und legen Sie beide Handflächen in der Nähe seiner Schultern auf den Boden (siehe Abbildung Seite 47).
- Machen Sie eine Übung, um die Finger zu lockern, reiben Sie beispielsweise die Fingerknöchel aneinander (siehe Abbildung Seite 46).
- Ziehen Sie sanft einen seiner Füße zur gegenüberliegenden Popobacke und strecken Sie das andere Bein. Wiederholen Sie das auf der anderen Seite.
- Reiben Sie die Fußsohlen aneinander (siehe Abbildung Seite 48).

Massage

- Massieren Sie Ihr Baby sanft, indem Sie mit einer Hand über der anderen vom Nacken bis zum Popo streichen.
- Fahren Sie mit nur einem Finger vom Nacken bis zum Steißbein seine Wirbelsäule entlang.
- Streichen Sie von der Wirbelsäule nach außen, über den Brustkorb bis zu den vorderen Rippen.
- Üben Sie mit kleinen Knüffen leichten Druck auf die Beinrückseiten aus und streichen Sie danach die Beine in langen Strichen herunter.
- Massieren Sie die Fußsohlen.

Die Glückliche *(Anantasana)*

Mama

- Legen Sie sich auf die rechte Seite. Ihre Schultern, Hüften, Beine und Füße bilden eine Linie.
- Legen Sie den Kopf auf dem rechten Arm ab und achten Sie darauf, dass die Hüften beide genau übereinander im rechten Winkel zum Boden bleiben.
- Legen Sie die linke Hand als Stütze vor Ihrem Körper ab.

- Winkeln Sie die Füße an, als ob Sie sie gegen eine Wand stemmen wollten.
- Ziehen Sie den Beckenboden hoch *(Mula Bandha)*.
- Winkeln Sie Ihr linkes Knie zur Decke hin an und stellen Sie den linken Fuß auf der Innenseite des rechten Oberschenkels ab (wie bei der Baum-Haltung.)
- Ziehen Sie die obere Hüfte immer weiter zur am Boden liegenden Ferse. Drehen Sie das obere Bein nach außen und lassen Sie das untere Bein ganz gerade.
- Die rechte und die linke Seite der Taille sollten gleich lang bleiben.
- Wiederholen Sie die Übung auf der anderen Seite.

Baby

Ihr Baby liegt vor Ihnen auf der Matte, eventuell können Sie es auch so stillen.

Ganz wichtig

Um die Wirbelsäule lang zu halten, sollten Sie das Steißbein die ganze Zeit über nach unten zur Ferse des gestreckten Beins ziehen.

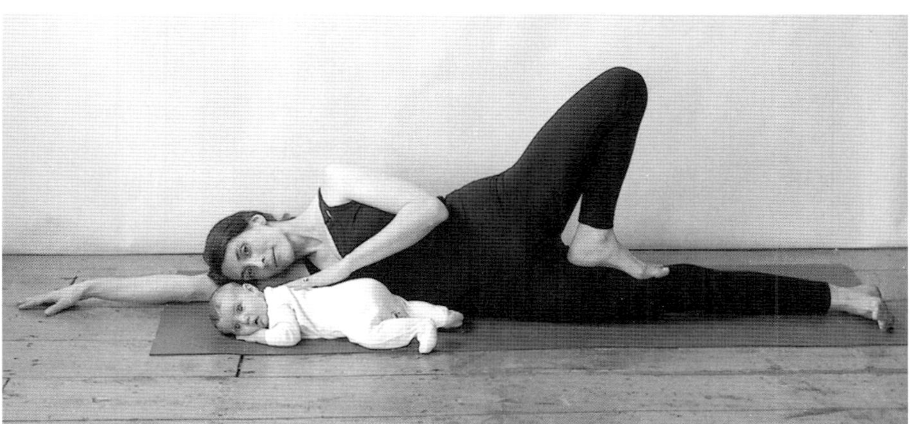

Die Glückliche

Was ist, wenn …
Wenn Sie das Gefühl haben, gleich umzukippen, können Sie den oberen Fuß auch vor Ihrem Körper auf dem Boden aufsetzen.

Das Gute daran
Dies ist eine wunderbare Haltung, in der Sie stillen können und gleichzeitig Ihre Mitte wieder finden, ohne mit der Schwerkraft kämpfen zu müssen.

Variation für die Kniesehnen
- Knöchel oder das Schienbein.
- Strecken Sie das Bein zur Decke.
- Ziehen Sie die obere Hüfte immer weiter zur am Boden liegenden Ferse.

Variation mit einem Kissen als Rückenstütze
Legen Sie ein Kissen hinter Ihre Lendenwirbel oder Hüften, damit Sie nicht nach hinten umkippen.

Gedrehte Sitzhaltung *(Parsva Siddhasana)*

Mama
- Setzen Sie sich mit gekreuzten Beinen auf die Matte. Ziehen Sie die Wirbelsäule ganz lang, indem Sie die Gesäßknochen nach unten drücken und den Kopf zur Decke ziehen.
- Machen Sie sich an den Schlüsselbeinen breit und stellen Sie sich vor, Sie würden Ihr Herz anheben.
- Legen Sie die linke Hand an die Außenseite des rechten Knies oder Knöchels und die rechte Hand hinter sich auf den Boden.
- Halten Sie die Wirbelsäule gerade und gestreckt, während Sie Ihren Brustkorb nach rechts drehen. Um die Drehung zu unterstützen und zu verstärken, können Sie mit der linken Hand leichten Druck auf das rechte Knie ausüben. Die rechte Hand drücken Sie fest auf den Boden.

Gedrehte Sitzhaltung

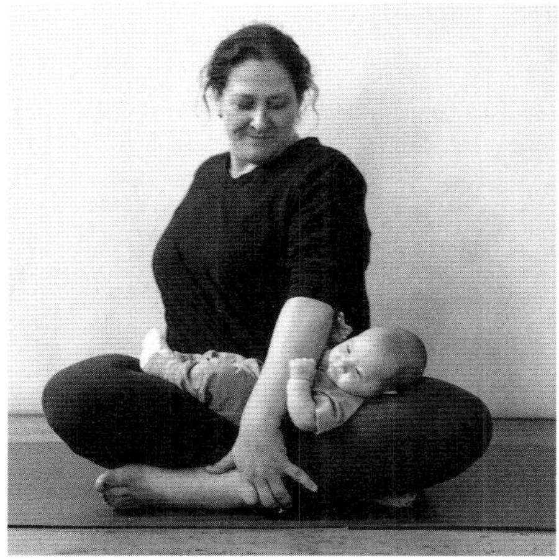

- Heben Sie den Brustkorb und die Taille mit dem Einatmen und verstärken Sie mit der Ausatmung die Drehung.
- Entspannen Sie den Hals.
- Wiederholen Sie die Haltung auf der anderen Seite.
- Nachdem Sie auf beiden Seiten geübt haben, kehren Sie zur Mitte zurück und spüren nach.
- Tönen Sie ein *Om* zu Ihrem Baby.
- Danach machen Sie Ihr Beckenbodentraining.

Baby

Legen Sie Ihr Baby auf Ihren Schoß, eventuell kann es auch angelehnt sitzen. Lächeln und schauen Sie es an, spielen Sie mit Ihrem Blick und Guck-Guck!

Ganz wichtig

Verteilen Sie das Gewicht gleichmäßig auf beide Gesäßknochen.

Was ist, wenn …

Wenn Sie mit der hinteren Hand nicht bis hinunter auf die Matte kommen, können Sie den Arm näher zum Körper ziehen oder die Hand auf ein Buch stützen.

Das Gute daran

Welch eine Erleichterung, wenn man den Rücken durch eine Drehung entlasten kann, nachdem man neun Monate lang kaum Bewegungsfreiheit im Oberkörper hatte!

Variation für den unteren Rücken

- Setzen Sie sich mit gekreuzten Beinen auf den Boden.
- Beugen Sie sich nach vorn über Ihre Beine (und Ihr Baby) und lassen Sie die Hände langsam nach vorn wandern.
- Die Gesäßknochen bleiben fest am Boden.
- Lassen Sie die Hände so weit nach rechts wandern, bis Ihr Kopf und Ihre Brust über dem rechten Knie sind. Bleiben Sie ein paar Atemzüge lang dort.
- Lassen Sie die Hände zurück zur Mitte und dann weiter nach links wandern. Bleiben Sie auch dort ein paar Atemzüge lang.
- Kehren Sie zur Mitte zurück und setzen Sie sich wieder auf. Ändern Sie die Beinhaltung und wiederholen Sie die gesamte Übung.

Baby-Übung im Sitzen

Die folgenden Übungen beziehen Ihr Baby in Ihre Übungen mit ein und dadurch kann es sich Ihrer Aufmerksamkeit sicher sein. Sie wärmen Ihren Körper auf und Ihr Baby lernt den seinen durch Ihre Führung und Ihre Berührungen kennen. Normalerweise beginnen wir mit kleinen Druckübungen und arbeiten uns dann durch die Beine, Arme und den gesamten Torso. Probieren Sie Variationen aus, seien Sie albern und haben Sie Spaß.

Mama

Setzen Sie sich mit gekreuzten Beinen bequem hin oder spreizen Sie die Beine weit.

Baby

Ihr Baby liegt auf dem Rücken mit den Füßen zu Ihnen.

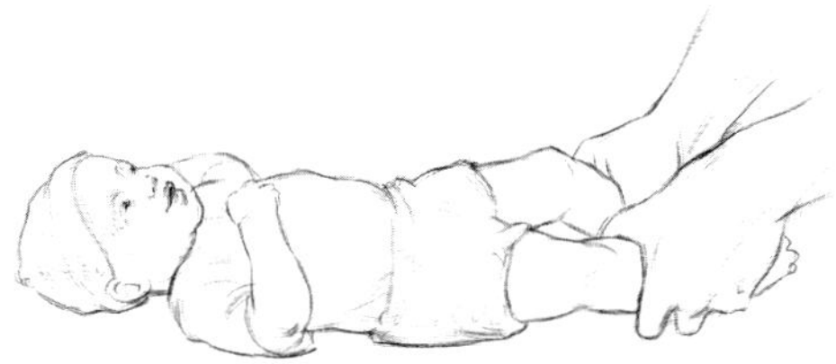

Mit den Händen Babys Beine halten – Beine lang

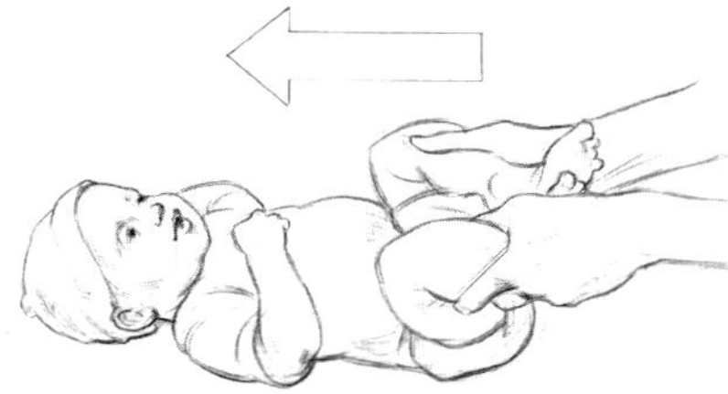

Mit den Händen Babys Beine halten – Knie zur Brust

Drucke Übung

- Drücken Sie nacheinander jedes Gelenk von der Körpermitte nach außen (Schultern, Ellenbogen, Unterarme, Handgelenke und Hüften, Knie, Knöchel). Massieren Sie von den Handflächen bis in die Fingerspitzen. (Siehe Abbildungen Seite 45 f.)
- Massieren Sie die Fußsohlen bis zu den Zehenspitzen.

Für Babys Unterkörper

- Nehmen Sie die Unterschenkel Ihres Babys in die Hände und drücken Sie seine Knie zur Brust und strecken Sie die Beine, sobald Sie Gegendruck spüren. Wiederholen Sie das fünfmal.
- Lassen Sie seine Beine nacheinander jeweils fünfmal Rad fahren.
- Drücken Sie die Beine nochmals zur Brust und wiegen Sie die Knie von einer Seite zur anderen. Wiederholen Sie auch das fünfmal.
- Legen Sie Ihre Fingerspitzen unter sein Kreuzbein oder auf die Höhe der Mitte der Windel und lassen Sie es sanft hüpfen.

Für Babys Oberkörper

- Reiben Sie seine Fingerknöchel gegeneinander.
- Nehmen Sie seine Unterarme in Ihre Hände und kreuzen Sie seine Arme vor seiner Brust.
- Öffnen Sie dann die Arme sanft zu den Seiten. Wenn Sie Widerstand spüren, können Sie kurz mit den Armen wackeln und es dann noch einmal versuchen.

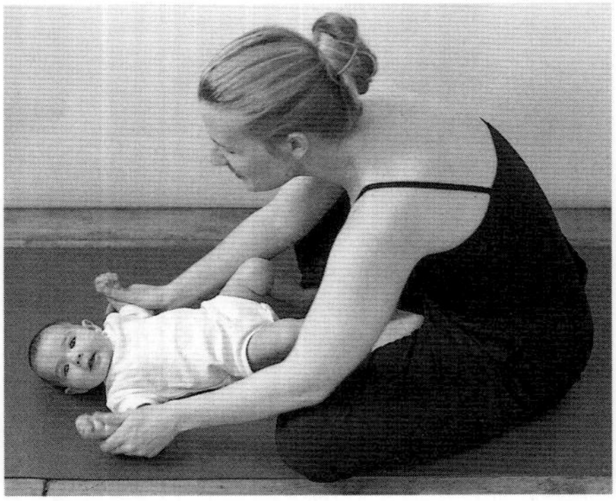

Babys Arme geöffnet

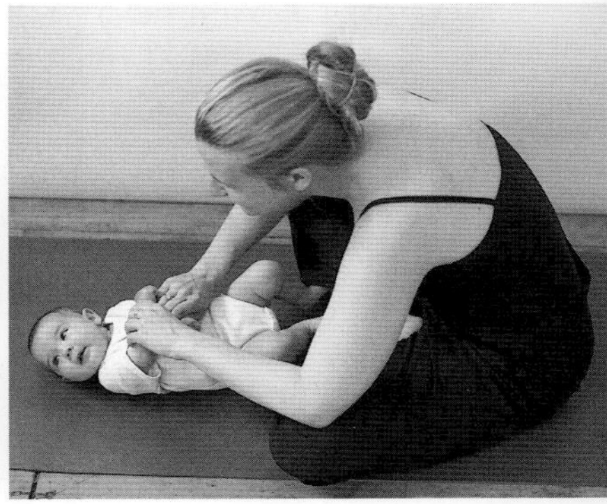

Babys Arme geschlossen

- Machen Sie das in einem einfachen Rhythmus: öffnen und schließen. Halten Sie die Übung einfach, aber wenn Ihr Baby größer wird, können Sie klatschen und Rhythmusvariationen hinzufügen, wie öffnen und klatschen, öffnen und klatschen, klatschen.
- Lassen Sie seine Arme in beide Richtungen kreisen.
- Lassen Sie seine Hände umeinander kreisen.

Massage

- Streichen Sie langsam von den Schultern Ihres Babys zu seinen Hüften.
- Legen Sie Ihre Daumen auf seiner Brust zusammen und streichen Sie von dort aus nach außen zu seinen Armen und Händen.
- Reiben Sie sanft von seinen Hüften über seine Waden und Knöchel zu den Füßen.
- Streicheln Sie sanft mit Ihren Daumen sein Gesicht von der Nase zu den Ohren.

Katze

MAMA

- Beginnen Sie auf allen vieren. Ihre Schultern sind genau über Ihren Handgelenken und Ihre Hüften über Ihren Knien.
- Verteilen Sie Ihr Gewicht gleichmäßig über beide Hände und Knie.
- Ziehen Sie den Nabel leicht in Richtung der Wirbelsäule ein, indem Sie die Bauchmuskulatur leicht anspannen.
- Breiten Sie Ihre Finger aus und verlagern Sie auch auf die Fingergelenke Gewicht, nicht nur auf die Handflächen. Stellen Sie sich vor, Sie wollten den Boden wegdrücken. Ihre Finger weisen nach vorn, die Mittelfinger liegen parallel.
- Öffnen Sie Ihren Brustkorb und lassen Sie Ihre Schulterblätter den Rücken entlang nach unten gleiten.
- Wenn Sie nun langsam einatmen, strecken Sie Ihren Rücken durch, sodass Kopf und Steißbein zur Decke weisen.
- Beim langsamen Ausatmen kehren Sie die Haltung um, indem Sie den Rücken rund machen und Kopf und Steißbein zu Boden weisen lassen, während Sie den Nabel in Richtung der Wirbelsäule einziehen. Wiederholen Sie dies drei- bis fünfmal.

BABY

Ihr Baby liegt auf Ihrer Matte mit seinem Kopf direkt unter Ihrem. Vielleicht streckt es seine Ärmchen nach Ihren Haaren und

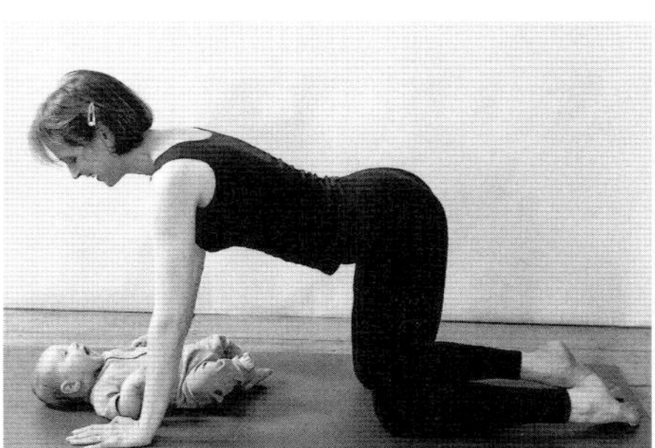

Einatmung in der Katze

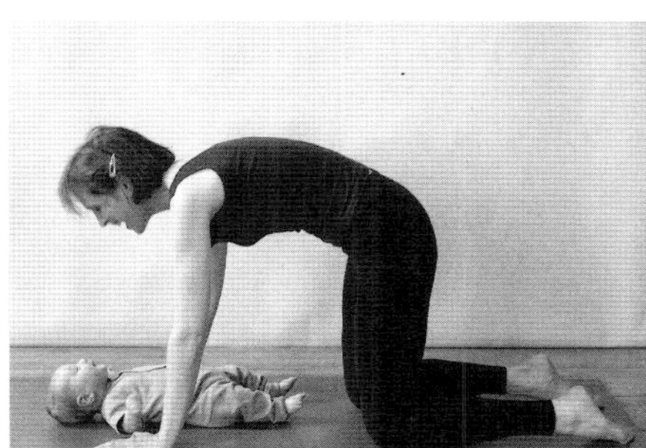

Ausatmung in der Katze

Ihrem Gesicht aus. Das ist schon eine Vorübung zum Greifen, es schult seine Hand-Augen-Koordination.

Ganz wichtig

Die Bewegung sollte fließend sein. Ihr Körper wärmt sich auf, während Sie von der Einatmungshaltung in die Ausatmungshaltung und zurück gleiten.

Was ist, wenn ...

Wenn Sie ein Ziehen an der Narbe spüren, sollten Sie sich auf die Krümmung des Oberkörpers konzentrieren und weniger im unteren Rücken arbeiten. Wenn Ihre Knie auf dem Boden schmerzen, können Sie ein gefaltetes Handtuch als Polster unterlegen.

Das Gute daran

Sie können Ihr Baby unterhalten, ohne es hochheben zu müssen.

Variation für den unteren Rücken

- Beginnen Sie auf allen vieren wie bei der Katze.
- Wiegen Sie sich nach hinten mit Ihren Hüften zu den Fersen, dann wieder nach vorn, bis Ihr Brustkorb über Ihrem Baby schwebt, die Schultern aber über den Händen bleiben.
- Atmen Sie in der Vorwärtsbewegung ein, und in der Rückwärtsbewegung aus. Wiederholen Sie die Übung dreimal in jede Richtung.

Kindstellung *(Balasana)*

Mama

- Knien Sie sich auf den Boden, die Fußsohlen weisen nach oben, die Zehen berühren sich, Ihre Knie aber liegen auseinander.
- Beugen Sie sich oberhalb der Hüfte vor. Ihre Hüften sollten auf den Fersen ruhen, wobei die Gesäßknochen nach unten weisen.

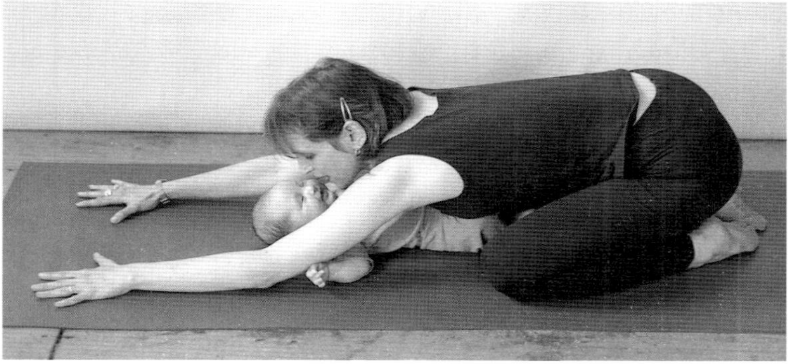

Kindstellung

- Lassen Sie Ihre Arme weiter nach vorn wandern, damit Sie Ihren Oberkörper bequem auf den Oberschenkeln ablegen können.
- Entspannen Sie den Bauch und lassen Sie Ihren unteren Rücken breiter werden.

Baby

Ihr Baby liegt mit dem Gesicht zu Ihnen auf dem Rücken zwischen Ihren Knien, sodass Sie mit ihm schmusen können, während Sie in der Haltung sind.

Ganz wichtig

Dies ist eine Erholungshaltung, atmen Sie deshalb tief ein und entspannen Sie sich.

Was ist, wenn …

Wenn Sie mit den Hüften nicht bis auf die Knie kommen, können Sie sich ein Kissen unter die Oberschenkel legen und Ihre Ellenbogen auf beiden Seiten neben Ihrem Baby ablegen. Wenn Sie das Gefühl haben, Sie würden nach vorn fallen, können Sie ein bisschen Druck nach hinten in Richtung der Gesäßknochen ausüben oder statt ihres Babys ein dickes Kissen umarmen.

Das Gute daran

Diese Übung ist eine gute Gelegenheit, verbliebene Anspannungen im Bauchraum zu lösen. Entspannen Sie sich und spielen Sie Guck-Guck mit Ihrem Kind.

Variation, um die Füße zu strecken

- Beginnen Sie im Knien. Halten Sie dabei die Zehen mit der Unterseite zum Boden, damit Sie den »Nacken« der Zehen dehnen können.
- Halten Sie die Innenseiten Ihrer Knöchel und Waden dicht beieinander. Setzen Sie sich auf die Fersen, um die Dehnung zu verstärken.
- Bleiben Sie ein paar Atemzüge lang in dieser Haltung und lassen Sie dann wieder los.

Variation für den Brustkorb

- Knien Sie sich mit ausgestreckten Füßen hin. Die Fußinnenseiten berühren sich.
- Verschränken Sie Ihre Finger mit aneinander liegenden Handflächen hinter dem Rücken.
- Strecken Sie die Arme und rollen Sie die Schultern nach hinten unten, um den Brustkorb zu öffnen.
- Lassen Sie das Zwerchfell locker und halten Sie die Taille lang gestreckt.
- Wiederholen Sie die Haltung mit anders verschränkten Fingern.

Intensive Streckung *(Uttanasana)*

Mama

- Stellen Sie sich auf die Matte, die Füße mindestens hüftbreit auseinander.
- Beugen Sie sich ab der Hüfte nach vorn. Halten Sie dabei die Beine gerade und die Kniescheiben hochgezogen, dazu spannen Sie die Oberschenkelmuskulatur an.

Intensive Streckung

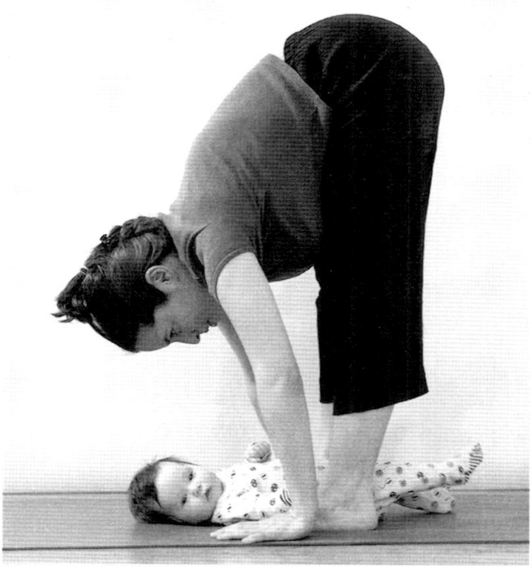

- Lassen Sie den unteren Rücken locker und spüren Sie, wie er breiter wird.
- Spüren Sie, wie die Fersen zum Boden ziehen und die Gesäßknochen zur Decke.
- Lassen Sie die Füße und besonders die Zehen locker und ausgebreitet.
- Stellen Sie sich vor, Ihr Oberkörper würde wie Wasser aus Ihrer Hüfte hervorsprudeln.
- Entspannen Sie sich mit jeder Ausatmung mehr und kommen Sie so immer näher zum Boden.
- Lassen Sie Ihren Kopf zum Boden fallen.

Baby

Ihr Baby liegt zwischen Ihren Füßen auf der Matte. Sie können es mit Ihren Knöcheln drücken oder hin und her wiegen. Wenn Ihr Oberkörper zum Boden sprudelt, können Sie es einfach mit Ihren Händen festhalten. Schauen Sie ihm in die Augen, es zieht Sie nach unten.

Ganz wichtig
Halten Sie die Gesäßknochen genau über den Fersen.

Was ist, wenn …
Wenn Ihre Kniesehnen ziehen oder Ihr Rücken sich im unteren Bereich sehr verspannt anfühlt, können Sie Ihre Knie ganz leicht beugen.

Das Gute daran
Diese Umkehrhaltung wirkt sehr beruhigend auf das Nervensystem.

Variation für die Wirbelsäule
- Beugen Sie in der Intensiven Streckung leicht die Knie.
- Machen Sie den Rücken rund und rollen Sie sich Wirbel für Wirbel hoch, bis Sie aufrecht stehen.
- Ihr Kopf sollte als Letztes hochkommen.
- Rollen Sie sich dann wieder nach unten und beginnen Sie mit dem Kopf.
- Wiederholen Sie das dreimal.

Variation für die Kniesehnen und den Rücken
- Atmen Sie in der Intensiven Streckung ein und machen Sie die Wirbelsäule lang. Heben Sie den Oberkörper an, sodass er parallel zum Boden schwebt. Lassen Sie den Rücken dabei ganz flach.
- Ziehen Sie den Nabel zur Wirbelsäule.
- Halten Sie die Hüften über den Fersen.
- Nehmen Sie Ihr Baby bei den Händen.
- Atmen Sie aus und beugen Sie sich wieder tief nach unten zur Matte. Wiederholen Sie die Übung.

Variation zur Erholung
Üben Sie die Intensive Streckung, indem Sie sich mit dem Gesäß an der Wand anlehnen. Die Füße stehen etwa dreißig Zentimeter von der Wand entfernt. Legen Sie sich ein großes Kissen in den

Schoß und entspannen Sie Ihren unteren Rücken, indem Sie Ihre Wirbelsäule lang machen und nach unten ziehen.

Gegrätschte Intensive Streckung

(Prasarita Padottanasana)

MAMA

- Stellen Sie sich aufrecht hin, die Füße parallel und etwa 1,20 m auseinander.
- Heben Sie die Kniescheiben und drehen Sie die Innenseiten der Oberschenkel nach hinten ein.
- Beugen Sie sich mit gestreckter Wirbelsäule zur Matte vor.
- Setzen Sie Ihre Fingerspitzen zu beiden Seiten neben Ihrem Baby am Boden auf.
- Ziehen Sie den Nabel zur Wirbelsäule hin ein.
- Ziehen Sie die Gesäßknochen nach oben und die Fersen nach unten, sodass Ihre Hüften genau über Ihren Fersen bleiben.

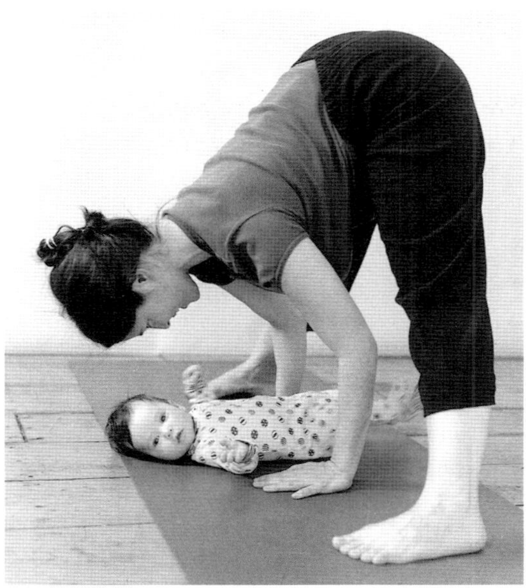

Gegrätschte Intensive Streckung

- Versuchen Sie, die Innenseiten Ihrer Oberschenkel nach außen zu drehen und die Außenseiten nach innen zu ziehen.
- Machen Sie den unteren Rücken breit und lockern Sie die Rückenhaltung. Senken Sie den Kopf zu Ihrem Baby.

Baby

Ihr Baby liegt auf der Matte zwischen Ihren Beinen oder ein wenig vor Ihnen. Streicheln Sie es und sehen Sie ihm in die Augen, während Sie sich vorbeugen.

Ganz wichtig

Halten Sie die Beine gestreckt, die Kniescheiben und das Fußgewölbe angehoben.

Was ist, wenn …

Wenn Sie mit den Händen nicht zum Boden kommen, können Sie die Beine breiter machen oder Ihre Hände auf einen Stuhl oder an die Wand legen.

Das Gute daran

Bei dieser Übung machen Sie eine Menge Dinge auf einmal. Die Hüften und der Rücken werden gut gedehnt, der Bauch wird straffer, der Geist kommt zur Ruhe und das Nervensystem ebenfalls. Außerdem kann man prima Guck-Guck spielen.

Variation mit Wirbelsäulenstreckung

- Heben Sie aus der vorgebeugten Haltung Ihren Rücken mit gestreckter Wirbelsäule so an, dass er beinahe parallel zum Boden ist.
- Führen Sie die Hände nach vorn, halten Sie die Hüfte aber über Ihren Fersen.
- Strecken Sie sich von den Fingerspitzen bis zu den Gesäßknochen.
- Gehen Sie zurück in die Vorwärtsbeuge.

Dreieck *(Trikonasana)*

Mama

- Stellen Sie sich auf die Matte, die Füße einen großen Schritt (90 cm bis 1,20 m) auseinander.
- Die Hüften sind nach vorn ausgerichtet. Drehen Sie Ihren rechten Fuß um 90 Grad und rücken Sie den linken Fuß leicht einwärts. Die Ferse des vorderen Fußes liegt auf einer Linie mit dem Fußgewölbe des hinteren.
- Strecken Sie Ihre Arme zu beiden Seiten parallel zum Boden aus.
- Strecken Sie die Beine und versuchen Sie die Seiten Ihrer Knie anzuheben.
- Strecken und heben Sie Ihre Taille.
- Strecken Sie nun Ihren Oberkörper über das rechte Bein, indem Sie in der Hüfte abknicken.
- Legen Sie Ihre rechte Hand auf das Schienbein oder den Knöchel, um mehr Halt zu haben, und strecken Sie Ihre linke Hand zur Decke.
- Drücken Sie die hintere Ferse nach unten und versuchen Sie buchstäblich über Ihren eigenen Kopf hinauszuwachsen.

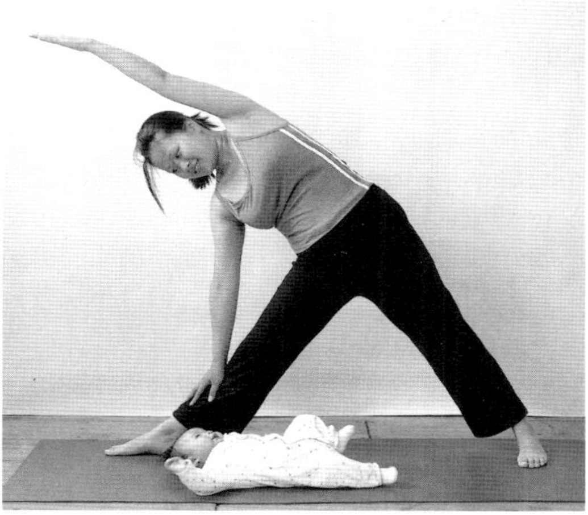

Dreieck

- Öffnen Sie Ihren Brustkorb und lassen Sie die Schulterblätter in den Rücken hinabgleiten.
- Lassen Sie Ihre Bauchmuskulatur, während Sie ein paar tiefe Atemzüge in dieser Haltung machen, einwärts ziehen.
- Wiederholen Sie die Übung auf der anderen Seite.

BABY

Ihr Baby liegt vor Ihrem vorderen Fuß. Wenn Sie auf der anderen Seite üben, sollten Sie sich umdrehen, damit der andere Fuß nun näher am Baby ist.

Ganz wichtig

Strecken Sie beide Taillenseiten gleichermaßen. Es soll sich so anfühlen, als bewegten Sie sich zwischen zwei Glasscheiben.

Was ist, wenn …

Wenn Sie ein Ziehen an der Narbe spüren, sollten Sie auf das Armkreisen verzichten und den Oberkörper wieder etwas weiter aufrichten, um die Dehnung zu vermindern. Außerdem können Sie die Füße näher zusammensetzen.

Das Gute daran

Die ist eine stützende Haltung im Stand, die Sie ohne oder mit nur ganz wenig Ziehen an der Narbe üben können, und es wird vielleicht die erste Übung sein, die Ihr Baby im Liegen nachmacht. Das Dreieck ist eine wunderbare Dehnung für den ganzen Körper, vor allem für die Hüften und die Wirbelsäule.

Arm-Variation zum Öffnen des Brustkorbs

Beugen Sie den oberen Arm im Ellenbogen und bringen Sie ihn mit nach außen gedrehter Handfläche auf den Rücken. Drehen Sie den Brustkorb um die Wirbelsäule zur Decke und stellen Sie sich vor, Sie würden mit den Fingern des gebeugten Arms an die Innenseite des vorderen Oberschenkels greifen wollen.

Variation mit Armkreisen
Lassen Sie den oberen Arm über Ihren Kopf und dann nach unten an Ihrem Baby vorbeikreisen. Kitzeln Sie es im Vorbeikommen. Es wird lernen, jedes neue Armkreisen gespannt zu erwarten.

Hundestellung mit dem Kopf nach unten

(Adho Mukha Svanasana)

MAMA

- Beginnen Sie in der neutralen Katzenhaltung, weder durchgestreckt noch mit Buckel (siehe Seite 237).
- Breiten Sie die Finger aus und verteilen Sie Ihr Gewicht gleichmäßig über Ihre gesamte Hand.
- Setzen Sie die Füße auf und schieben Sie Ihre Hüfte nach hinten oben zur Decke. (Die Füße stehen beinahe mattenbreit auseinander.)
- Strecken Sie die Beine, drücken Sie die Oberschenkel leicht nach hinten und ziehen Sie die Kniescheiben hoch.
- Führen Sie die Fersen nach hinten unten zum Boden und strecken Sie Ihre Zehen nach vorn.

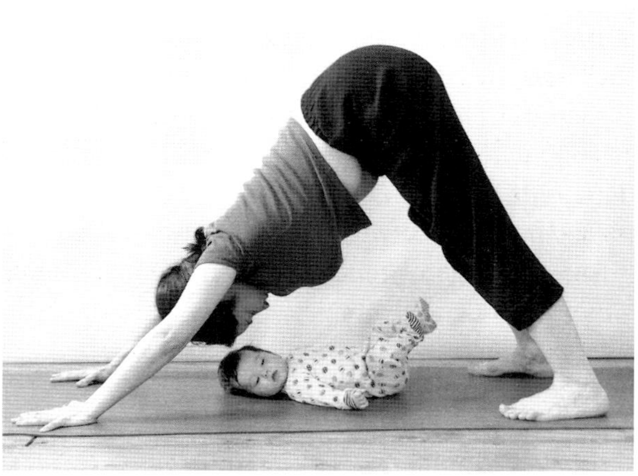

Hundestellung mit dem Kopf nach unten

- Dehnen Sie sich von den Händen über die Wirbelsäule bis zu den Gesäßknochen, sodass daraus eine lange diagonale Linie entsteht.
- Ziehen Sie den Unterbauch in Richtung der Wirbelsäule.
- Halten Sie Ihren Kopf und Ihren Nacken entspannt, lassen Sie den Kopf leicht zu Ihrem Baby fallen.

Baby

Ihr Baby liegt auf der Matte direkt unterhalb Ihres Brustkorbs, sodass Sie ihm in die Augen schauen, wenn Sie in der Haltung sind. Sagen Sie Hallo, wenn Sie sich zu ihm bewegen.

Ganz wichtig

Strecken Sie sich von den Handflächen bis zum Becken. Ihre Gesäßknochen sind der höchste Punkt dieser Haltung. Ziehen Sie den Nabel nach innen oben, während Sie den Bauch heben, und machen Sie die Taille lang.

Was ist, wenn …

Wenn Sie Schmerzen im Lendenwirbelbereich haben oder Ihr Rücken sehr rund ist, können Sie die Knie leicht beugen und dann versuchen, die Wirbelsäule zu strecken, indem Sie die Hüften nach hinten oben schieben.

Das Gute daran

Die Haltung fällt Ihnen leichter, wenn Sie sich vorstellen, dass Ihr Becken zur Decke schwebt.

Variation für den Oberkörper und die Schultern

- Beginnen Sie auf allen vieren.
- Legen Sie die Unterarme auf den Boden, die Schultern sind genau über den Ellenbogen.
- Strecken Sie Ihre Beine und heben Sie die Hüften zur Decke, ohne die Schultern nach vorn zu bewegen.
- Dies ist eine Variation der Hundestellung.
- Bleiben Sie ein paar Atemzüge lang in dieser Haltung.

Der Weise *(Bharadvajasana I)*

MAMA

- Beginnen Sie im Fersensitz.
- Rücken Sie die Hüften so weit zur rechten Seite, bis auch die linke Hüfte sicher auf der Matte ruht.
- Unterstützen Sie mit der rechten Hand am linken Oberschenkel die Drehung des Oberkörpers nach links.
- Bewegen Sie die rechte Hüfte immer weiter von der Taille weg und heben Sie den Brustkorb, während Sie ihn nach links drehen.
- Machen Sie sich an den Schlüsselbeinen breit.
- Stellen Sie sich vor, dass Sie sich um eine vertikale Achse in der Mitte Ihres Körpers drehen.
- Bleiben Sie mehrere Atemzüge lang in dieser Haltung, lösen Sie sie dann langsam auf und drehen Sie sich zur anderen Seite.
- Wiederholen Sie die Übung auf der anderen Seite.

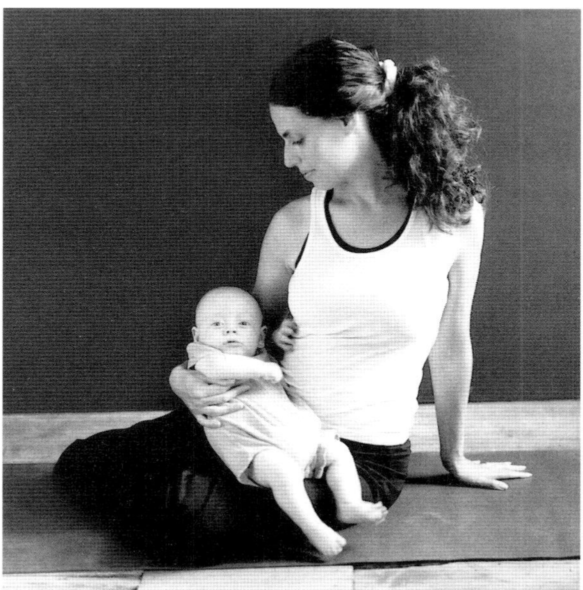

Der Weise

Baby

- Ihr Baby sitzt auf Ihrem Schoß und wird, während Sie sich nach links drehen, von Ihrem rechten Arm gehalten.
- Drehen Sie den Kopf und sehen Sie es an.
- Halten Sie es mit der Hand gut fest.

Ganz wichtig

Drücken Sie die hintere Hüfte nach unten und machen Sie die Wirbelsäule lang.

Was ist, wenn …

Wenn Sie an der Narbe ein Ziehen spüren, sollten Sie sich nicht so weit drehen oder stattdessen die Kindstellung einnehmen. Wenn Ihnen die Haltung im Lendenwirbelbereich unangenehm ist, sollten Sie die Drehung in den Hüften ein wenig lockern und sich auf die Drehung im Oberkörper konzentrieren.

Das Gute daran

Sie können den Oberkörper drehen, ohne Ihre Narbe zu belasten. Die Übung entlastet die Wirbelsäule ohne allzu starke Drehung. Außerdem können Sie dabei stillen.

Beine an der Wand *(Savasana)*

Mama

- Legen Sie sich auf den Rücken mit dem Gesäß möglichst nah an der Wand.
- Strecken Sie die Beine an der Wand aus und lassen Sie sie leicht auseinander fallen.
- Entspannen Sie sich, vor allem Bauch, Oberschenkel, Becken, Brustkorb, Brust, Hals und Kopf.
- Lassen Sie die Beine sich leicht nach außen drehen, während sie sich entspannen.
- Bleiben Sie so lange wie möglich in der Haltung. Fünf bis zehn Minuten sind ideal.

- Sie können sich auch ein Kissen unter die Hüften legen.

Baby
Ihr Baby ruht sich auch aus, entweder Brust an Brust oder es lehnt an Ihren Oberschenkeln.

Ganz wichtig
Lockern Sie den Bauch.

Was ist, wenn …
Wenn sich Ihr unterer Rücken vom Boden abhebt, sollten Sie etwas weiter von der Wand abrücken. Ihr Rücken und Ihre Beine sollten bequem liegen.

Das Gute daran
Sie können förmlich spüren, wie alles Unnötige aus Ihren Beinen herausfließt. Sie werden sich kühler und frischer fühlen, wenn Sie die Übung beendet haben.

Variation
- Öffnen Sie die Knie und legen Sie die Fußsohlen aneinander, sodass Sie im Festgehaltenen Winkel (siehe Seite 205) an der Wand liegen. Sie können die Beine auch kreuzen.
- Bleiben Sie mehrere Atemzüge lang in dieser Haltung und ändern Sie die Beinhaltung.

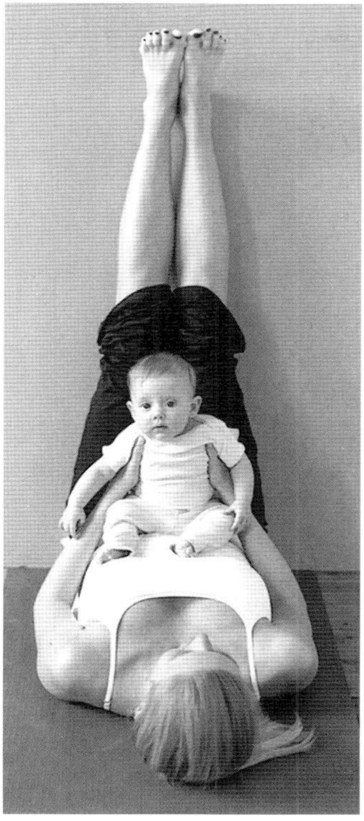

Beine an der Wand

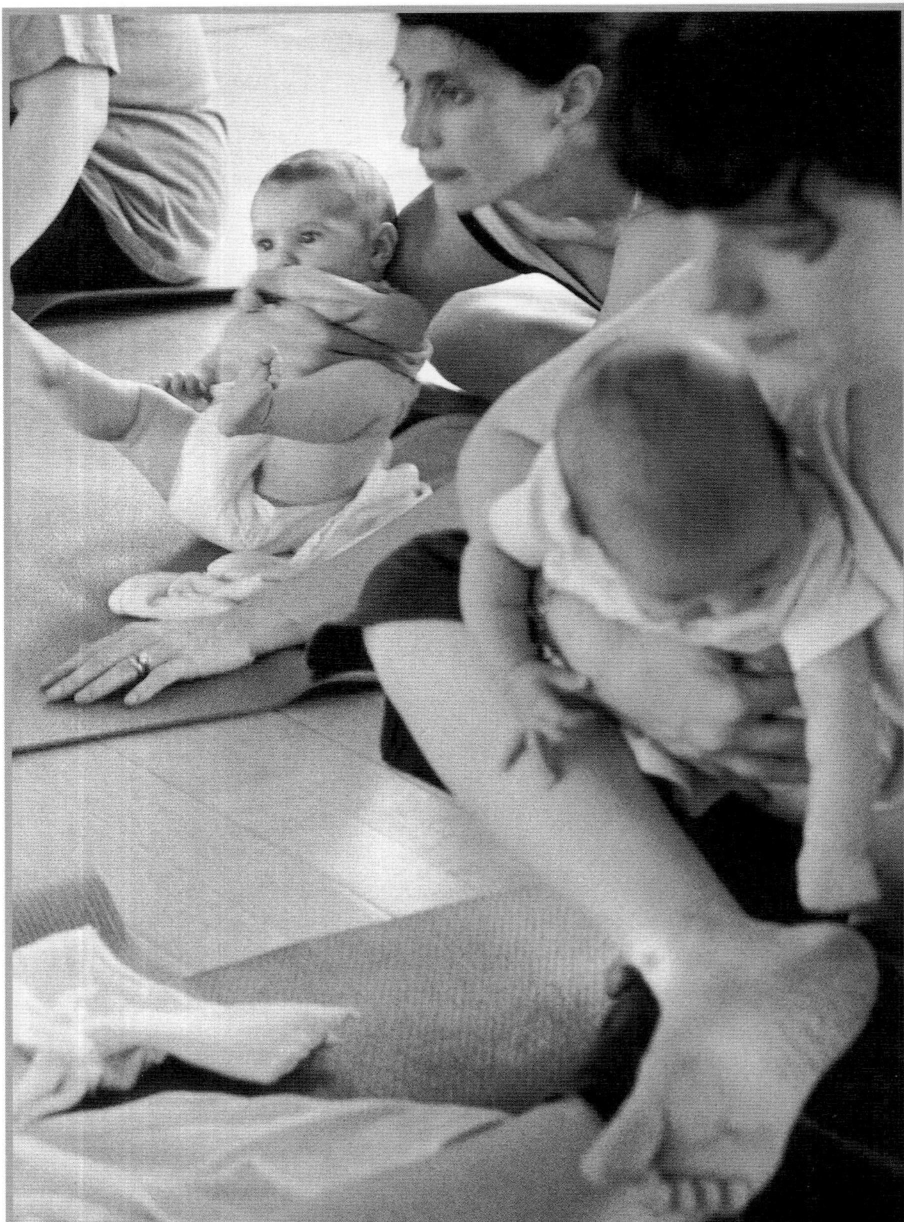

8

Yogahaltungen zum Stillen und bei Dreimonatskoliken

Yogahaltungen zum Stillen

Füttern und Trösten Ihres Babys gehören zu den Hauptaufgaben einer Mutter. Sie werden feststellen, dass Sie einen großen Teil des Tages mit Stillen oder Fläschchengeben verbringen. Deshalb haben wir eine Reihe von Haltungen zusammengestellt, die Sie während des Stillens üben können. Alle sind friedliche Sitzhaltungen. Bei vielen können Sie Ihren Rücken mit einem Kissen oder an der Wand abstützen, damit er nicht zu stark belastet wird. Die meisten dieser *Asanas* dehnen die Hüften und den Lendenwirbelbereich, probieren Sie also ein bisschen herum, bis die Haltungen Spaß machen und bequem sind. Das kann eine willkommene Abwechselung vom Stillen auf dem Sofa sein. Achten Sie darauf, dass Sie mindestens ein zusätzliches Kissen dabeihaben, auf das Sie Ihren Arm stützen können. Jede Haltung lässt sich ganz nach Ihrer Fitness und den Vorlieben Ihres Babys abwandeln.

SITZHALTUNG

- Setzen Sie sich mit dem Rücken an die Wand.
- Kreuzen Sie die Beine.
- Legen Sie Ihr Baby in Ihren Schoß.
- Schließen Sie die Augen, damit Sie sich besser entspannen und tief ein- und ausatmen können.

Kuhgesicht

- Setzen Sie sich auf die Matte und legen Sie das rechte Bein über das angewinkelte linke Bein, sodass die Knie aufeinander liegen. Wenn sich Ihre Hüften zu steif anfühlen, können Sie das untere Bein als Variation auch gerade lassen.
- Ihr oben liegendes Bein stützt Ihr Baby wie ein Kissen.
- Wechseln Sie die Seiten.

Knöchel-Knie-Haltung

- Setzen Sie sich auf die Matte und winkeln Sie das linke Bein an.
- Winkeln Sie nun auch das rechte Bein an und legen Sie den rechten Knöchel auf das linke Knie.
- Ihre Schienbeine sollten genau übereinander liegen.
- Legen Sie Ihr Baby nah an Ihre Hüfte auf den oben liegenden Oberschenkel.
- Beide Gesäßknochen sollten eben auf dem Boden sitzen.
- Lehnen Sie sich ein wenig nach vorn, um die Hüften zu öffnen. Ändern Sie hin und wieder die Beinhaltung.
- Wenn das obere Knie sehr weit vom unteren Bein entfernt bleibt, sollten Sie diese Haltung nicht einnehmen. Üben Sie stattdessen die vorangegangene Haltung.

Festgehaltener Winkel

- Setzen Sie sich mit dem Rücken an die Wand.
- Legen Sie die Fußsohlen aneinander.
- Legen Sie Ihr Baby auf einem Kissen auf Ihren Schoß.
- Lehnen Sie sich, wenn Sie möchten, ein wenig nach vorn.
- Atmen Sie sich tiefer in die Streckung hinein.

Der Weise

- Knien Sie sich hin, die Hüften ruhen rechts neben Ihren Beinen.
- Ihr Baby liegt auf Ihrem Schoß oder auf einem Kissen, damit es Sie, leicht angehoben, ansehen kann.

- Drehen Sie sich nach rechts und stützen Sie mit der linken Hand Ihr Baby.
- Wechseln Sie die Seite.

Die Glückliche

- Legen Sie sich auf die rechte Seite.
- Ihr Baby kann in der Seitenlage trinken.
- Beugen Sie das linke Knie und setzen Sie den Fuß auf die Innenseite des rechten Oberschenkels.
- Legen Sie, um das Gleichgewicht besser halten zu können, die linke Hand hinter Ihrem Baby auf dem Boden auf.
- Konzentrieren Sie sich auf die Drehung des angewinkelten Beins und darauf, dass die Hüften gerade übereinander bleiben.
- Wechseln Sie die Seite, wenn Sie Ihr Baby an der anderen Brust trinken lassen.

Ruhehaltung

- Legen Sie sich auf die Seite oder auf den Rücken.
- Stillen Sie so, wie es Ihnen angenehm ist.
- Schließen Sie die Augen, atmen Sie langsamer und lassen Sie das Gewicht Ihres Körpers in den Boden einsinken.

Yoga bei Dreimonatskoliken

Dreimonatskoliken sind ein großes Rätsel. Es gibt dafür noch immer keine genaue Erklärung, aber Babys mit Dreimonatskoliken schreien viel, sind schwerer zu trösten und können sich nicht gut alleine beruhigen. Man vermutet, dass Bauchweh, kombiniert mit Blähungen, Sodbrennen und Schluckauf, die Hauptursache sind. Dreimonatskoliken können herzerweichend sein, einen aber auch wahnsinnig machen. Meist verschlimmert sich das Schreien und die Unruhe gegen Nachmittag und Abend.

Aus unseren eigenen Erfahrungen als Mütter und Baby-Yogalehrerinnen raten wir den Müttern von unruhigen Babys, nicht zu den ganz unruhigen Zeiten zu üben, sondern am Morgen oder etwa eine Stunde nach der Mahlzeit, wenn das Baby ausgeruht ist. Sie können natürlich immer mal die Baby-Yogaübungen unterbrechen und dann weitermachen, wenn Ihr Baby besser darauf anspricht. Wir waren manches Mal erfolgreich damit, unruhige Babys durch unsere Übungen zu beruhigen oder zumindest abzulenken. Unruhige Babys werden gern getragen, das ist ein Phänomen, das wir immer wieder beobachtet haben. Einmal haben wir einen ganzen Kurs lang nur Sitzpositionen geübt, um den Müttern die Gelegenheit zu geben, die Babys auf dem Arm zu halten.

Manche Babys sprechen eher auf vermehrte Reize in ihrer Umgebung an, andere brauchen genau das Gegenteil. Manche *Asanas* eignen sich für Babys beider Temperamente, weil die Art und Weise, in der man etwas tut, über die Stimmung entscheidet. Die gleiche Haltung oder Übung können Sie sowohl auf anregende als auch auf beruhigende Weise machen. Beobachten Sie zunächst, worauf Ihr Baby anspricht, wenn es unglücklich ist: Kitzeln, Umhergehen oder Reiten (anregende Reize) oder ist es eher gedämpftes Licht, eine flüsternde Stimme und Eingewickeltsein (beruhigende Sicherheit)? Wählen Sie je nach dem, worauf Ihr Baby anspricht, die Yogaübungen aus. Im Folgenden haben wir zwei Reihen von *Asanas* zusammengestellt, die Ihnen wie auch Ihrem Baby helfen werden.

Yoga für Babys, die auf Reize ansprechen

Rosey war das beste Beispiel für ein Baby, das positive Reize braucht, wenn es unglücklich ist. Sie hasste es, eingewickelt zu werden, wand die Arme aus dem Tuch und weigerte sich, eingeengt zu werden. Sie liebte das Flugzeug-Spiel, bei dem sie auf Mamas oder Papas Unterarm lag. Mit einer Hand wurde sie von unten gestützt, mit der anderen von oben gehalten. Eine Beruhigungstaktik mit positiven Reizen ist voller Bewegung.

Sonnengruss

- Beginnen Sie auf allen vieren, Ihr Baby liegt zwischen Ihren Händen auf dem Boden. (Kitzeln Sie es mit Ihrer Ausatmung im Gesicht.)
- Atmen Sie in die Überstreckung ein und atmen Sie in den Katzenbuckel aus.
- Atmen Sie nochmals in die Überstreckung ein und gehen Sie mit der Ausatmung in die Hundehaltung mit dem Kopf nach unten.
- Gehen Sie mit der Einatmung in den Liegestütz.
- Und mit der Ausatmung in die Hundehaltung. Beim nächsten Einatmen setzen Sie die Knie zu Boden.
- Gehen Sie mit dem Ausatmen in den Fersensitz, lassen Sie die Arme aber vorn und den Kopf unten (Kindstellung).
- Denken Sie bitte daran, möglichst viel Blickkontakt mit Ihrem Baby zu halten, während Sie von einer Haltung in die andere gehen, und ihm viele Küsschen zu geben, wenn sie in der Kindstellung sind.

2. Krieger

- Stellen Sie sich aufrecht hin, die Füße etwa 1,20 m auseinander.
- Setzen Sie Ihr Baby mit dem Gesicht zum Raum auf Ihren vorderen Oberschenkel. Halten Sie es mit Ihren Händen an Brust und Taille fest.
- Beugen und strecken Sie nun abwechselnd das vordere Bein und lassen Sie Ihr Baby so hin und her reiten.

Baby-Brücke

- Stellen Sie sich bequem hin.
- Legen Sie Ihr Baby auf Ihren Unterarm wie beim Flugzeug-Spiel.
- Halten Sie mit der anderen Hand seinen Kopf und seine Brust.
- Schwingen Sie es von Ihnen weg und wieder zurück. Wenn Sie einen großen Spiegel in der Nähe haben, können Sie es auf den Spiegel zuschwingen. Das macht noch mehr Spaß und lenkt vom Weinen ab.

Wirbelsäulenrollen in der Brückenbau-Haltung

- Legen Sie sich auf den Rücken und setzen Sie die Füße auf.
- Legen Sie Ihr Baby auf Ihren Unterbauch.
- Rollen Sie sich über die Wirbelsäule nach oben und wieder nach unten und fügen Sie einen kleinen Hüpfer mit dem Kreuzbein an. Babys lieben solche Reiterspiele.

Flieger-Baby

- Legen Sie sich auf den Rücken und ziehen Sie die Beine zur Brust an.
- Ihr Baby liegt bäuchlings auf Ihren Schienbeinen, wobei sein Köpfchen gerade über Ihre Knie hinwegsieht. Halten Sie es an seinem Brustkorb fest.
- Lassen Sie Ihre Schienbeine und Ihr Baby in unterschiedlichem Takt und verschiedener Höhe hüpfen.
- Heben Sie den Kopf und stoßen Sie dabei sanft etwas Luft aus, bevor Sie ihm ein Küsschen geben.

Flieger-Baby-Presse

- Bringen Sie Ihr Baby aus der Flieger-Position an Ihre Brust. Ihre Hände halten es noch immer am Brustkorb fest.
- Stemmen Sie es genau über Ihrer Brust in die Höhe und holen Sie es wieder hinunter. Geben Sie ihm zur Begrüßung ein Küsschen.
- Nach einigen Wiederholungen können Sie es hochstemmen und in der Luft von einer Seite zur anderen wiegen.

Halbe Bootshaltung

- Setzen Sie sich mit angezogenen Knien auf die Matte, die Knie sind geschlossen.
- Lehnen Sie Ihr Baby mit dem Gesicht zum Raum an Ihre Oberschenkel, sodass sein Kinn gerade an Ihr Knie stößt.
- Streichen Sie mit übereinander gelegten Händen über seinen Rücken.

Kreuzbiegungshaltung

- Strecken Sie aus der Halben Bootshaltung die Beine.
- Legen Sie Ihr Baby bäuchlings entweder auf oder zwischen Ihre Beine.
- Sie können es auch bäuchlings auf Ihre Oberschenkel legen.
- Beugen Sie sich vor und beruhigen Sie es durch Ihre Stimme und Ihre Nähe.

Wenn Ihr Baby direkte Beruhigung braucht

Laura glaubt fest an die Wirkung des Einwickelns und ihr Sohn Miles hat es geliebt. Sogar noch, als er fünf Monate alt war, konnte sie ihn so beruhigen. Wenn Miles unruhig wurde, half ihm wirklich nur noch direkter, sanfter Blickkontakt und eine beruhigende Stimme. Wenn Ihr Baby diese Art von Beruhigung braucht, sollten Sie versuchen, Ihre Energie im Zaum zu halten und sich Aug' in Auge zu ihm auf die Matte zu legen.

Kindstellung

- Gehen Sie in den Fersensitz, die Füße berühren sich, die Knie sind geöffnet.
- Legen Sie Ihr Baby zwischen Ihre Knie.
- Lehnen Sie sich nach vorn und schaffen Sie so einen warmen beruhigenden Ort für Ihr Baby.
- Bleiben Sie eine Weile so liegen und entspannen Sie Ihren Rücken.

Hundehaltung mit dem Kopf nach unten

- Beginnen Sie auf allen vieren.
- Ihr Baby liegt rücklings auf der Matte unterhalb Ihres Herzens.
- Heben Sie die Hüften und strecken Sie die Beine zur Hundehaltung.
- Gehen Sie mit Ihrem Gesicht nah an das ihres Babys.

Intensive Streckung

- Stellen Sie sich aufrecht hin, die Füße sind mindestens hüftbreit auseinander.
- Ihr Baby liegt zwischen Ihren Füßen.
- Beugen Sie sich nach vorn und rubbeln Sie über sein Bäuchlein, während Sie ihm in die Augen sehen.
- Versuchen Sie seine Arme ein klein wenig kreisen zu lassen.

Gegrätschte Intensive Streckung

- Ihre Füße sind im Stehen parallel und etwa 1,20 m auseinander.
- Beugen Sie sich vor und berühren Sie mit den Fingerspitzen den Boden auf beiden Seiten neben Ihrem Baby.
- Halten Sie Blickkontakt mit ihm.
- Versuchen Sie, Ihre Hände an Ihrem Baby vorbei weiter nach vorn wandern zu lassen.

Halbe Bootshaltung

- Setzen Sie sich mit angezogenen Beinen und geschlossenen Knien auf die Matte.
- Legen Sie Ihr Baby mit dem Gesicht zu Ihnen auf Ihre Beine.
- Massieren Sie sanft mit übereinander gelegten Händen seinen Bauch.

Kreuzbiegungshaltung

- Strecken Sie aus der Halben Bootshaltung die Beine.
- Legen Sie Ihr Baby entweder auf oder zwischen Ihre Beine mit dem Gesicht zu Ihnen.
- Beugen Sie sich nach vorn und beruhigen Sie es mit Ihrer Stimme und Ihrer Nähe.

Ruhehaltung

- Legen Sie sich auf den Rücken mit den Unterschenkeln auf einem Stuhl und legen Sie Ihr Baby auf Ihre Brust.

Weitere Vorschläge bei Dreimonatskoliken und Schreien

- Halten Sie Ihr Baby hoch oben an Ihrer Schulter. Es kann sein, dass der Druck seinen Bauch beruhigt.
- Wickeln Sie Ihr Baby fest ein und legen Sie es auf den Bauch, damit sich die Blähungen lösen. Reiben Sie über seinen Rücken und seine Stirn.
- Lassen Sie eins oder beide Beine Rad fahren. Das löst Blähungen.
- Baden Sie es warm und massieren Sie es mit Babyöl oder Lotion.
- Legen Sie Ihre Lieblingsmusik auf und tanzen Sie mit ihm.
- Gehen Sie mit ihm in ein anderes Zimmer.
- Legen Sie Ihr Baby in den Kinderwagen und gehen Sie spazieren.
- Versuchen Sie es mit einer Autofahrt oder mit der U-Bahn.
- Bieten Sie ihm einen Schnuller an, denn das Saugen beruhigt den Verdauungstrakt.
- Versuchen Sie es mit Aromatherapie: Geben Sie ein wenig Lavendelöl auf einen Wattebausch und führen Sie diesen an der Nase Ihres Babys vorbei.
- Es kann sein, dass nichts von alledem hilft, die Dreimonatskoliken zu lindern. Deshalb ist es wichtig, dass Sie versuchen, so ruhig wie möglich zu bleiben. Atmen Sie ruhig ein und aus und denken Sie daran, dass auch das einmal vorbeigeht.

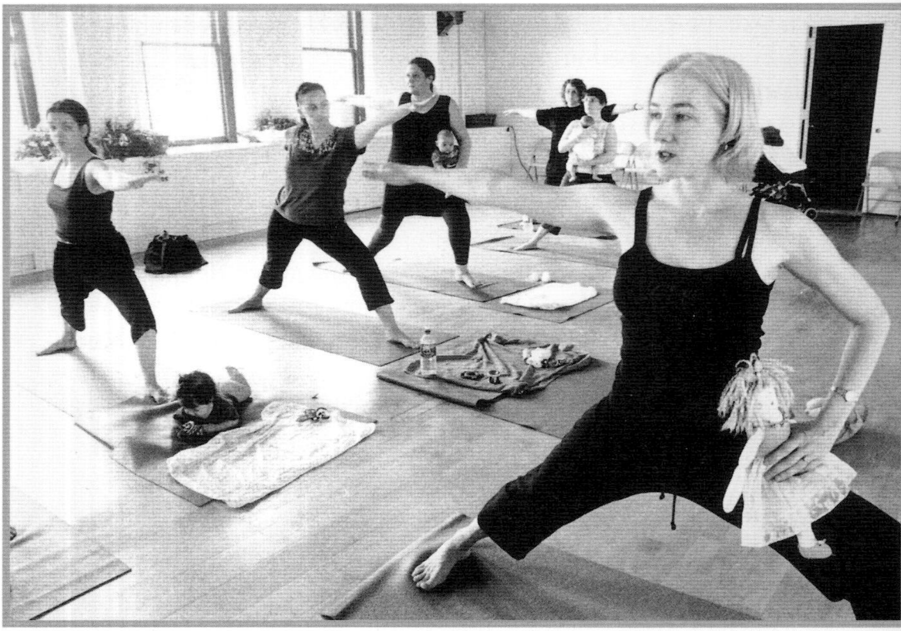

9

Yoga bei Wochenbettdepressionen

Mitarbeit:
JOHANNA SIMPSON, *Diplom-Sozialarbeiterin*

Auf den zig Schnappschüssen, die in den ersten Lebenswochen eines Babys gemacht werden, erwartet man eine glückliche Mutter, einen strahlenden Vater und ein schlafendes oder schreiendes Baby. Es gibt allerdings auch Bilder aus dieser Zeit, die unter den Teppich gekehrt werden, über die man nicht spricht – Bilder, für die man sich schämt, die einem peinlich sind. Die junge Mutter, die noch keinen Zugang zu ihrem Kind findet, die ständig weint, die es nicht einmal fertig bringt, sich die Haare zu waschen oder das Haus zu verlassen: Sie ist nirgendwo zu sehen. Alles erscheint ihr sinnlos. Sie fühlt sich ihrem Baby und ihrer gesamten Umgebung gegenüber hoffnungslos unwürdig. Und alle sagen nur: »Jetzt müsstest du doch eigentlich glücklich sein. Hör doch auf damit.« Das sind die verheimlichten Bilder einer Wochenbettdepression, eines Leidens, in dem Wogen der Hilflosigkeit das ganze Leben einer jungen Mutter zum Stillstand bringen können. Freunde und Verwandte bitten sie, damit jetzt endlich aufzuhören – als ob das eine Laune wäre, die man einfach ein- und ausschalten könnte.

Wir haben dieses Kapitel über die Wochenbettdepression aus demselben Grund eingefügt wie das medizinische Kapitel: weil wir der Meinung sind, dass Mütter es brauchen. Beinahe jeder Aspekt um die Geburt eines Babys, von den Phasen der Wehen und der Diskussion um Stubenwagen und die richtigen Windeln, wird überall besprochen. Mit Ausnahme der Wochenbettdepressionen, die immer noch mit einem Tabu behaftet sind.

Wenn Sie unter Wochenbettdepressionen leiden, werden Sie noch mehr als andere Eltern von den Veränderungen, die ein Baby mit sich bringt, überrollt. Mit der Erschöpfung kommen Wellen der Hilflosigkeit und der Verzweifelung und plötzlich bricht man ohne ersichtlichen Grund in Tränen aus. Schlafmangel kann vergesslich machen und dazu führen, dass man nicht mehr in der Lage ist, sich verständlich auszudrücken. Ein Baby ist für die meisten von uns zunächst unbekanntes Terrain und seine Geburt bringt widersprüchliche Gefühle wie Liebe und Angst mit sich. Wenn die neuen körperlichen und emotionalen Ansprüche einem keine Zeit lassen, sich wenigstens mal eine Tasse Kaffee zu kochen, bedarf es nicht viel, um einen völlig aus dem Lot zu bringen.

Diejenigen, die sie durchlebt haben, werden Ihnen erzählen, dass Wochenbettdepressionen zu den Dingen gehören, mit denen man nach einer Geburt rechnen muss. Die Depressionen betreffen nicht allein die Mutter, sondern sie beeinflussen auch die Beziehung zwischen Mutter und Kind. Die Verzweiflung kann so groß werden, dass sogar die alltäglichen körperlichen und emotionalen elterlichen Pflichten auf der Strecke bleiben. Über die Wirkung von körperlichem Training bei Depressionen ist schon eine Menge geschrieben worden. Es ist ein erwiesenes Mittel zu ihrer Linderung. Gerade Frauen, die stillen oder keine Medikamente nehmen wollen, können durch Yoga einiges zur Bekämpfung von Depressionen bewirken. Eine Yogastunde beinhaltet nämlich sowohl körperliches Training, physischen Kontakt wie auch eine Form der Kommunikation mit Ihrem Baby, die die Symptome lindern und dadurch auch den Prozess der Bindung in Gang setzen kann. Yoga ist zwar keine Wunderwaffe, die Sie und Ihr Baby wieder vollkommen ruhig und gelassen machen wird, durch Yoga wird auch Ihre Wohnung nicht sauber, und die Windeln wechseln sich auch nicht von alleine, aber dadurch dass Sie Körper und Geist so trainieren, dass Sie wieder gut funktionieren und zusammenspielen, werden Sie Ruhe finden und Ihre Angst im Zaum halten können.

Denken Sie immer daran, dass Sie nicht allein sind. Wochenbettdepressionen werden zwar versteckt und kaum jemand spricht darüber, aber sie gehören zur Zeit nach der Geburt eines Kindes wie das Aufstehen mitten in der Nacht. Es gibt verschiedenste Ursachen und ein paar Wege der Linderung. Die betroffenen Frauen jedenfalls sollten nicht dafür verantwortlich gemacht werden. Die Ursachen sind sehr kompliziert und vielschichtig, und die Ausprägungen der Depressionen sind, egal ob chronisch oder vorübergehend, weit reichend. Fachliche Hilfe ist eine gute Möglichkeit und sollte ganz selbstverständlich in Anspruch genommen werden.

Kommentar einer Mutter

Ich habe mit meinem ersten Kind viel Spaß am Baby-Yoga gehabt, weil wir das zusammen machen konnten. Als ich mit meinem zweiten Kind da war, war es eine Oase der Ruhe in unserem sonst recht chaotischen Alltag. Ich konnte anhalten, mich darauf konzentrieren, mein kleines Baby zu massieren und Haltungen zu trainieren, die mir das Gefühl gaben, stark und selbstbewusst zu sein.

SUSAN, *Mutter von Trygve*

Bin ich gefährdet?

Niemand kann mit Sicherheit sagen, wodurch Wochenbettdepressionen hervorgerufen werden. Man nimmt an, dass die Kombination aus dem natürlichen Hormonfluss, dem psychischen und emotionalen Stress, der Müdigkeit und der unglaublichen Veränderung der Lebensumstände einen fruchtbaren Boden für die Ausbildung depressiver Symptome bildet. Es ist absolut normal, dass Frauen nach der Geburt Stimmungsschwankungen haben. Man hat den Begriff »Baby Blues« erfunden, um zu erklären, warum so viele Frauen in den ersten Tagen und Wochen nach der Geburt niedergeschlagen oder melancholisch sind.

Man muss allerdings unterscheiden zwischen dieser vorübergehenden Niedergeschlagenheit und wesentlich stärkeren depressiven Gefühlen, die auch länger anhalten. Typische Symptome für den Baby Blues sind Traurigkeit und Reizbarkeit, Kraft- und Lustlosigkeit, das Gefühl der Nichtsnutzig- und Hilflosigkeit sowie plötzliches Ausbrechen in Tränen. Diese Symptome dauern normalerweise ein paar Tage bis etwa zwei Wochen. Frauen mit Wochenbettdepressionen haben ähnliche Symptome, doch sind diese stärker und können bis zu einem Jahr anhalten.

Es gibt ein paar Eigenschaften, die Wochenbettdepressionen begünstigen. Frauen, die 1. schon früher Depressionen hatten, 2. in deren Familiengeschichte Wochenbettdepressionen auftauchen, die 3. wenig Unterstützung in ihrer Umgebung haben oder 4. bei früheren Geburten ähnliche Symptome hatten, sind eher gefährdet, Wochenbettdepressionen zu entwickeln. Das sind allerdings nur vage Anhaltspunkte. Manche Frauen, bei denen einige Faktoren für eine Wochenbettdepression sprachen, habe nie welche bekommen, andere, die gar nicht gefährdet schienen, schon. Deshalb ist es wichtig, sich der Anzeichen und Symptome von Wochenbettdepressionen bewusst zu sein.

Bringt das mein Baby in Gefahr?

Es ist allgemein bekannt, dass die Bindung zwischen der Mutter und ihrem Baby für die geistige und körperliche Gesundheit des Kindes entscheidend ist. Ereignisse, die diesen Bindungsprozess stören, können negative Konsequenzen nach sich ziehen. Wochenbettdepressionen gehören zu den Störungen, die unter Umständen schwer wiegende Konsequenzen für Mutter und Kind haben – wenn sie unbehandelt bleiben. Unbehandelte Wochenbettdepressionen können dazu führen, dass eine Mutter sich nicht mehr um ihre eigenen Bedürfnisse, aber auch nicht um die ihres Babys kümmern kann. Andererseits sind Wochenbettdepressionen sehr gut heilbar und die meisten Frauen sprechen gut und schnell auf die Behandlungsmethoden an.

Anzeichen und Symptome

Man muss sich unbedingt klar machen, dass Wochenbettdepressionen eine ernst zu nehmende Erkrankung sind und kein Hinweis darauf, ob jemand eine gute oder schlechte Mutter ist. Allzu oft haben Frauen mit Wochenbettdepressionen auch enorme Schuldgefühle und schämen sich dafür, mit ihrem Baby nicht glücklich zu sein, keine Bindung zu ihm eingehen zu können oder sich gewünscht zu haben, es wäre gar nicht geboren. In unserer Gesellschaft lastet auf jungen Müttern ein unglaublicher Druck und die allgemeine Erwartung zu »strahlen« und zu denken, dass ein Baby das Beste ist, was einem passieren kann. Frauen, die – natürlich ohne eigenes Verschulden – an Wochenbettdepressionen leiden, können nicht so denken. Die Schuldgefühle und die Scham dieser Mütter führen oft dazu, dass sie keinen Arzt aufsuchen und auch nicht über ihre Symptome sprechen.

Wie jede andere Krankheit auch können Wochenbettdepressionen sehr unterschiedlich ausfallen. Frauen mit einer schwächer ausgeprägten Form werden wahrscheinlich über einen längeren Zeitraum folgende Symptome haben: Traurigkeit, wenig Energie, geringes Selbstwertgefühl, Konzentrationsschwäche und Hoffnungslosigkeit. Als Begleiterscheinung ist da of die Angst, das Baby nicht richtig zu versorgen, plötzliche Tränenausbrüche und hin und wieder der Wunsch, dass das Baby nie geboren wäre.

Die Symptome können sich immer weiter steigern bis hin zu einer schweren Form der Wochenbettdepression. Hier sind die Symptome die gleichen wie bei einer Depression: Traurigkeit, die fast jeden Tag auftritt und beinahe den ganzen Tag anhält, kaum Interesse oder gar Spaß an irgendeiner Beschäftigung, beträchtliche Gewichtszu- oder -abnahme, Schlafstörungen, das Gefühl der Nichtsnutzigkeit oder starke, unangemessene Schuldgefühle und eine verminderte Denk- und Konzentrationsfähigkeit. Diese Anzeichen können mehr als zwei Wochen anhalten und die Mutter den ganzen Tag über belasten. Auch kann es vorkommen, dass die Mutter sich als »schlechter Mensch« fühlt und wiederkehrende Todes- oder Selbstmordgedanken hat.

Am äußersten Ende dieses Spektrums stehen wiederkehrende Gedanken, sich selbst oder dem Baby wehtun, es oder sich zu töten, schon Pläne dafür zu machen und auch Stimmen zu hören, die kein anderer hören kann (Halluzinationen). Wenn Sie eines dieser Symptome von sich kennen, sollten Sie unbedingt sofort einen Arzt aufsuchen. Wir möchten an dieser Stelle nochmals betonen, dass Sie keine Schuld trifft. Dies sind körperliche und psychische Symptome, die Sie zwar momentan nicht beeinflussen können, die aber heilbar sind.

Auswirkungen unbehandelter Wochenbettdepressionen auf ein Baby

Wenn eine Mutter depressiv ist, wirken gleich zwei Kräfte negativ auf das Baby. Erstens belasten Wochenbettdepressionen eine Mutter sowohl körperlich wie auch seelisch. Depressionen können Ihr Schlaf- und Essverhalten verändern sowie die Fähigkeit, Ihre Stimmungen und Affekte zu kontrollieren, beeinflussen. Depressive Mütter zeigen tendenziell weniger körperliche Zuneigung, bieten weniger visuelle und verbale Reize und spielen nicht so oft mit ihrem Baby wie Mütter ohne Depressionen. Der Gesichtsausdruck und auch der Klang der Stimme einer depressiven Mutter sind meist gleichförmig, nicht eben abwechslungsreich.

Zweitens sind Babys in dem Zeitraum, in dem Mütter am häufigsten Depressionen entwickeln, in einem entscheidenden Entwicklungsstadium. Nach dem ersten bis zum Ende des sechsten Lebensmonats lernen Babys direkt von den Menschen, die sich um sie kümmern, wie man mit der Umwelt in Beziehung tritt. Durch diese Interaktionen, die hauptsächlich durch Gesichtsausdruck und Stimmlage funktionieren, lernen Babys enorm viel: eine Beziehung zu denjenigen aufzubauen, die sich um sie kümmern, jemanden anzulächeln, auf die spielerischen Anregungen der Eltern einzugehen und die eigenen Affekte zu regulieren.

Babys erlernen ein eigenes Spektrum von Affekten, indem sie das der Eltern imitieren. Wenn die Mutter depressiv ist und ihrem Baby unbeabsichtigt einen vorwiegend negativen oder unbeteiligten Gesichtsausdruck zeigt, lernt das Kind, den gleichen unbeteiligten Ausdruck und den niedrigen Aktivitätsradius zu imitieren. Eine Mutter, die unter Wochenbettdepressionen leidet, wird vielleicht unbeabsichtigt weniger Liebe zeigen und den Bedürfnissen ihres Babys gegenüber weniger aufmerksam sein. Einige der Langzeitwirkungen, die diese Depressionen auf Babys haben können, zeigen sich beispielsweise in einem niedergeschlagenen Gesichtsausdruck, einem hohen Grad an Reizbarkeit, einer kurzen Aufmerksamkeitsspanne und Problemen im Essverhalten – es sind die gleichen Symptome wie bei der Mutter.

Man sollte aber stets daran denken, dass diese negativen Auswirkungen auf das Baby nur auftreten, falls es über einen längeren Zeitraum von der Mutter nicht ausreichend beachtet wurde. Wenn man ein paar Monate lang traurig und niedergeschlagen ist, hat das noch keine negativen Auswirkungen auf das Baby. Je länger jedoch diese Symptome anhalten und je stärker sie sind, desto schlimmer können die Auswirkungen werden.

Behandlungsmöglichkeiten bei Wochenbettdepressionen

Wenn sie schnell behandelt werden, kann man die Auswirkungen der Wochenbettdepressionen sehr klein halten. Eine Behandlung ist aber nur nach einer genauen Diagnose möglich und die wird oft durch die Depression selbst verhindert. Frauen, die an Wochenbettdepressionen leiden, haben oft Schuldgefühle und empfinden große Scham. Dies setzt sie, zusammen mit der mangelnden körperlichen und emotionalen Kraft, oft außer Stande, um Hilfe zu bitten.

Der erste Schritt, sich selbst zu helfen, ist, sich Wissen um die Anzeichen und Symptome der Wochenbettdepressionen und ihrer Behandlungsmöglichkeiten anzueignen. Das Beste, was Sie für sich und Ihr Baby tun können, ist, die Hilfe von Fachleuten zu beanspruchen. Psychologen sind dafür ausgebildet, Wochenbettdepressionen zu erkennen und zu behandeln. Wochenbettdepressionen werden oft medikamentös oder mit einer Psychotherapie behandelt, am effektivsten ist jedoch meist eine Kombination von beidem. Ebenso unterschiedlich wie die Symptome in ihrer Ausprägung sind, so sind auch die Therapien sehr verschieden. Eine Psychotherapie ist immer eine gute Behandlungsmethode, denn es ist meist hilfreich, über seine Ängste und Schuldgefühle zu sprechen. Ein Psychotherapeut kann Ihnen helfen, Ihre Gefühle zu verstehen, und wird Ihnen positive Strategien an die Hand geben, damit Sie Ihre Depression in den Griff bekommen und behandeln können. Medikamente sind oft, aber nicht immer eine wichtige Komponente der Behandlung. Manche Frauen möchten aus verschiedenen Gründen auf jegliche Medikamente verzichten, vor allem aber weil Antidepressiva durch die Muttermilch übertragen werden. Äußern Sie bitte alle Bedenken in dieser Richtung Ihrem Arzt gegenüber und wägen Sie alle Risiken und Chancen für Ihre momentane Situation gut ab.

Wenn Sie mit der Behandlung Ihrer Depression begonnen haben, können die Yogaübungen die Wirkung der Therapie begünstigen und einige Symptome sogar lindern. Es ist schon lange bekannt, dass Sport im Gehirn Endorphine freisetzt, die bewirken, dass sich die Laune hebt und mehr Energie fließt. Joggen zu gehen oder ins Fitness-Studio wäre zu diesem Zeitpunkt zu hoch gegriffen, aber durch Yoga werden die gleichen Endorphine freigesetzt wie bei jedem anderen Training auch, und es hilft ebenso gut, die Laune zu verbessern und Kraft zu schöpfen.

Was Baby-Yoga so besonders effektiv macht, ist die Tatsache, dass Sie Ihre körperlichen und emotionalen Bindungen verbessern, während Sie gemeinsam mit Ihrem Baby üben. Wenn es Ihnen aufgrund Ihrer Depressionen schwer fällt, stundenlang mit Ihrem Baby zu schäkern und es anzulächeln, können die Yogaübungen eine gute Möglichkeit zum Aufbau der Bindung sein. Die körperlichen Berührungen und der gegenseitige Zusammenhalt mit Ihrem Baby während der Übungen können die Verbindungen, die jeder von Ihnen zum anderen hat, verstärken.

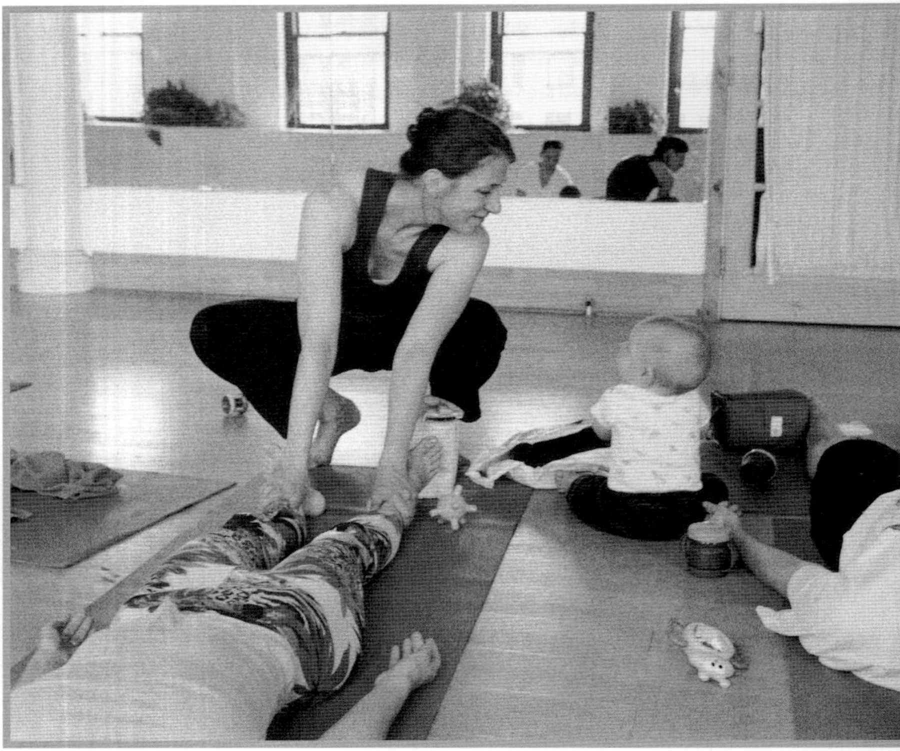

10

Die Geburt und ihre Bedeutung für den Körper

Mitarbeit:
JENNIFER STATON, *Neuropsychologin und Krankenschwester*

Wahrscheinlich fragen Sie sich, was dieser medizinische Wust über die Plazenta und die verschiedenen Geburtsphasen mit Baby-Yoga zu tun hat. Nun, wir wollten einige medizinische Informationen ergänzen, die Ihnen während Ihrer Erholung von Nutzen sein könnten, und Ihnen zeigen, was Ihr Körper durchgemacht hat und was ihm noch bevorsteht. Wir lernen dadurch, wie der Körper funktioniert. Einige Teile Ihres Körpers, über die Sie nicht weiter nachgedacht haben, haben plötzlich Ihre Funktion geändert oder reagieren nun anders als früher. Wo bitte ist mein Beckenboden? Was ist eine echte Wehe? Zwar bedeutet für manche Frauen die Schwangerschaft zum Glück die einzige Konfrontation mit der Medizin, aber man steht plötzlich völlig fremden Begriffen gegenüber.

Natürlich könnten wir uns darauf beschränken, nur über körperliche Aktivitäten wie das Dehnen und Beugen zu schreiben, aber wir finden es sinnvoll, ein bisschen mehr über den Beckenboden, seine Funktion und andere medizinische Belange zu wissen. Dieses Kapitel soll eine Art Nachschlagewerk für Sie sein. Nicht alles davon wird für Sie und Ihre körperliche Verfassung relevant sein, andere Stellen hingegen werden Sie regelrecht verschlingen.

Nachdem wir selbst die unterschiedlichsten Geburtserfahrungen gemacht und Baby-Yoga auf solch unterschiedliche Erlebnisse abgestimmt haben, fanden wir es sinnvoll, eine kurze Beschreibung der verschiedenen Geburtsverläufe in dieses Buch einzufügen. Wissbegierig, wie wir sind, wollten wir aber auch die ganzen blutrünstigen Einzelheiten! Das Ergebnis sind eine ganze Reihe medizinischer Begriffe, die zunächst verwirrend erscheinen, aber bei der ersten Erwähnung alle in einfachen Worten erklärt werden.

Zusätzlich haben wir, weil wir bei unseren Kursteilnehmerinnen festgestellt haben, dass die vorübergehende Inkontinenz nach der Geburt weit verbreitet ist, eine Passage angeschlossen, die sich mit dem Beckenbodentraining beschäftigt. Diese Übungen lassen sich problemlos in die Yogastunde integrieren. Die Übung *Mula Bandha* spricht dieselbe Muskulatur an wie das Beckenbodentraining.

Kommentar einer Mütter

Baby-Yoga hat mich wieder mit meinem Körper vertraut gemacht. Ich hatte vergessen, wie es sich anfühlte, nicht schwanger zu sein. Durch das Yoga zusammen mit Sam konnte ich meinen Körper zurückerobern und mich gleichzeitig mit meinem kleinen Baby beschäftigen. Es war auch schön, mit so vielen anderen Müttern zusammen zu sein – viele kamen wie ich mit dem ersten Kind. Ich hatte eine Menge Fragen und der Kurs war genau richtig dafür. Ich habe mich dort immer wohl gefühlt, egal auf welchem Niveau ich gerade trainierte. Ich konnte mich selbst hart rannehmen, mich hinlegen (oder umfallen!) oder stillen. Man wurde unterstützt, aber nie unter Druck gesetzt. Und da war Platz für Humor, aber alles hatte einen festen Rahmen.

NITZA, *Mutter von Sam*

Die vaginale Geburt

Der Geburtsprozess beginnt eigentlich schon einige Wochen vor dem Einsetzen der »echten« Wehen. Der Hormonspiegel des mütterlichen Östrogens erreicht dann schon seinen Höhepunkt. Man vermutet, dass dies als Reaktion auf die Produktion von Stresshormonen beim Fötus geschieht, wodurch wiederum der Gebärmuttermuskel (Myometrium) mehr auf Oxytozin anspricht und weniger auf Progesteron reagiert. Oxytozin ist ein Hormon, das in der Hirnanhangdrüse der Mutter produziert wird (und in kleineren Mengen auch beim Fötus), was dann die Kontraktionen der Gebärmutter verursacht. Progesteron ist ein Hormon, das während der Schwangerschaft in großen Mengen in der Plazenta hergestellt wird. Es beruhigt das Myometrium und verhindert so vorzeitige Kontraktionen. Braxton-Hicks-Kontraktionen gehen auf diese frühen Hormonveränderungen zurück und werden oft als Vorwehen bezeichnet. Die fötale Produktion von Oxytozin und die Freisetzung von Prostaglandinen in der Plazenta (chemische Reizerreger, die Gebärmutterkontraktionen anregen) führen schließlich dazu, dass bei der Mutter mehr Oxytozin produziert wird und die Geburtswehen beginnen. Die Geburt besteht aus vier Phasen, wobei die letzten zwei stattfinden, nachdem das Baby auf die Welt gekommen ist.

Die erste Phase der Geburt beginnt mit dem Einsetzen der Geburtswehen und endet, wenn der Gebärmutterhals (Zervix) vollständig verstrichen (dünn geworden und flach ausgezogen) und geöffnet ist. Die Kontraktionen, die zu Wehen werden, beginnen am oberen Ende der Gebärmutter und bewegen sich während dieser Geburtsphase langsam weiter nach unten bis zum Gebärmutterhals. Das Zusammenwirken des nach unten gerichteten Drucks durch den Kopf des Fötus und die stetigen fortschreitenden Kontraktionen der Gebärmutter führen dazu, dass der Gebärmutterhals weich und dünner wird. Gegen Ende dieses Vorgangs löst sich der Schleimpfropf; die Mutter bemerkt vermutlich eine kleine Menge mit Blut vermengten Schleims aus der Vagina (Zeichnungsblutung). Der Kopf des Fötus, der bislang im Fruchtwasser oberhalb des Beckens geschwommen war, senkt sich in das mütterliche Becken; diesen Vorgang nennt man »Bezug zum Becken aufnehmen«. Dies kann bereits mehrere Wochen vor der eigentlichen Geburt stattfinden. Bei den meisten Geburten ist der Kopf der »vorangehende Teil«, also der Körperteil, der als erster durch den Geburtskanal tritt. Steißlagen, wo das Becken oder die Beine des Fötus der vorangehende Teil sind, können auch mit einer vaginalen Geburt zur Welt gebracht werden, falls bestimmte geburtshilfliche Kriterien erfüllt sind. Diese werden wir in diesem Kapitel jedoch nicht behandeln.

Sobald der Kopf des Fötus in das Becken eingetreten ist, durchläuft der Fötus eine Reihe von Drehungen und Veränderungen seiner Haltung. Diese Bewegungen ermöglichen es, dass der relativ große Kopf (und der folgende Körper) des Fötus durch das relativ schmale mütterliche Becken passen, da sie auf dem Weg durch den Geburtskanal die Stellung und die Haltung verändern. Der Zweck dieser Bewegungen ist, jeden Teil des Körpers mit dem geringstmöglichen Durchmesser durch das Becken zu bringen. Um den Durchtritt durch das Becken leichter zu machen, verformt sich der Kopf vorübergehend, er wird länger, und die Schädelknochen überlappen sich, sodass der Durchmesser um insgesamt 2,5 Zentimeter verringert wird. Bei manchen Frauen gibt es ein absolutes Missverhältnis zwischen fötalem Kopf und mütterlichem Becken, sodass der Kopf des Fötus nicht durch das mütterliche Becken passieren kann und es zu einem Geburtsstillstand kommt. Dies kann bei einem überproportional großen Kopf des Fötus oder einem außergewöhnlich kleinen mütterlichen Becken der Fall sein oder wenn die Gebärmutterkontraktionen oder die Bewegungen des Fötus nicht ausreichen, um den Kopf erfolgreich durch den Geburtskanal treten zu lassen.

Die zweite Phase der Geburt beginnt mit der kompletten Öffnung des Muttermundes auf 10 Zentimeter Durchmesser. Zu diesem Zeitpunkt kommen die Wehen alle zwei bis drei Minuten und dauern etwa eine Minute lang an. Man sagt, dass der Kopf

»einschneidet«, wenn er auf den Beckenbodenmuskeln liegt, die Vulva aufbläht und an der Öffnung der Vagina sichtbar wird. Dann wird die Mutter den Impuls verspüren, mit jeder Wehe nach unten zu pressen. Die Entbindung steht nun unmittelbar bevor, dennoch dauert diese Phase zwischen zwanzig Minuten und zwei Stunden. Nach und nach werden der Kopf, die Schultern, der Körper und die Beine geboren. Eine langsame, kontrollierte Austreibung ist wünschenswert, denn so können der Damm der Mutter (die Muskulatur zwischen Vagina und After) und der Armplexus des Babys geschützt werden, damit seine Arme nicht geschwächt oder gar gelähmt werden. Nach der Entbindung werden die Atemwege des Neugeborenen abgesaugt, die Nabelschnur wird abgeklemmt und eventuell Augentropfen verabreicht. Nun wird auch der erste Apgar-Test gemacht. Ein Dammschnitt (die Durchtrennung der Beckenbodenmuskulatur an der Öffnung der Vagina entweder hinunter in Richtung des Afters oder teilweise seitlich in Richtung der Gesäßbacken) wird oft angebracht, um einen spontanen Riss des Damms beim Durchtritt des Kopfes zu verhindern. Er wird auch fast immer bei Steißlagen und bei Zangenentbindungen angewendet. Obwohl so oft praktiziert, bleibt der Dammschnitt umstritten, da nach der Geburt einige Probleme auftreten können und der Damm nach einem Schnitt leichter reißt.

Die dritte Phase der Geburt beinhaltet die genaue Untersuchung des mütterlichen Damms, der Vagina und des Gebärmutterhalses auf Risse und Verletzungen, die Durchführung der notwendigen Wundversorgung und die Entwicklung und Untersuchung der Plazenta. Die letzte Phase geht über die der Entbindung folgende Stunde, während der genau beobachtet wird, wie groß der nachgeburtliche Blutverlust der Mutter ist.

Der Kaiserschnitt

Ein Kaiserschnitt wird aus verschiedenen Gründen durchgeführt, der häufigste ist ein Geburtsstillstand. Er wird aber auch ausgeführt, wenn eine Krankheit oder die besondere medizinische Situation der Mutter es notwendig macht, wenn der Fötus in Gefahr ist oder bei manchen Fehlbildungen des Fötus und bei Regelwidrigkeiten der Plazenta. Wenn man bereits ein Kind mit einem Kaiserschnitt, bei dem der Schnitt senkrecht den Bauch hinunter gemacht wird, zur Welt gebracht hat, wird auch das nächste Kind mit einem Kaiserschnitt entbunden werden müssen, da die Gefahr besteht, dass die Narbe unter der Geburt reißt. Welche Art von Kaiserschnitt gewählt wird, hängt von verschiedenen Faktoren bei Mutter und Fötus ab, wie beispielsweise einer *Placenta Praevia* (wenn die Plazenta den Gebärmutterhals verschließt), der Lage des Fötus in der Gebärmutter und davon, wie rasch der Eingriff gemacht werden muss. Die zwei Grundarten des Kaiserschnitts unterscheiden sich durch das Wo und Wie des Schnitts an der Gebärmutter.

Der Kaiserschnitt mit Längsschnitt gilt als der schnellere und einfachere Eingriff und wird gelegentlich bei Notkaiserschnitten durchgeführt. Hierbei ist es wahrscheinlicher, dass die Mutter viel Blut verliert, dass in der Folge Verwachsungen und dadurch Darmverschluss entstehen und dass in der nächsten Schwangerschaft die Narbe reißt. Deshalb wird dieser Eingriff nicht so oft durchgeführt. In Deutschland wird ein Längsschnitt am Uterus nur bei extremen Frühgeburten durchgeführt.

Bei der häufigsten Art des Kaiserschnitts wird ein tief liegender Schnitt quer durch die Bauchdecke wie auch durch den Uterus gemacht. Dies bedeutete einen horizontalen Schnitt durch die Bauchdecke einige Zentimeter oberhalb des Schambeins *(Symphysis Pubis)*, der das Bindegewebe und das Fett im Bauchraum durchtrennt. Die Bauchmuskeln werden so zu den Seiten gezogen, dass das Bauchfell (eine Membran, die die Beckenhöhle umgibt) sichtbar wird, welches wiederum die Gebärmutter bedeckt. Die

Bauchmuskeln werden auseinander gezogen, um den unteren Teil des Uterus freizulegen. Ein vertikaler Schnitt durch die Bauchdecke kann auch zusammen mit einem Schnitt quer über den Uterus gemacht werden, doch sind horizontale Schnitte meist vorzuziehen, weil man der Ansicht ist, dass das Risiko einer späteren Wundöffnung (auch Klaffen der Wunde genannt) und/oder eines Narbenbruchs geringer ist. Kleinere Blutgefäße werden unterbunden oder verödet (an den Enden verbrannt, um das Blutgefäß zu verschließen). Das wird in jeder durchtrennten Schicht gemacht, damit die Mutter nicht zu viel Blut verliert. Nach dem Schnitt durch das Bauchfell muss die Blase zurückschoben werden, damit man an den unteren Teil des Uterus gelangt. Normalerweise liegt die Blase auf dem Uterus und ist mit dessen unterem Teil locker verbunden. Ein spezieller Blasen-Rückhalter hält die Blase vom Uterus entfernt, damit er zugänglich ist. Durch die untere, vordere Uteruswand wird ein kleiner (zwei Zentimeter langer) horizontaler Schnitt gesetzt und dann (seitwärts) mit stumpfen Scheren oder Fingern erweitert, sodass eine halbmondförmige Öffnung entsteht. Die Enden dieses horizontalen Schnitts weisen nach oben, damit die Blutgefäße des Uterus umgangen werden. Das Baby wird im Regelfall mit dem Kopf zuerst durch diesen Schnitt zur Welt gebracht, manchmal wird auch eine Zange oder Druck durch die Vagina nach oben notwendig, wenn der Kopf im Geburtskanal festsitzt (wie es bei einem Missverhältnis zwischen dem Kopf des Fötus und dem Becken der Mutter besteht (absolutes Missverhältnis). Der Schnitt am Uterus wird mit ein bis zwei Schichten saugfähigem Nahtmaterials genäht, ebenso die darüber liegenden Schichten.

Der Beckenboden

Der Begriff Beckenboden bezeichnet die Muskeln, die sich am Boden des Beckens von vorn nach hinten und von einer Seite zur anderen ziehen. Der Damm ist einer dieser Muskeln. Der Beckenboden besteht aus drei separaten Muskelschichten, die von tief bis oberflächlich variieren. Obwohl sie alle unterschiedliche Funktionen haben, wirken sie doch synergetisch zusammen als eine Einheit, die die Organe im Bauch- und Beckenraum schützt und dafür sorgt, dass die anatomische Lage der Organe im richtigen Verhältnis zueinander bleibt, dass die Kontrolle über die Entleerung von Blase und Darm gewährleistet ist, dass sich der Uterus bei erhöhtem Druck auf den Bauch nicht senkt und dass die Klitoris erigieren kann.

Schwangerschaft und eine vaginale Geburt können die Beckenbodenmuskeln wie auch die haltenden Bänder dehnen und schwächen, sodass möglicherweise eine »stressbedingte« Inkontinenz entsteht. Normalerweise wird bei einem erhöhten Druck im Bauch, wie er beim Husten, Lachen oder Heben entsteht, der Blasenhals automatisch gegen das Schambein gepresst. Ein Harnabgang wird durch das Schließen der Harnröhre und des inneren Blasenschließmuskels verhindert. Wenn die Beckenbodenmuskeln jedoch gedehnt sind, werden die Organe im Becken einschließlich des Blasenhalses möglicherweise nicht mehr ausreichend gestützt und rutschen aus ihrer Idealposition ab. Der automatische Prozess, der bei erhöhtem Druck im Bauch einen ungewollten Harnabgang verhindert, wird nicht mehr in Gang gesetzt, stattdessen verursacht ein erhöhter Druck im Bauchraum Harnabgang, da durch den Druck im Bauch auch ein erhöhter Druck auf die Blase entsteht. Dieser wiederum begünstigt den Harnabgang und deshalb muss die Harnröhre verschlossen werden. Es gibt auch andere Formen der Inkontinenz, aber die stressbedingte ist die Form, die am häufigsten in der Schwangerschaft und nach einer vaginalen Geburt auftritt.

Glücklicherweise ist die schwangerschaftsbedingte Inkontinenz und die nach der Geburt nur vorübergehend und verschwindet innerhalb weniger Monate nach der Entbindung wieder. Allerdings müssen viele Frauen diese Muskeln aktiv wieder aufbauen, um die Inkontinenz wieder loszuwerden, manche müssen auch medizinische Hilfe in Anspruch nehmen, wenn das Problem trotz all ihrer Bemühungen nicht verschwindet. Beckenbodentraining ist der bekannteste Name für die Übung, die von Dr. Arnold Kegel in den Vierzigerjahren des 20. Jahrhunderts entwickelt wurde. Etwa vier bis sechs Wochen regelmäßiges Beckenbodentraining stellen die Kontinenz wieder her, indem sie die Beckenbodenmuskeln und die Muskeln entlang der Harnröhre kräftigen. Doch auch hier gilt wie beim Training aller anderen Muskeln, dass nur beständiges Training beständige Wirkung bringt.

Beckenboden (von oben gesehen)

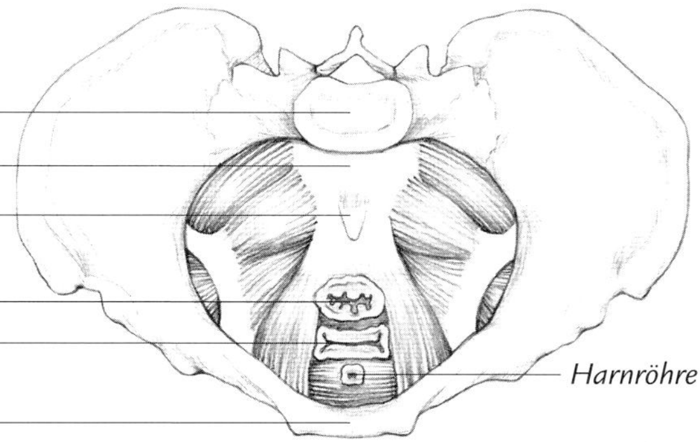

Wie man den Beckenboden trainiert

Das Wichtigste am Beckenbodentrainings ist, dass man die richtigen Muskeln anspannt. Viele Leute machen den Fehler, die Gesäßbacken zusammenzukneifen, ihre Bauch- oder inneren Oberschenkelmuskeln anzuspannen oder sich wie beim Stuhlgang zusammenzudrücken, statt nur die Beckenbodenmuskeln anzuspannen. Wenn man es korrekt macht, bleiben alle diese Muskeln locker. Wenn Sie die Muskeln einmal gefunden haben und gelernt haben, nur diese anzuspannen, ist die Übung nichts anderes als ein systematisches Anspannen und Wieder-Loslasen. Ganz nebenbei verhindert eine starke Bauchmuskulatur indirekt auch eine Harninkontinenz, indem sie die Lage der im Becken liegenden Organe auf der Vorderseite stützt. Dennoch sollte die Bauchmuskulatur während des Beckenbodentrainings locker bleiben.

Der wichtigste Strang der Beckenbodenmuskulatur verläuft von vorn nach hinten (vom Beckenknochen zum Steißbein). Wenn die Beckenbodenmuskeln zusammengezogen werden, schließen sich die Seiten der Vagina nach innen, der Damm (zwischen Vagina und After) wird nach oben gezogen und der Fluss von Urin und Stuhl gestoppt. Sie können üben, diese Muskeln zu finden, während Sie urinieren, indem Sie den Urinstrahl anhalten. Alternativ können Sie auch zwei Finger in die Vagina legen und drücken, als ob Sie den Urin einhalten wollten, und fühlen, ob Sie an den Seiten Ihrer Finger und vom unteren Teil der Vagina nach oben Druck spüren. Zu fühlen, wie sich der Damm nach innen zum Körper hin bewegt, ist nicht ganz so einfach, aber es ist eine weitere Möglichkeit, die Muskeltätigkeit zu erfühlen. Manche Menschen spüren die Kontraktion etwas weiter hinten, und es fällt ihnen leichter, sich vorzustellen, Stuhl oder Blähungen statt Urin einzuhalten. In jedem Fall wird die gleiche Muskulatur angesprochen, denn eine Kontraktion der Vagina zieht eine Kontraktion des Afters nach sich und umgekehrt. Alle umliegenden Muskeln bleiben jedoch locker.

Wenn Sie sicher sind, Ihre Beckenbodenmuskulatur gefunden zu haben, können Sie mit dem täglichen Training beginnen. Sie können es entweder im Sitzen oder in Rückenlage machen. Das Stehen drückt durch die Schwerkraft auf die Muskulatur, sodass die Muskeln nicht vollkommen frei sind und das Training dadurch schwerer auszuüben ist. Im Stehen ist es auch schwieriger, die Beckenbodenmuskeln zu isolieren.

Das Beckenbodentraining ist eine Reihe von kürzeren und längeren Anspannungen mit einer Pause dazwischen, die mindestens so lang wie die Anspannung sein sollte. Es gibt keine Richtlinie dafür, wie lang die Muskeln angespannt werden sollen, aber kurze Kontraktionen dauern meist zwei bis fünf Sekunden, lange zehn oder mehr Sekunden. Kurze Kontraktionen kräftigen eher solche Muskelzellen, die Sauerstoff brauchen und die unwillkürlich (wie beim Orgasmus) kontrahieren. Längere Kontraktionen kräftigen und vermehren die Muskelzellen, die eher für den Muskelaufbau und den Tonus des Beckenbodens zuständig sind. Die verschiedenen Empfehlungen, wie viele Kontraktionen täglich trainiert werden sollten, reichen von 30 bis 200. Ein vernünftiges Mittelmaß liegt bei 50 bis 100 Kontraktionen am Tag, die man am besten auf zwei oder drei kleinere »Trainingseinheiten« aufteilt, da diese Muskulatur sehr schnell ermüdet.

Setzen Sie sich bequem in einen Stuhl und stellen Sie die Füße flach am Boden auf oder legen Sie sich mit gestreckten oder angezogenen Beinen auf den Boden. Üben Sie nun eine Folge von 10 bis 15 Anspannungen, jede zwei bis fünf Sekunden lang, und machen Sie jedes Mal eine Pause, die genauso lang ist. Wiederholen Sie dann die Folge mit Anspannungen, die zehn Sekunden lang sind. Im Idealfall sollten Sie drei solcher »Trainingseinheiten« am Tag machen. Die Übung braucht nicht viel Zeit, wird von niemand anderem bemerkt und kann überall durchgeführt wer den. Längere Kontraktionen des Beckenbodens, wie beim *Mula Bandha* (siehe Seite 231) sind ebenfalls sehr wirkungsvoll, sollten das normale Beckenbodentraining aber nicht vollständig ersetzen, wenn das Ziel ist, die Kontinenz wieder zu erlangen.

Sobald die Symptome der Harninkontinenz nachlassen, reicht es aus, einmal am Tag dreißig Kontraktionen zu trainieren, das sollte man allerdings immer machen. Zusätzlich zum täglichen Beckenbodentraining sollte man die prophylaktische Beckenbodenkontraktion üben; davon profitieren auch Frauen ohne akute Harninkontinenz. Wenn Sie beispielsweise spüren, dass Sie gleich niesen oder husten müssen, können Sie die Beckenbodenmuskeln anspannen und diese Kontraktion bis zum Ende des Niesens oder Hustens anhalten. Anfangs müssen Sie sich darauf konzentrieren, aber bald schon wird es zur Gewohnheit und verhindert sicher ungewollten Harnabgang. Wenn Sie sehr dringend zur Toilette müssen, aber keine da ist, oder wenn Sie ständig Harndrang verspüren, halten Sie in dem, was Sie tun, an und pressen Sie, so lange Sie können, den Beckenboden zusammen. Durch diese Kontraktion bekommt das Rückenmark eine Meldung, die dazu führt, dass die Blasenkontraktionen aufhören, welche den Harndrang verursacht haben. Dieser Drang kann dadurch immer wieder erfolgreich vermindert werden, bis Sie zur Toilette gehen können.

Inkontinenz kann zu einem äußerst frustrierenden Problem werden, eines, das man lieber ignoriert. Die Schamgefühle, die damit einhergehen, können dazu führen, dass man sich unnötigerweise von Intimitäten mit dem Partner und sogar von Treffen mit Freunden zurückzieht. Zögern Sie nicht, einen Arzt zurate zu ziehen, wenn Sie an häufigem oder schwerem ungewolltem Harnabgang leiden oder wenn die geburtsbedingte Inkontinenz nach ein oder zwei Monaten Beckenbodentraining noch nicht vermindert werden konnte. Es gibt viele hilfreiche Behandlungsmöglichkeiten, von Medikamenten über Behandlungen wie Biofeedback und Elektrostimulation bis hin zu einem operativen Eingriff, da die geburtsbedingte Inkontinenz zu den sehr gut behandelbaren Beschwerden zählt.

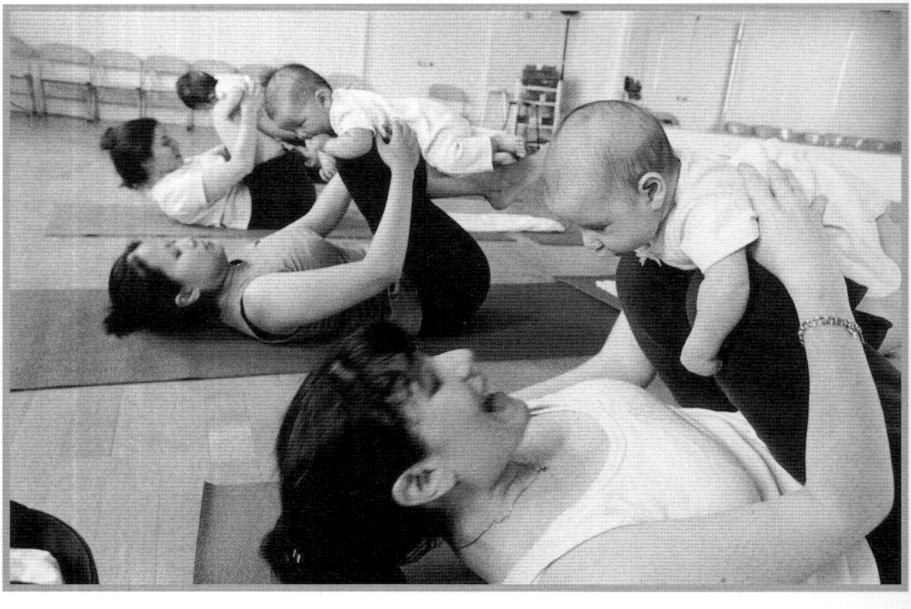

11 Wochenbettbeschwerden

Mitarbeit:
JENNIFER STATON, *Neuropsychologin und Krankenschwester*
DR. ANDREW D. PERRON

Dies ist das fachlich komplizierteste Kapitel in diesem Buch. Es soll Ihnen als Nachschlagewerk dienen, in dem Sie bestimmte Krankheiten nachsehen können und ihren Zusammenhang mit dem Yoga verstehen. Die aufgeführten Beschwerden umfassen sowohl kleinere wie Haarausfall als auch gravierendere wie etwa Diabetes. Wir haben all diese Informationen in dieses Buch gepackt, weil wir glauben, dass umfassendes medizinisches Wissen sowohl für die Erholung nach der Geburt als auch für kenntnisreiches und ausgewogenes Yogapraktizieren sehr wichtig ist.

Eines müssen wir noch betonen: Egal, an welchen Beschwerden Sie leiden, lassen Sie sich bitte von Ihrem Arzt grünes Licht für den Beginn Ihrer Yogaübungen geben. Falls Sie vermuten, dass irgendetwas bei Ihnen gesundheitlich nicht in Ordnung ist, sollten Sie ihn oder sie sofort aufsuchen. Denken Sie daran, dass Schwangerschaft und Geburt einen hohen Preis von Ihrem Körper fordern und dadurch manchmal versteckte Beschwerden zum Vorschein kommen (glücklicherweise meist kleinere). Zu den normalen körperlichen Veränderungen, die in der Schwangerschaft auftreten, gehören beispielsweise die Auflockerung von Bändern (verursacht durch einen Anstieg der Hormone Progesteron und Relaxin), ein höherer Ruhepuls und Kurzatmigkeit, eine größere Blutmenge und eine stark vergrößerte Menge an roten Blutkörperchen. Im Wochenbett bilden sich diese körperlichen Veränderungen zwar zurück, aber manche Beschwerden werden auch erst ausgebildet oder verstärkt.

Wir haben zu allen Beschwerden Yoga-*Asanas* angegeben, die Ihnen eine Linderung verschaffen können. Viele *Asanas* stammen aus B. K. S. Iyengars Buch *Licht auf Yoga.* Herr Iyengar ist rund um den Globus als Kapazität auf dem Gebiet des Yoga anerkannt, und obwohl er kein ausgebildeter Arzt ist, hat er dennoch seit Jahrzehnten großen Erfolg damit, Leute dadurch zu heilen, dass sie von ihm empfohlene *Asanas* üben.

Angeschwollene, schmerzende Fußgelenke

Während der Schwangerschaft lockern sich die Bänder im Körper – und die Fußgelenke sind besonders empfindlich. Vermehrte Flüssigkeit im Körper und eine größere Menge Blut können ebenfalls Schwellungen verursachen, besonders im unteren Teil des Beins. Plattfüße, geschwächte Oberschenkelinnenseiten sowie Schmerzen im Knie und im Lendenwirbelbereich tragen alle zu Schmerzen in den Fußgelenken und deren Überlastung bei. Eine Knöchelbandage kann einem geschwächten Fußgelenk Halt geben, jedoch werden Sie dadurch immer daran erinnert, besonders vorsichtig zu üben, und deshalb sollte sie nur von Zeit zu Zeit getragen werden. Um dem Knöchel dauerhaft Halt zu geben, müssen Sie die Muskulatur am Gelenk kräftigen. Das Training regt den Kreislauf an, was wiederum die Schwellung zurückgehen lässt. Heben Sie beim Üben immer die inneren Fußgelenkknochen auseinander, vor allem bei den Haltungen im Stehen, und kreisen Sie die Knöchel (langsam) zwölfmal am Tag in beide Richtungen. Die Beuge- und Streckübung sowie alle *Asanas,* die bei Senkfüßen empfohlen werden, sind auch hier angeraten. Ruhe, Eis, Druck und Hochlegen (Beine an der Wand) tragen ebenfalls dazu bei, die Schwellung und die Schmerzen zu lindern. (Siehe auch »Senkfüße«, Seite 296.)

Bluthochdruck

Wenn Bluthochdruck nicht behandelt wird, kann das schwer wiegende Konsequenzen haben. Beraten Sie sich in jedem Fall, bevor Sie mit einem Trainingsprogramm beginnen, mit Ihrem Arzt. Empfehlenswerte *Asanas* sind Hundestellung, Kindstellung, Aufrechter Winkel und Beine an der Wand (mit einem Kissen unter den Hüften).

Diabetes

In Mitteleuropa tritt bei ungefähr sechs Prozent der Schwangeren ein Schwangerschaftsdiabetes auf, die meisten dieser Frauen haben ohnehin ein erhöhtes Diabetesrisiko. Dazu gehören Diabetesfälle in der Familie sowie ausgeprägte Fettleibigkeit, besonders im Bauchraum. Da bei dem geringsten Verdacht routinemäßig ein Diabetestest durchgeführt wird, sind Sie zweifellos im Bilde darüber, ob Sie daran leiden oder nicht. Normalerweise verschwindet der Schwangerschaftsdiabetes bald nach der Geburt, aber das Risiko, später Diabetes Typ 2 zu entwickeln, bleibt. Der Schwangerschaftsdiabetes entspricht medizinisch dem Altersdiabetes oder Typ 2, einer Krankheit, die in erster Linie entsteht, weil der Körper der Wirkung von Insulin gegenüber resistent ist und, in geringerem Maße, durch eine ungenügende Insulinproduktion. Insulin ist ein Hormon, das in der Bauchspeicheldrüse produziert wird und dafür sorgt, dass der Körper Blutzucker in die Zellen transportieren kann, um die Energieproduktion anzuregen und zu gewährleisten. Wenn dem Körper Insulin fehlt oder es im Körper nicht entsprechend genutzt wird, steigt der Glukosespiegel im Blut, und der Zucker kann nicht in die Zellen gelangen. Das führt zu einem Zellsterben, weil sie nicht ausreichend versorgt werden, obwohl im Blut ungenutzter Blutzucker kreist. Die Betroffenen verlieren Gewicht, verspüren zunehmend Hunger und Durst und müssen häufig und viel urinieren, da durch den überschüssigen

Blutzucker Körperflüssigkeit wie in einen Schwamm in die Blase gezogen wird. Es kann auch vorkommen, dass die Betroffenen verschwommen sehen und der Atem einen fruchtigen Geruch bekommt, wenn der Blutzuckerspiegel sehr hoch ist. Alle diese Symptome sollten Sie, falls sie auftreten, Ihrem Arzt mitteilen, wobei die letzten beiden Symptome als dringlich einzustufen sind. Tägliches Training und eine kalorienarme Ernährung sind bei der Behandlung von Diabetes Typ 2 entscheidend. Das Halten des Normalgewichts kann ihren Ausbruch sogar verhindern. Empfohlene *Asanas* sind Kopf-Knie-Stellung, Der Weise, Gedrehte Wirbelsäule, Eine Brücke bauen, Heuschrecke, Bootshaltung, Intensive Streckung und die Ruhehaltung.

Episiotomie (Dammschnitt)

Die Naht heilt normalerweise innerhalb von drei Wochen. Das Beckenbodentraining kann auch schon durchgeführt werden, wenn sie noch nicht ganz verheilt ist.

Fersensporn

Der Fersensporn ist eine Krankheit, die sich durch Schmerzen (manchmal recht starke) an der Ferse bemerkbar macht, vor allem wenn man nach langem Liegen oder Sitzen wieder aufsteht und geht. Oft nehmen die Beschwerden ab, wenn man einige Minuten auf den Beinen ist. Die Ursache ist eine Spannung der Achillessehne, die zu einem Ziehen am Bindegewebe in der Fußsohle führt. Der Schmerz, den Sie verspüren, geht auf winzige Risse im Fußsohlen-Bindegewebe zurück, die durch das Stehen verursacht werden. Massieren Sie Ihre Wade und die Fußsohle, dehnen Sie die Achillessehne und die hintere Seite der Ferse. Eine Fußsohlenmassage mit Eis lindert den Schmerz, und ein Medikament mit dem Wirkstoff Ibuprofen vermag die Entzündung zu heilen. Bei einer Eismassage wird ein Stück Eis so lange an der Ferse entlanggerieben, bis sich die Haut taub anfühlt. Tragen Sie bequeme, flache Schuhe mit Geleinlagen an den Fersen. Wenn sich Ihr Fersensporn dadurch nicht behandeln lässt, sollten Sie Ihren Arzt aufsuchen, da manchmal Kortisonspritzen oder eine Operation notwendig sind. Empfohlene *Asanas* sind Hundestellung mit dem Kopf nach unten, Festegehaltener Winkel, Kindstellung und Beine an der Wand.

Haarausfall

Haarausfall tritt nach der Hormonumstellung auf, wenn Sie abgestillt haben. Keine Sorge, Ihre Haare wachsen wieder nach.

Hämorrhoiden

Hämorrhoiden sind vorgefallene Analvenen. Deren Ursache sind erhöhter innerer Druck und das Pressen bei der Geburt. Sie fühlen sich wie kleine Trauben am After an und können schmerzhaft sein oder jucken. Sitzbäder, Eiskompressen, Hamamelis und Beckenbodentraining können helfen. Eine geringe Menge Blut auf dem Toilettenpapier ist nach dem Stuhlgang normal, bei einer größeren Menge allerdings sollten Sie einen Arzt aufsuchen. Empfohlene *Asanas* sind Gedrehte Wirbelsäule, Bogen und Eine Brücke bauen.

Hitzewellen

Hitzewellen können durch die Hormonumstellung (wie in den Wechseljahren) auftreten. Keine Sorge, das hört wieder auf.

Inkontinenz

Siehe die Erklärung zum Beckenboden, Seite 279 ff. Beckenbodentraining *(Mula Bandha)* ist die Übung der Wahl.

Ischiassyndrom

Diese Entzündung am Ischiasnerv kann Schmerzen verursachen, die vom Lendenwirbelbereich bis in die Beine ausstrahlen. Das Beste, was Sie tun können, ist Ausruhen, Eis auflegen und ein Medikament mit dem Wirkstoff Paracetamol nehmen. Üben Sie langsam, mit leicht angewinkelten Beinen, um den unteren Rücken zu schonen. Manchmal ist es gar kein richtiges Ischiassyndrom, sondern lediglich ein Piriformis-Syndrom, durch den »Entengang« – typisch für viele schwangere Frauen – verursacht. Der Piriformis-Muskel kreuzt die Einbuchtung der hinteren Darmbeinkante am Becken. Wenn er gestrafft wird, können Schmerzen auftreten, die dem Ischiassyndrom ähnlich sind, jedoch nicht ausstrahlen. Drehen Sie die Wirbelsäule leicht, um die Muskeln am Kreuzbein zu lockern. Probieren Sie die Kuhgesicht-Haltung, um den unteren Rücken zu öffnen und den Piriformis-Muskel zu dehnen. Empfehlenswert sind auch die Seitliche Intensive Streckung, Dreieck, die Glückliche, die Intensive Streckung mit leicht gebeugten Knien, die Sphinx-Variation, die Kobra und Wirbelsäulendrehung im Sitzen mit einem gestreckten Bein. Die Ruhehaltung sollten Sie mit einem Kissen unter den Knie oder mit hoch gelagerten Beinen einnehmen.

Karpaltunnelsyndrom

Eine Entzündung des Mittelnervs, an der Stelle, wo er unter den Bändern, die sich über das innere Handgelenk ziehen, verläuft. Ursache ist ein schwangerschaftsbedingter Überschuss an Flüssigkeit im Körper. Die Entzündung wird auch durch stetig wiederholte Bewegungen wie Maschinenschreiben ausgelöst. Die Symptome des Karpaltunnelsyndroms sind Schmerzen in Hand und Handgelenk sowie ein Gefühl der Taubheit, meist in Daumen, Zeige- und Mittelfinger. Besonders unangenehm ist das in der Nacht, wenn sich die Muskeln entspannen und die Hände eine leicht gebeugte Ruhehaltung einnehmen. Beginnen kann es während der Schwangerschaft oder ein paar Monate nach der Geburt und langsam wieder nachlassen, wenn Hormoneinflüsse nachlassen und sich Wassereinlagerungen zurückbilden. Sobald Sie Schmerzen haben, sollten Sie die Handgelenke nicht drehen, beugen oder strecken. Üben Sie bei Schmerzen oder Taubheit auch keine *Asanas*, bei denen Sie Gewicht auf den Händen tragen müssen. In Haltungen, bei denen das Gewicht auf den Armen ruht, können Sie einen Waschlappen falten oder Ihre Matte ein wenig einrollen und Ihre Handflächen darauf lagern, damit die Beugung des Handgelenks nicht zu stark ausfällt. Die vordersten Fingergelenke bleiben jedoch am Boden. Liegestütz oder die Variation mit den Knien am Boden stärken zwar die Arme und die Handgelenke, sollten aber vermieden werden, wenn die Symptome akut sind. Im Fachhandel erhältliche Handgelenksstützen können helfen, die Handgelenke in die anatomisch korrekte Haltung zu bringen, und verhindern, dass Sie immer wieder Schmerzen bekommen.

Knieschmerzen

Sofern sie nicht auf eine Verletzung zurückgehen, sind Knieschmerzen normalerweise nichts Schlimmes. Sie können durch eine ganze Reihe von Faktoren verursacht werden, unter anderem von Dehnungen durch Übergewicht, schwache Oberschenkelmuskulatur oder schwache Kniesehnen, Arthritis oder eine örtliche Entzündung. Der Schmerz tritt oft vorn am Knie auf, nach dem Treppensteigen, nach langer Zeit der Untätigkeit oder beim Beugen oder Hocken. Zunächst können Sie den Schmerzen mit regelmäßiger Einnahme eines Medikaments mit dem Wirkstoff Paracetamol, sanftem Dehnen und kleinen Kräftigungsübungen, Eismassagen und dem Umgehen von Bewegungen, die den Schmerz verschlimmern, begegnen. Wenn Ihre Beschwerden allerdings länger als zwei Wochen anhalten, konsultieren Sie bitte einen Arzt. Die folgenden Symptome sollten Sie mit ihm besprechen: eine deutliche Schwellung des Knies (egal ob vorn oder hinten), wenn das Gelenk sich nicht vollständig bewegen lässt (Gelenksperre) oder wenn es zu beweglich ist, wenn Sie beim Laufen Schwierigkeiten haben oder das Bein nicht belasten können, wenn wiederholt klickende, knackende oder knirschende Geräusche aus dem Gelenk zu hören sind. Denken Sie daran, dass Sie bei den *Asanas* versuchen, die Kniescheibe anzuheben, indem Sie den großen Oberschenkelmuskel (Quadrizeps) anspannen. Empfehlenswerte Haltungen für Sie sind Dreieck, Seitliche Intensive Streckung, Aufrechter Winkel, Baum, Intensive Streckung und Berg. Wenn Sie keine akuten Schmerzen haben, können Sie auch 2. Krieger und Gedrehte Wirbelsäule üben.

Krampfadern

Krampfadern sind in der Schwangerschaft normal und werden ganz oder teilweise wieder verschwinden. Gedrehte Wirbelsäule, Handstand und die Ruhehaltung mit den Beinen an der Wand sind hier die Übungen der Wahl.

Leistenbruch

Während der Schwangerschaft kann ein Leistenbruch auftreten, wenn eine bestehende Schwäche der Bauchdecke durch den erhöhten bauchinternen Druck verschlimmert wird. Bei einem Leistenbruch müssen Sie sich von einem Arzt behandeln lassen. Sie sollten auf alles verzichten, was zusätzlichen Druck auf die Bauchdecke ausübt (wie Bootshaltung), und auch keinesfalls aus der Hundestellung einen Ausfallschritt nach vorn machen. Beginnen Sie mit Kurs 4, streichen Sie die Bootshaltung und arbeiten Sie sich dann vorsichtig zu den anderen Kursen vor.

Narbenschmerzen nach einem Kaiserschnitt

Sobald die Narbe verheilt ist, können Sie den gesamten Bereich mit Vitamin-E-Öl oder einer anderen Lotion einreiben. Dank einer Massage ist es möglich, das Narbengewebe noch bis 18 Monate nach dem Eingriff zurückzubilden. Setzen Sie Ihre Narbe in den ersten zwölf Monaten keiner längeren Sonneneinwirkung aus, da sie sonst dunkler und deutlicher sichtbar wird. Vermeiden Sie Stehhaltungen mit gespreizten Beinen, Ausfallschritte und Rückwärtsbeugen (siehe Kapitel 7).

Rektusdiastase

Eine Diastase entsteht, wenn das Stück Bindegewebe zwischen den beiden längs verlaufenden Bauchmuskelsträngen *(Rectus abdominii)* schwächer wird und eine kleine Lücke entlang der Bauchmitte entsteht. Dies gilt normalerweise als ungefährlich, aber die Diastase erhöht das Risiko eines abdominalen Gewebebruchs. Massieren Sie während jeglicher Bauchmuskelübungen mit der Hand über Ihren Unterbauch und ziehen Sie so das Muskelgewebe zur Bauchmitte. Straffen Sie Ihren Bauch, indem Sie ihn immer wieder sanft ein- und hochziehen. Strecken Sie Ihren Brustkorb nicht zu stark, wie es beim Dreieck, 2. Krieger und der Hundestellung mit dem Kopf nach unten der Fall ist. Konzentrieren Sie sich auf den Kaiserschnitt-Kurs (Kapitel 7), der sich speziell mit der Bauchmitte beschäftigt. Üben Sie diesen Kurs erst mindestens vier Wochen lang im Wechsel mit Kurs 1 (Die ersten drei Monate), bevor Sie zu Kurs 2 übergehen. Rückwärtsbeugen können das Verheilen von Diastasen verhindern.

Rückenschmerzen im Brustwirbelbereich

Diese Rückenschmerzen sind typisch für die Zeit nach der Geburt. Mögliche Ursachen sind eine schlechte Haltung, verhärtete Brustmuskeln, überdehnte und schwache Muskulatur im oberen Rücken, Erschöpfung, Stillen, das Schleppen von Baby-Tragesitzen, Flüssigkeitsmangel sowie Heben und Tragen. Alle Bruströffnungshaltungen tragen dazu bei, die Haltemuskeln des Oberkörpers zu dehnen und wieder auszurichten. Der mittlere Trapezius und die rautenförmigen Muskeln sind oft am stärksten überstreckt und geschwächt. Kobra, Heuschrecke und Kamel, bei denen Sie die Schulterblätter zusammenziehen, kräftigen den oberen Rückenbereich und öffnen die Brust. Ebenfalls angezeigt sind bei diesen Rückenschmerzen Hundestellung mit dem Kopf nach unten, Dreieck und umgekehrtes Dreieck, Gedrehte Sitzhaltung und der Weise. Kurs 2 ist auf dieses Problem hin konzipiert: Jede der drei Haltungen im Stehen beinhaltet eine ausdrückliche Rückwärtsbeuge vor der Vorwärtsbeuge. Um Rückenschmerzen im Brustwirbelbereich zu lindern, muss man sowohl Dehn- wie auch Kräftigungsübungen machen. Siehe auch die *Asanas* bei Schulterschmerzen.

Rückenschmerzen im Lendenwirbelbereich

Diese Rückenschmerzen gehören zu den Beschwerden, über die Schwangere und Frauen, die gerade entbunden haben, am häufigsten klagen. Ursache sind Faktoren wie geschwächte untere Bauchmuskulatur, eingesunkenes oder überstrecktes Becken, verhärtete Hüften und Oberschenkel, feste Kniesehnen und eine allgemein gestresste Verfassung. In den neun Monaten der

Schwangerschaft kann jedes bereits existierende Problem verstärkt werden, das Tragen Ihres Babys tut ein Übriges. Entscheidend für den Halt des Lendenwirbelbereichs sind ein gut ausgerichtetes Becken und kräftige Bauchmuskeln. Die Bootshaltung, Nabelkreisen, Die Mächtige und unsere Sphinx-Variation eignen sich gut zur Kräftigung der Bauchmuskulatur. Wenn es Ihnen aufgrund der Verhärtungen im Lendenwirbelbereich schwer fällt, mit ausgestreckten Beinen am Boden zu sitzen, können Sie sich auf ein Kissen setzen oder die Haltung mit angezogenen Beinen üben. Sitzhaltungen wie Kopf-Knie-Stellung, die Umkehrhaltung der Katze, Sternsitz und der Festgehaltene Winkel öffnen die Hüfte und dehnen den unteren Rücken. Andere hilfreiche Haltungen sind das Dreieck und der Aufrechte Winkel, weil sie die Wirbelsäule lang machen und die Hüften lockern, sowie Kindstellung zur Lockerung des Lendenwirbelbereichs. Sanfte Drehungen wie in Gedrehte Sitzhaltung und in Gedrehte Wirbelsäule regen im unteren Rücken den Kreislauf an und machen den Bereich beweglich. Bei der Ruhehaltung sollten Sie sich entweder ein Kissen unter die Knie legen oder die Waden auf einem Stuhl lagern.

Schilddrüsenprobleme

Die Schilddrüse ist eine kleine Drüse im Hals zur Regulation des Stoffwechsels. Manchmal hat die Schwangerschaft auch Auswirkungen auf die Schilddrüsenfunktion. Eine Überfunktion führt dazu, dass man Gewicht verliert, sich unsicher, ängstlich, wie unter Strom, ausgelaugt und überhitzt fühlt. Auch kann rascher Haarausfall damit einhergehen sowie Herzklopfen und zittrige Hände. Eine Schilddrüsenunterfunktion verursacht die gegenteiligen Symptome: Müdigkeit, Trägheit, schlechte Laune, Frieren und Verstopfung. Eine Schilddrüsenentzündung tritt relativ häufig nach der Geburt auf (Postpartum Thyreoidis) und löst vorübergehend eine Überfunktion, danach aber eine vorübergehende Unterfunktion der Schilddrüse aus. Dieses Problem kann auch noch sechs Monate nach der Geburt auftreten. Falls Sie Schilddrüsenprobleme bei sich vermuten, sollten Sie einen Arzt aufsuchen, die entsprechende Untersuchung ist einfach und zuverlässig. Empfohlene *Asanas* sind die Hundestellung mit dem Kopf nach unten, Eine Brücke bauen, Im Liegen den Brustkorb öffnen, und die Ruhehaltung mit hochgelagerten Beinen sowie einem Kissen, das die Hüften unterstützt.

Schulterschmerzen

Schmerzen in Schultern und Nacken sind durch Schwächen im oberen Rücken bedingt. Ebenso können stetig wiederholte Bewegungen wie Tragen und Stillen Schulterprobleme wie Sehnenentzündung der Rotatorenmanschette oder eine Schleimbeutelentzündung hervorrufen. Verspannungen in den Muskeln des oberen Rückens und Nackens wie oberer Trapezmuskel, Scalenus und Schulterblattheber können ebenso Schulterschmerzen nach sich ziehen, wie die Faktoren, die wir bei den Rückenschmerzen im Brustwirbelbereich aufgelistet haben. Wenn der Gelenkschmerz schlimmer wird, sollten Sie einen Arzt aufsuchen. Training ist für die Gesundheit Ihrer Gelenke entscheidend; es ist wichtig, dass Sie die Brustmuskulatur dehnen und den oberen Rücken kräftigen. Speziell für die Schultern empfohlene Haltungen sind Im Liegen den Brustkorb öffnen, die Arm-Variation des Kuhgesichts und Eine Brücke bauen, dazu alle *Asanas*, die wir für die Rückenschmerzen im Brustwirbelbereich empfohlen haben.

Senkfüße

Es kann sein, dass Ihre Füße während der Schwangerschaft breiter werden. Die Ursachen hierfür liegen in einer Lockerung der Bänder und einer veränderten Verteilung des Körpergewichts. Während der Schwangerschaft wird das Gewicht mehr auf die Außenseiten von Beinen und Füßen verlagert. Dies kann Ihre Oberschenkelinnenseiten schwächen und die Fußgewölbe einsinken lassen. Bei Haltungen im Stehen sollten Sie sich deshalb ein auf Ihre Fußsohle gemaltes X vorstellen, vom großen Zeh zur Fersenaußenseite und vom kleinen Zeh zur Ferseninnenseite. Verteilen Sie dann Ihr Körpergewicht gleichmäßig auf alle vier Endpunkte des X. Isolieren und heben Sie die Fußgelenksknochen und den höchsten Punkt des Fußgewölbes. Sie müssen bei Senkfüßen nicht nur auf den unmittelbaren Fußbereich achten, es ist genauso wichtig, dass Sie Ihre gesamte Haltung von Grund auf beobachten und verändern. Einer unserer Lehrer sagte stets: »Was ihr euren Füßen antut, tut ihr eurem ganzen Körper an.« Hier sind alle Haltungen im Stehen sinnvoll, besonders Berg, Intensive Streckung, Die Mächtige, Dreieck, 2. Krieger, Gegrätschte Intensive Streckung und Seitliche Intensive Streckung. Eine einfache Übung zur Kräftigung des Fußes: strecken und beugen. Dabei sollten Sie besonders darauf achten, dass Sie über den Fußballen und die Zehen abrollen, um sie beweglich zu halten. Weitere Übungen: Fußkreisen und im Stehen die Zehen in alle Richtungen zu spreizen.

Stillprobleme

Rissige Brustwarzen: Benutzen Sie eine Salbe auf Lanolinbasis oder Öl, um die Brustwarzen damit einzureiben, und reduzieren Sie die Trinkzeit Ihres Babys ein wenig. Probieren Sie auch verschiedene Stillhaltungen aus und prüfen Sie, ob Ihr Baby auch genug vom Warzenhof erfasst.

Zu starker Milchfluss: Wenn aus Ihrer Brust Milch fließt oder Ihre Brustwarzen sogar Milch sprühen, können Sie mit einem längeren, kräftigen Daumendruck weiteren Milchfluss verhindern.

Mastitis (Brustentzündung): Dies ist eine bakterielle Infektion der Milchkanäle in der Brust, die normalerweise durch Bakterien im Mund des Babys entsteht. Charakteristisch sind ein Wärmegefühl in der Brust, Schmerzen und eine Bruströtung. Die Behandlung erfolgt mit Antibiotika, jedoch mit solchen, die auch beim Stillen erlaubt sind. Das Ausstreichen der betroffenen Brust erleichtert die Heilung.

Milchmangel: Dies kann verschiedene Gründe haben: Erschöpfung, unzureichende Ernährung und Flüssigkeitsmangel können die Ursache sein. Wenn das Baby die Brüste nicht gleichmäßig leer trinkt, wird weniger Milch produziert, in diesem Fall kann es helfen, zusätzlich Milch abzupumpen. Üben Sie nach dem Kaiserschnitt-Kurs (Kapitel 7) und konzentrieren Sie sich dabei auf die *Asanas*, die die Brust öffnen. Sie regen den Kreislauf an und fördern die Milchbildung.

Unterarmschmerzen

Diese Schmerzen können durch die ungewohnte Belastung des Arms beim Kinderwagenschieben verursacht werden oder einfach durch das Tragen des Babys. Überprüfen Sie die Art, wie Sie es tragen, am besten halten Sie es möglichst nah an Ihrem eigenen Körperschwerpunkt. Achten Sie bei den Yogaübungen darauf, dass Sie die Ellenbogen nicht überstrecken. Wenn Sie Schmerzen bekommen, sollten Sie die Ellenbogen leicht anwinkeln. Es ist wichtig, dass Sie den Bizeps und den Trizeps sowie die Handgelenksmuskulatur trainieren. Empfehlenswerte *Asanas* sind Liegestütz mit angewinkelten Beinen, Dreieck, Kobra, Hundestellung mit dem Kopf nach unten und unsere Sphinx-Variation.

Venenentzündungen

Venenentzündungen sind relativ selten, aber ein ernst zu nehmendes Problem. Es gibt zwei Möglichkeiten: Entweder entsteht ein Blutpfropf in den tief liegenden oder in den oberflächlichen Venen. Sehr bedenklich ist der in den tiefen Venen. Anzeichen der Entzündung sind Röte, Verhärtungen und Wärme in der Wade sowie Flüssigkeitseinlagerungen unterhalb des geröteten Bereichs. Das Beugen des Fußes kann einen stechenden Schmerz am Schienbein verursachen. Eine Venenentzündung entsteht meist nach einem Kaiserschnitt und/oder nach langer Bettruhe. Gehen Sie sofort zum Arzt, wenn Sie Schmerzen haben und Ihr Bein rot und geschwollen ist. Sie sollten nach Kurs 4 (Kapitel 7) üben, wenn die Entzündung vollkommen verheilt ist.

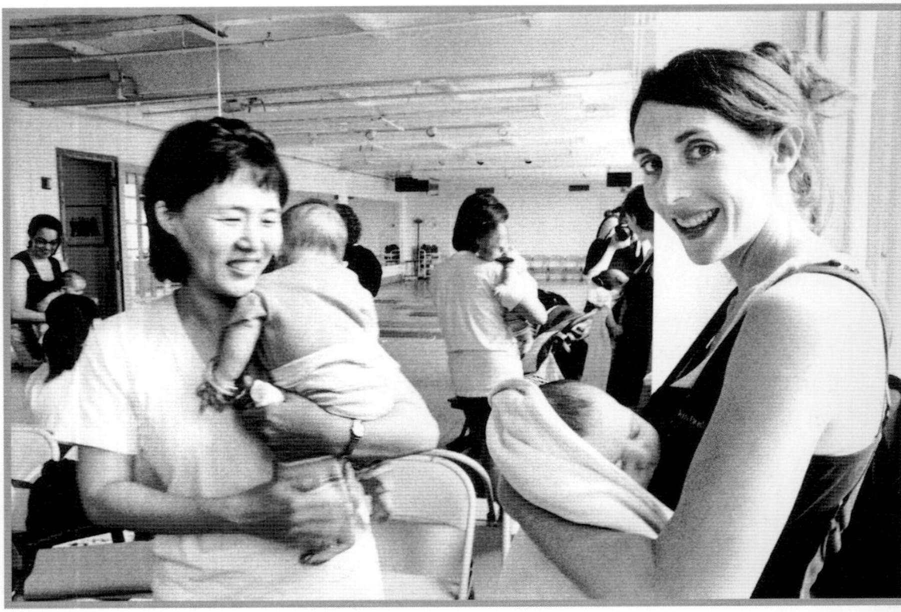

Adressen

Baby Om
Tel. 001/212/615-69 35
www.babyom.com
laurastaton@yahoo.com
spmk@earthlink.com

Tools for Yoga
P.O. Box 99
Chatham, N.J. 07928
USA
Tel. 001/888/678-96 42
staff@yogapropshop.com

Hugger-Mugger
Salt Lake City, UT 84123
USA
Tel. 001/800/473-48 88
www.huggermugger.com

Yoga Pro
P.O. Box 7612
Ann Arbor, MI 48107
USA
Tel. 001/800/488-84 14
www.yogapro.com

Yoga Props
3055 23rd Street-J
San Francisco, CA 94110
USA
Tel. 001/888/856-96 42
yogaprops@sfo.com

www.birthlight.com

www.sitaram.com

BDY – Berufsverband der Yogalehrenden in Deutschland
Jüdenstraße 37
37073 Göttingen
Tel. 0551/488 38 08
www.BDY.de
info@yoga.de

Bausinger GmbH
www.bausinger.de

Kasha Manufaktur
www.kasha-manufaktur.de

Sotanar Yoga Shop
www.yoga-shop.org

Asanas im Internet
gibt es unter
www.yogabuch.de
www.yogaschule-ashtanga.de

Literaturverzeichnis

American Academy of Child and Adolescent Psychiatry, *Your Child: Emotional, Behavioral and Cognitive Development from Birth through Pre-Adolescence.* HarperCollins, New York 1998

Brazelton, T. Berry, *Babys erstes Lebensjahr.* dtv, München 1994

Ders., *Kleine Schritte, große Sprünge: Ein Kind wächst auf.* Klett-Cotta, Stuttgart 1998

Cunningham, F. G. et al., *William's Obstetrics.* 19th Ed., Appleton & Lange, East Norwalk, Conn. 1993

DeCherney, A. H. und M. L. Pernoll, *Current Obstetric and Gynecologic Diagnosis and Treatment.* 8th ed. Appleton & Lange, East Norwalk, Conn. 1994

Eisenberg, Arlene, Heidi E. Murkoff und Sandee E. Hathaway, *Ein Baby kommt.* Verlag Gesundheit, Berlin 1999

Eliot, Lise, *Was geht da drinnen vor? Die Gehirnentwicklung in den ersten fünf Lebensjahren.* Berlin Verlag, Berlin 2002

Farhi, Donna, *The Breathing Book.* Henry Holt/Owl, New York 1996

Dies., *Yoga: Body, Mind and Spirit.* Henry Holt/Owl, New York 2000

Frank, Ruella, *Body of Awareness. A Somatic and Developmental Approach to Psychotherapy.* Gestalt Press, New York 2001

Gopnick, Alison, Andrew N. Meltzoff und Patricia K. Khul, *Forschergeist in Windeln.* Piper Verlag, München 2003

Hacker, N. F. und J. G. Moore, *Essentials of Obstetrics and Gynecology.* W. B. Saunders Company, Philadelphia, Pa 1998

Iyengar, B. K. S., *Licht auf Yoga.* O. W. Barth Verlag, München 1993

Iyengar, Gita S. *Yoga für die Frau.* O. W. Barth Verlag, München 1993

Karlowicz, K. A.: *Urologic Nursing, Principles and Practice.* W. B. Saunders Company, Philadelphia, Pa. 1995

Lasater, Judith, *Relax and Renew. Restful Yoga for Stressful Times.* Rodmell Press, Berkeley, Calif. 1995

Leach, Penelope, *Die ersten Jahre deines Kindes.* Gebunden: Hallwag Verlag 1998; broschiert: dtv 2001

Leboyer, Fredrick, *Sanfte Hände.* Kösel Verlag, München 2002

Marieb, E. N., *Human Anatomy and Physiology.* The Benjamin/Cummings Publishing Company, Redwood City, Calif. 1992

Mehta, Shyam und Mira Silva, *Yogagymnastik für Entspannung, Energie und Wohlbefinden.* Christian Verlag, München 2001

Noble Elizabeth, *Essential Exercises for the Child-Bearing Year.* Houghton-Mifflin, Boston 1982

O'Brien, Paddy, *Yoga for Women.* HarperCollins/Thorsons, New York 1991

Ramaswami, Srivatsa, *Yoga for the Three Stages of Life.* Inner Traditions International, Rochester, Vt. 2000

Stern, Daniel, *Tagebuch eines Babys.* Piper Verlag, München 1993

Walker, Peter, *Babymassage.* Urania Verlag, Stuttgart 2002

Dank

Wir sind den Künstlern, die mit uns daran gearbeitet haben, dieses Buch Wirklichkeit werden zu lassen, zu tiefem Dank verpflichtet: Josh Titus, dessen Charme, Talent und Fotos während des ganzen Projekts strahlten, Anja Hitzenberger für ihre dynamischen, bewegungsgeladenen Bilder, Hugo Martin für seine spielerischen und liebevollen Zeichnungen, Jennifer Staton für ihre ausgeprägte Skepsis und ihr exzellentes Können, Johanna Simpson für ihr Mitgefühl und Verständnis, Andrew Perron für seinen ärztlichen Scharfsinn und Ruella Frank für ihr großes Engagement hinsichtlich körperlicher und seelischer Gesundheit.

Vielen Dank an unsere Familien, Diana und Robert Perron, Patricia Hodge, Sharon Engberg und Rita Stanko für ihre stetige Unterstützung. Ganz herzlichen Dank an Fuensanta Gutierrez dafür, dass sie uns an ihre Methode herangeführt und uns ihren Lehrerinnen Diana de La Rosa und Nora Trejo vorgestellt hat, von denen wir viel gelernt haben. Wir möchten auch unseren Freunden danken, deren Mitgefühl uns so manches Mal geholfen hat, besonders Mari Lazar, die uns immer zu Hilfe kam, wenn es nötig war, Andrew Raible, der immer die richtigen Kontakte hatte, und Rob Bresser, Hilary Buchanan, Marina Budhos, Rachel Lynch-John, Linda Lynn, Carole und Lisa Margolin, Susan Ordahl, Lee Polychron und Howard Coale, Karen Schwartz, Howie Seligmann und Deborah Wolfe.

Wir danken Billie Fitzgerald dafür, dass sie unsere Idee verkauft hat, Anja Jankowsky für die *Baby Om*-Website und Maria Robledo und Holton dafür, dass sie uns großzügigerweise ihr Loft für die Foto-Shootings überlassen haben. Ebenfalls vielen Dank an Jeanne-Marie

Derrick dafür, dass sie uns mit großem Wissen beraten hat. Dank an Debra Goldstein, unserer Agentin bei Creative Culture dafür, dass sie uns eine unermüdliche Befürworterin war, an unsere Lektorin Deborah Brody, die uns den nötigen Spielraum und auch die Führung bot, um das Buch zu machen, das uns vorschwebte, und an Ellen Greenfield, die schließlich alles zusammengebracht hat.

Wir sind auch unseren Lehrern, den gegenwärtigen und denen von früher, zu Dank verpflichtet. Sie haben uns inspiriert und umsorgt: Unter anderen Genny Kapular, Jeanne-Marie Derrick, Carol Foster, Robin Janis, Alison West, und Sharon Gannon.

Wir möchten auch unseren Kursteilnehmerinnen danken, die uns am ersten Jahr mit ihrem Baby teilhaben ließen, und besonders denen, die an diesem Buch als Model und mit kleinen Beiträgen mitgewirkt haben: Alex King und Maya, Karen Wallace und Ella, Katrina Cunningham und Teagan, Andrea Taetle und Katie, Debra Fraser und Molly, Barrie Raffel und Shane, Bibi Calderaro und Nina, Emily Schmalholtz und Justin, Alyssa Gilbert und Rosie und Sam, Grace Offitt und Madeleine, Sarah Kapocias und Maddie, Mari Lazar und Zoe, Tina Fehlandt und Sam, Michelle So und Kaitlin, Jennifer Gerakaris und Nikki, Sarah Verdone und Louisa, Camilla Essner und Mindy, Zelen und Jenna, Pam Tanowitz und Jemma, Rebecca Todd und Duncan, Jenny Siahaan und Batara, Margot Hasker und Isabella, Liza Napier und Aiden, Elizabeth Kaiden und Simon und Eva, Gallit Hasak und Eli, Rachel Sarah und Mae, Amy Sirot und Ben, Naomi Goldberg und Noah, Nitza Wilon und Sam, Susan Ordahl und Trygve und Elsa, Natasha Grigorov und Uma, Sarah Burnes und Gideon, Katrin Schnabel und Sebastian, Yunah Hong und Ejun.

Vielen Dank an Miles Parker, dessen Geburt auf zwei verschiedene Arten großen Einfluss auf die Entstehung dieses Buchs hatte: Erstens durch die Fülle an Informationen, die er uns genau dann lieferte, als wir sie brauchten, und zweitens für sein blendendes und fotogenes Lachen.

Schließlich möchten wir auch unseren Männern danken, Michael Kaniecki, dessen Begeisterung und Unterstützung Nachtschichten möglich machte, und Neil Parker, dessen unermüdlicher Einsatz, Können und guter Geschmack uns geholfen haben, dieses Buch besser zu machen.

Register

Kursiv gesetzte Seitenzahlen beziehen sich auf Abbildungen oder Fotos.

B

D

E

P

R

S

T

U

V

W

Y

Z